# SÔTAÏ TOI-MÊME

Méthode d'auto-correction posturale,
pour un corps harmonieux et sans douleurs.

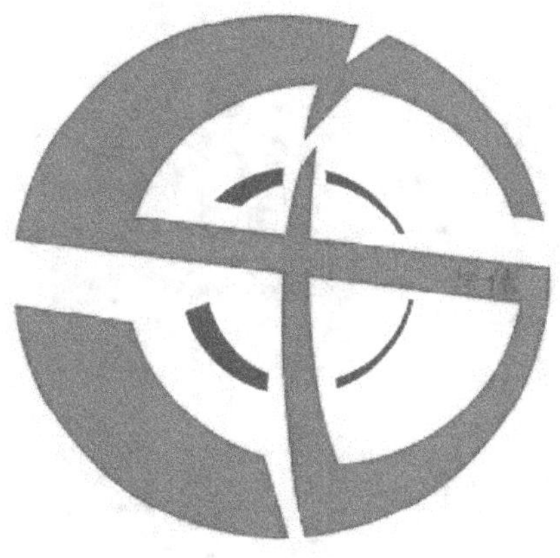

*« Un corps intelligent est un corps équilibré, flexible et mobile »*

## Loïc PERON

AUTO-EDITION

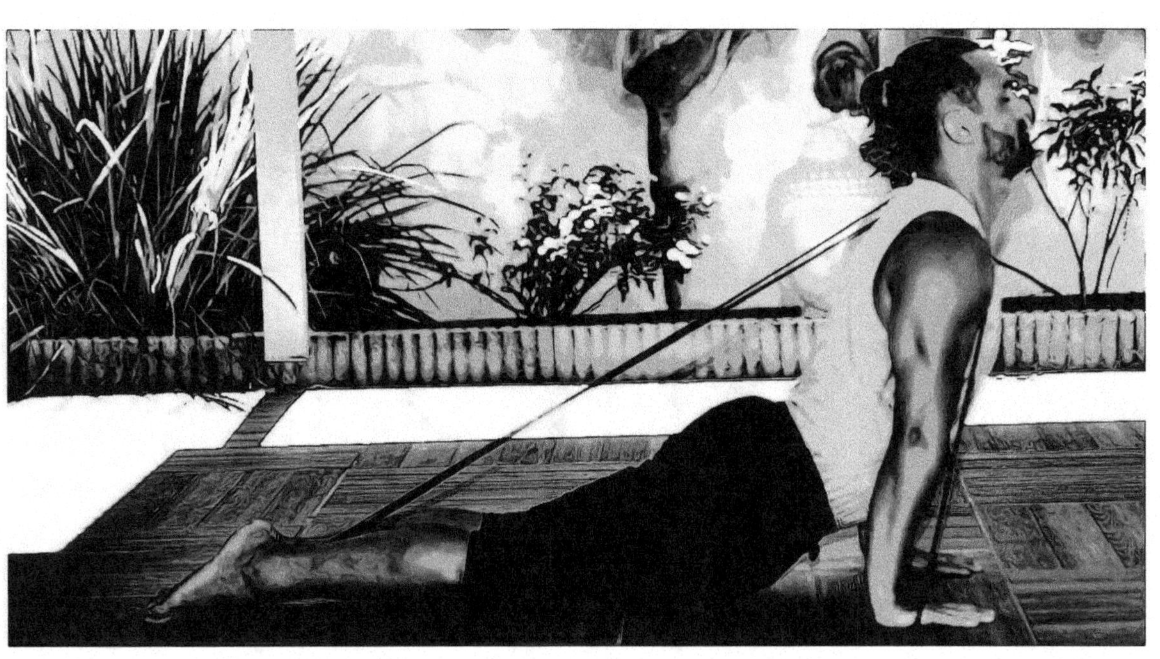

Ecrit en 2020, PERON Loïc

Publié la 1ère fois en 2021, sous le titre SÔTAÏ TOI-MÊME ©
Editeur : Auto-Editeur

Dépôt Légal  : Agence Francophone pour la Numérotation Internationale du Livre
ISBN : 978-2-9579836-0-5

Relecture, Correction :
Claire et Marie-Françoise Ampournalès, Sandrine Perey, Luc Papadacci

Photographies :
Olivier BOURJAC

Illustrations et montages photo :
Loïc PERON

Logo StM :
Maxime Ravidat-Brault, web-designer

# SOMMAIRE

# PREMIERE PREFACE

Il fallait bien que ça arrive !

La nécessité s'est faite sentir pour Loïc de synthétiser ses différentes formations, ainsi que son expérience de thérapeute, pour imaginer cette magnifique technique ! Anatomie, biomécanique, chaînes musculaires, shiatsu, énergétique chinoise, posturologie, schéma corporel, thérapie manuelle : tous ces domaines sont mis à contribution dans « Sotaï toi-même ».

Sotaï toi-même ! .......

Ce titre qui résonne en nous comme un retour d'insulte, une provocation, nous réveille, nous incite à la réaction et nous suggère une prise en main active de l'entretien de nos structures et de leurs fonctions.

Car c'est là la force de cette méthode :

Le patient devient acteur de son mieux-être et aide son thérapeute à marquer plus de points, à aller plus en profondeur et plus vite grâce à un travail de déblayage de nombreux blocages ou tensions.

Hors thérapie, le pratiquant peut aussi cheminer seul. Les étapes et outils sont clairement présentés et accessibles à tous.

Alors, merci Loïc ! ........

Et commençons immédiatement !


**Luc PAPADACCI STEPHANOPOLI**

**Kinésithérapeute, Spécialiste Thérapie Manuelle et Energétique chinoise,**

*Fondateur de l'Ecole Pratique d'Ajustement Manuel Articulaire et Tissulaire (EPAMAT).*

# DEUXIEME PREFACE

Quand j'ai lu l'essai de Loic, le seul mot que j'ai dit fut : EXCELLENT!!!!!

C'est un excellent ouvrage de thérapie permettant de rééduquer le corps, de rétablir l'équilibre corporel, de décontracter les muscles et de faire disparaître les douleurs musculaires et articulaires.

Tout le monde peut s'améliorer soi-même à domicile, il faut juste se munir d'un élastique plus ou moins dur suivant la personne.

Merci Loïc pour cet excellent travail qui, à coup sûr, deviendra un ouvrage de référence dans ma pratique médicale pour mes patients et pour moi-même.


## Sandrine PEREY


*Médecin anesthésiste réanimateur urgentiste, spécialisée dans le sport extrême, les prises en charge en milieux périlleux, la médecine de catastrophe et la prise en charge de la douleur.*

# TROISIEME PREFACE

C'est en 2001 que nous nous sommes rencontrés, par le biais d'une formation en thérapie manuelle japonaise organisée par le Iokai Shiatsu, portée sur l'étude des méridiens de Masunaga. Nous avons eu le privilège d'être formés par un de ses élèves direct, Kazunori Sasaki.

L'autre versant commun qui nous a lié d'amitié fut le même style de karate que nous pratiquions tous deux à ce moment-là.

Le shiatsu do a trouvé sa place dans les dojo où l'on pratique aussi bien sur le plan martial que sur la santé. C'est là que Loïc a su mettre en lumière sa pratique agrémentée de posturologie, de correctif sur les segments et les malpositions ostéo-articulaires.

J'ai parcouru le contenu de cet ouvrage et je le trouve fort intéressant ; d'abord cela permet de mieux comprendre son corps et surtout de ne pas le négliger comme je le vois trop souvent depuis mes débuts en 1980. Cette première mouture a déjà une certaine saveur. Aux futurs lecteurs d'en prendre conscience et de contacter Loïc si besoin. Mes conseils et mon raisonnement lui ont fait connaître deux personnages valeureux, avec lesquels je me suis formé moi-même :

Luc Papadacci, kiné et ostéopathe, formateur et fondateur de EPAMAT.

Hiroshi Iwaoka, expert en shiatsu et acupuncture et fondateur de la Myo-Energétique.

Merci à Hiroshi et Luc. Loïc a su approfondir et être dans un style bien à lui ; je n'ai qu'un mot à dire : « Restes sur cette voie du juste milieu. »

Reçois toute mon affection.


**Jean-Marc BOINAY**

**Professeur culture physique, préparateur physique, praticien Iokai Shiatsu et Koho Shiatsu,**

**Fondateur du Centre holistique de santé « Ekilibre Body Mind Center » et du concept Osteo Ki Atsu Do (ostéo, bio-mécanique et acupuncture).**

# REMERCIEMENTS

Chaque relation, chaque rencontre, chaque formation, chaque personne m'ont offerts une pièce unique constituant ma façon de voir les choses, de transmettre et d'exercer mes activités.

Marcel Gaie, mon grand-père de coeur, qui m'a fait don de son savoir et de sa technicité du Shiatsu, sans parler de ses nombreux travaux annexes.

Ma femme, Claire et ma belle-mère, Marie-Françoise, qui ont corrigé mes écrits et dont les avis ont orienté mes lignes.

Mes enfants, Loan, Dael et Jade à qui je tenais à laisser une trace de mon travail pour qu'ils continuent à entretenir leur santé, et celle de leur future famille, tout au long de leurs vies.

Hiroshi Iwaoka Sensei, maître, expert et fondateur de la Myo-Energétique, qui m'as transmis sa vision mécanique du Shiatsu, avec qui je partage une amitié respectueuse et une relation de maître à élève (Auteur référencé en fin d'ouvrage).

Luc Papadacci-Stephanopoli, fondateur de l'Ecole Pratique d'Ajustement Manuel Articulaire et Tissulaire, expert dans le domaine de l'ostéo-articulaire et de la rééducation fonctionnelle, qui m'a transmis une partie de son expérience de la thérapie manuelle et que j'apprécie particulièrement. Son point de vue thérapeutique aura sans aucun doute été d'une aide incontournable dans la correction de cet ouvrage.

Hiroshi et Luc sont ceux qui ont le plus influencé et guidé ma pratique professionnelle depuis 2008. Je n'aurai pas su espérer autant de cette complémentarité. Nos chemins se sont croisés grâce à Jean-Marc.

Jean-Marc Boinay, ami de longue date, fondateur de l'Osteo-Ki-Atsu Do et de l'institut Ekilibre Body Mind Center (www.osteo-kiatsu77.fr) de St Brice, où il pratique son art, synthèse de l'ostéopathie et du Shiatsu médical japonais ; il m'a orienté vers les personnes en lien avec mon développement professionnel et y a donc contribué.

Jean-Emmanuel Grosset-Granche, un ami enseignant et haut gradé de la fédération française de karaté, élève direct de Tokitsu Sensei, qui m'a transmis son expérience des pratiques internes, en particulier le Taikyokuken et le Chi Qong.

Sandrine Perey, médecin-réanimateur urgentiste, qui a pris du temps pour la relecture et la correction, et aussi pour donner son point de vue thérapeutique.

Olivier Bourjac, qui a pris le temps nécessaire pour réaliser les photographies.

Mon cousin, Maxime Ravidat-Brault, qui a illustré le concept en créant le logo StM.

Et, pour n'oublier personne, tous ceux qui ont contribué, depuis de nombreuses années, à mon évolution dans des domaines tous complémentaires… Mes rencontres diverses et variées ; les liens d'amitié sincère : Mes amis de longues dates du karaté, du Shiatsu et du yoga, certains de mes élèves. Tous se reconnaitront.

A tous ces gens, MERCI !! Un vrai grand remerciement du plus profond de mon âme.

# PROPOS LIMINAIRES

« L'anatomie et la physiologie sont à l'Homme ce que les éléments sont à la terre et, par conséquent, ce que la terre est à l'univers. »

Nul ne peut nier ce lien fort qui nous lie à la nature. Le corps humain est sans aucun doute une machine constituée de systèmes interdépendants les uns par rapport aux autres. Il est certain, aujourd'hui, que l'univers et le corps fonctionnent en toute harmonie et que les lois de l'un sont le miroir de l'autre. Envisager l'équilibre postural sans tenir compte de cela amènerait l'Homme à flirter avec le dysfonctionnement.

Fort de ce constat, l'étude du corps, dans ses aspects de flexi-mobilité, se transforme non plus en un simple travail mais en une exploration devenue une nécessité.

Dans les années 90, mon goût pour le sport et les performances athlétiques me suggèrent déjà un chemin dont je n'ai pas conscience à ce moment-là. Il a fallu passer par une pratique, plus ou moins soutenue, d'une multitude de disciplines les plus répandues et de tous domaines, pour me rendre compte qu'il n'y avait pas que cela. Sport et fonctionnement du corps ont toujours cohabités dans ma vie, jusqu'à ce que j'accède à la fonction d'éducateur sportif à titre professionnel et que, simultanément, je débute l'étude des fondements de la médecine traditionnelle chinoise, théorie commune à la pratique du Shiatsu (dont je suis professionnellement praticien dans la spécificité des troubles musculo-squelettiques).

Depuis, engendrant des acquis qui me permettent d'avoir une vision sur nombre de domaines de prévention, de bien-être et de santé, la question n'est plus de savoir : « Suis-je en bonne santé ? » Non, le simple fait de se questionner à ce sujet soulève le besoin d'agir, de prévenir. Nous sommes dans une époque où les gens ont une réelle nécessité de prendre le chemin de la prévention, qu'elle soit émotionnelle, alimentaire ou corporelle. Car soyons clairs, les causes majeures de déséquilibres (voire de maladies) sont là.

Mon expérience de ces 26 dernières années m'a permis de rencontrer des experts de technicités diverses qui, individuellement, m'ont transmis des éléments venant combler le puzzle de ma vie. Chaque rencontre, chaque formation, chaque personne m'ont offerts une pièce unique constituant ma façon de voir les choses, d'exercer mes activités. Je les en remercie une nouvelle fois.

Quand je pense au parcours atypique qui m'a mené jusqu'à aujourd'hui, je me rend compte de la chance que j'ai de vivre de mes passions. L'union de ma pratique martiale (karaté et autres arts internes) et des techniques du Shiatsu assure une complémentarité sans aucune mesure. Il est fort à parier que l'une ou l'autre seule ne m'aurait pas permis de mettre en place des ateliers débouchant sur la présente méthode.

Chacun a ses propres prédispositions, c'est à dire qu'il a des capacités d'accès à certains aspects qui entrent en jeu dans la technique. Pour ce qui me concerne, je m'adapte relativement vite à tout ce qui touche aux sports. Par contre, si cette chance m'a permis, plus jeune, d'être vif, explosif, endurant et résistant, la vie ne m'a doté ni de la souplesse ni de la compétitivité.

Avant de me lancer dans les arts martiaux, j'étais gymnaste. Les agrès ne me posaient pas de soucis pour tout ce qui demandait de la force mais beaucoup moins pour ce qui était de la souplesse. Mes prédispositions avaient et ont encore la tendance naturelle au raccourcissement musculaire. Je devais m'exercer 3 fois plus que les autres pour obtenir le même résultat.

Une des raisons pour lesquelles je suis aujourd'hui à l'affût de tout ce qui assouplit et libère le corps est **qu'un vieux bâton ne se rompt pas s'il reste flexible. Ce qui rend cette méthode réalisable et réaliste, c'est qu'elle est conçue par quelqu'un qui dispose de la même flexibilité que quiconque.** Vous verrez vous-même que je suis comme tout le monde ; je ne vous narguerai pas avec un grand écart.

Il s'avère qu'à un moment donné il m'est paru naturel de fusionner mes pratiques. D'ailleurs cela s'est déroulé avec une progression logique. « Ôte Tension Shiatsu » (tous droits réservés, nom d'entreprise enregistré à l'INSEE) en est une facette, les cours axés vers le bien-être, la santé et les arts martiaux représentent l'autre face de la médaille. C'est dans cet espace que je transmets de petits principes simples qui servent au quotidien pour respirer convenablement, pour redonner de la mobilité aux articulations sensibles ; nous y travaillons tout ce dont un karatéka a besoin, mais aussi pour que toute personne non adepte de l'aspect martial s'y retrouve : La puissance par la souplesse, la vitesse par la lenteur, le développement et l'entretien de la force pure des jambes (considéré comme le 2ème coeur) et de la flexi-mobilité du dos et des membres, le contrôle des différents modes respiratoires, etc…

Les pratiques personnelles de longue date que je me suis appropriées - Karaté, Do In, Shiatsu, Sôtaï, Yoga, Chi Qong, Méditation - ont guidé mon expérience. A cela vient s'ajouter la pratique régulière du Taichi chuan (version japonaise de Tokitsu Sensei transmis par Jean-Emmanuel Grosset-Granche, son élève direct, le Taikyokuken-TKK) que j'exerce depuis moins longtemps et qui m'offre des sensations que je ne peux que prendre en compte tant elles sont primordiales pour la compréhension de certains aspects comme par exemple la mobilité dans l'immobilité. Exercices qui viennent compléter les cours précédemment cités.

Avec tout ceci, il y a alternance de mobilité, de flexibilité, de renfort, de travail dynamique ou postural, d'activation des circulations physiologiques et énergétiques, le tout rythmé par des modes respiratoires variés. Cela constitue un cocktail vraiment intéressant pour le maintien et l'équilibre de la forme et de la santé.

C'est à force de pratique que j'ai compris que j'avais tout sous les yeux depuis des années. Il ne manquait plus que ce déclic pour me lancer dans la rédaction de cette méthode.

Je n'ai rien inventé. Mon travail quotidien influence considérablement les cours que je dispense, qu'ils soient martiaux ou bien-être. J'ai simplement trouvé une articulation adéquate de mes pratiques et de ce que j'en ai assimilé au fil des ans. Il est bien évident que cela ne cesse d'évoluer en permanence. Ce qui est plutôt positif d'ailleurs car je ne compte pas m'arrêter à ces recherches-ci.

C'est donc avec un immense plaisir que je propose cette méthodologie ; à vous de vous l'approprier en la pratiquant et, tout comme le yoga, le chi qong, le TaiKyokuKen… de le vivre pour en tirer les bienfaits escomptés.

« Sôtaï Toi-Même » est fait de façon à comprendre facilement, avec un vocabulaire le plus simplifié possible, le fonctionnement de votre corps. Vous aurez peut-être besoin d'un temps d'adaptation pour assimiler la démarche, ce qui parait logique. Le visuel permet de voir rapidement ce qui est proposé ; <u>mais comprenez bien que sans pratique régulière, il n'est pas question d'attendre le moindre résultat durable.</u>

Avant de passer à la suite, je précise que cette méthode est aussi issue d'une observation des pratiques professionnelles. J'entends par là, le constat que certains métiers sont exercés en milieu spécifique et qu'ils soumettent les travailleurs à des risques de déséquilibres posturaux dus à leurs fonctions ou à un effort musculaire répétitif et intense.

Prenons l'exemple d'une activité professionnelle peu répandue, ce qui est encore plus valable dans d'autres professions : Un piroguier.

Il doit équiper son embarcation afin d'y accueillir ses clients. Les moteurs sont lourds, les glacières aussi, sans parler des bagages des clients ; le chargement et déchargement engendrent des contraintes musculaires et articulaires. L'environnement de travail est instable. Les pirogues doivent être vidées avant utilisation en saison des pluies ; cela se fait à la main la plupart du temps. L'installation du moteur sur la pirogue peut paraitre simple mais il en est autrement en pratique. Suivant les courants et les marées, le positionnement dans l'embarcation provoque des habitudes qui suggèrent au corps de se placer de façon parfois inadéquate. La répétition de ces actes déclenche des douleurs qu'il est préférable de « traiter » rapidement.

Les conditions de travail en Guyane peuvent être difficiles avec le climat. Je ne dis pas qu'en France métropolitaine ou ailleurs, cela est plus facile. Chaque territoire impose ses propres exigences. Le climat importe peu mais il génère des réactions corporelles à prendre en compte pour l'activité.

Aparté faite, ce qui précède signifie que la méthode « Sôtaï Toi-Même » peut servir à tout le monde, vraiment tous, de tous horizons socio-professionnels, de toutes pratiques de loisirs et de plaisirs.

Par contre, vous êtes personnellement responsable de votre pratique et des limites que vous vous fixez. Cette méthode et moi-même ne saurions être mis en cause pour tout ou partie d'une mauvaise utilisation de StM, ni au cours de vos séances personnelles ni de vos pratiques sportives. La pratique de la méthode ne constitue pas ni ne se substitue au diagnostic médical. Aussi, si vous constatez une douleur ou quelque désagrément que ce soit, consultez un médecin pour faire le point.

Je vous invite à suivre les étapes de cet ouvrage avec autant d'enthousiasme que j'en ai eu à l'écrire. Faites-en bon usage et rappelez vous que « trop est pire que peu ». Exercez vous avec patience et régularité.

# PARTIE 1

# AVANT DE DEBUTER

# DEFINITION DE LA MYO-ENERGETIQUE ET LIEN AVEC LES CHAINES MUSCULAIRES

Pensez globalité !

Il est impensable d'imaginer qu'un blocage articulaire et tissulaire, appelé restriction de mobilité en ostéopathie, puisse n'être qu'à l'endroit où le malaise se situe.

Il est primordial de penser dans la globalité corporelle, pour être au plus près de l'harmonie. Plus la douleur est proche du bassin, plus les « réglages » fonctionnels sont à faire autour de celui-ci. Plus la limitation de mobilité est éloignée du bassin, plus la nécessité de remonter la chaîne musculaire est grande. Autrement dit, la position du bassin influe énormément sur l'adaptation des membres inférieurs mais aussi supérieurs via la colonne vertébrale. Il intervient dans la stabilité de la colonne vertébrale et, par conséquent sur la ceinture scapulaire faisant le lien avec les bras. Le bassin est une liaison entre le bas et le haut du corps qu'il est essentiel d'intégrer.

Il est possible de définir la Myo-Energétique (M.E.) aussi simplement que sa théorie. Cela consiste à « préserver et rétablir l'équilibre corporel pour la santé ». Iwaoka Hiroshi, Maître et fondateur de la M.E. apporte sa pierre à l'édifice du maintien de la santé ; La M.E. devient aujourd'hui, après plus de 20 ans d'existence, une pièce maitresse dans les solutions naturelles contre les troubles musculo-squelettiques (TMS).

Précisons que la M.E. considère la déformation squelettique comme cause de maladie et/ou de maux. La subtilité de la technique palpatoire facilite la décontraction de la tension musculaire génératrice de la déformation squelettique et relie celle-ci à l'origine du déséquilibre postural. Le M.E. dispose d'un éventail technique très efficace et complémentaire.

Le sôtaï, partie intégrante de la M.E., en fait une des approches les plus puissantes de notre époque. Etant moi-même Myo-Energéticien, je constate chaque jour les résultats salutaires de ma pratique, rapide, concret dès la première séance.

La M.E. dorénavant définie, découvrons son lien avec les chaînes musculaires (C.M.), cet ouvrage ayant vocation de traiter du sujet de la posture, du placement, de l'équilibre structurel et fonctionnel de l'appareil locomoteur.

Il n'est pas question de livrer ici la théorie de la M.E. mais de m'en servir de base de réflexion pour étayer mes propos.

Il existe 4 modes de déformation squelettique en M.E. Ils peuvent être comparés, dans une version simplifiée, aux chaînes musculaires dont nous avons besoin dans notre quotidien, pour assouvir la fluidité de nos mouvements.

Loin de moi la prétention de faire de ce livre une thèse sur le fonctionnement du corps humain. Je souhaite une accessibilité telle que chacun puisse comprendre, le plus simplement possible, ce grâce à quoi nous avons la capacité de nous mouvoir et l'intérêt de maintenir un mouvement de la plus grande qualité.

Nous allons donc comparer ces 4 modes de la M.E. aux chaînes musculaires. Pour être exempt de toute déviation squelettique en position de référence (image ci-après), il est évident que les tractions musculaires doivent être équilibrées. Cela signifie que le corps ne tombe ni en avant, ni en arrière, ni à droite, ni à gauche, encore moins en torsion. Les torsions  constituent la cause essentielle de nombreux troubles musculo-squelettiques, en particulier sous l'action des psoas.

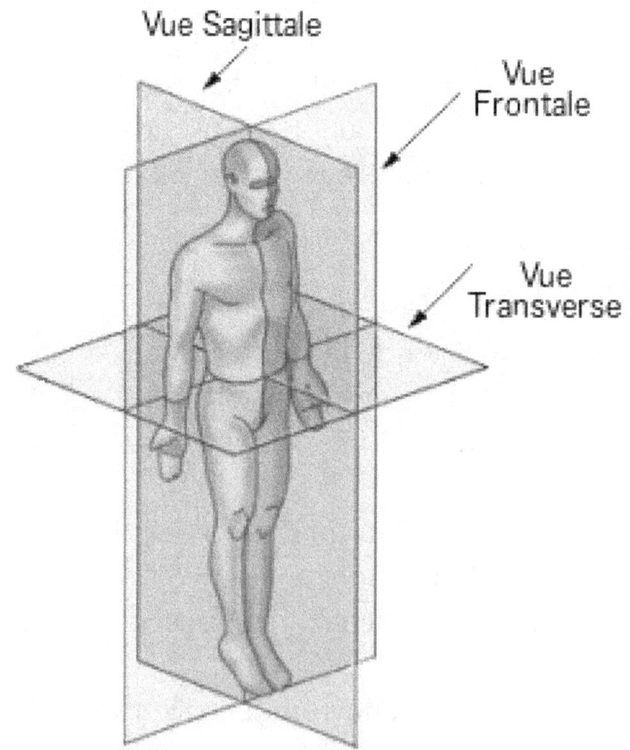


Position de référence

L'équilibre dans cette position de référence, est permis grâce à l'action des chaînes musculaires. Pour nous tenir de cette façon, il convient qu'elles aient mémorisé des tensions identiques de part et d'autre du corps.

Une tension est un muscle contracté qui ne revient pas à sa position « neutre ». Un muscle contracté n'est rien d'autre qu'un "sac" (sarcomère) de fibres raccourcies. Pour bien comprendre, imaginez que le muscle soit un élastique vivant ayant la capacité de se raccourcir et de s'allonger. Quand vous fléchissez, vous raccourcissez ; le mouvement inverse allonge. La tension est comme un noeud logé dans le corps musculaire. Un noeud ne peut se défaire que par une action volontaire de vous-même ou d'une intervention extérieure.

Si une tension persiste sur une chaîne musculaire (C.M.), il s'ensuit une posture déséquilibrée. Vous vous sentez « bancal », vous pouvez ressentir de l'inconfort, un malaise, une douleur ; le corps ne vous abandonnant pas, il s'adapte mais la tension est toujours présente. Il est important de réagir dès les premiers signes.

De façon simplifiée, les chaînes musculaires que nous allons retenir pour conserver l'équilibre du corps sont les suivantes :

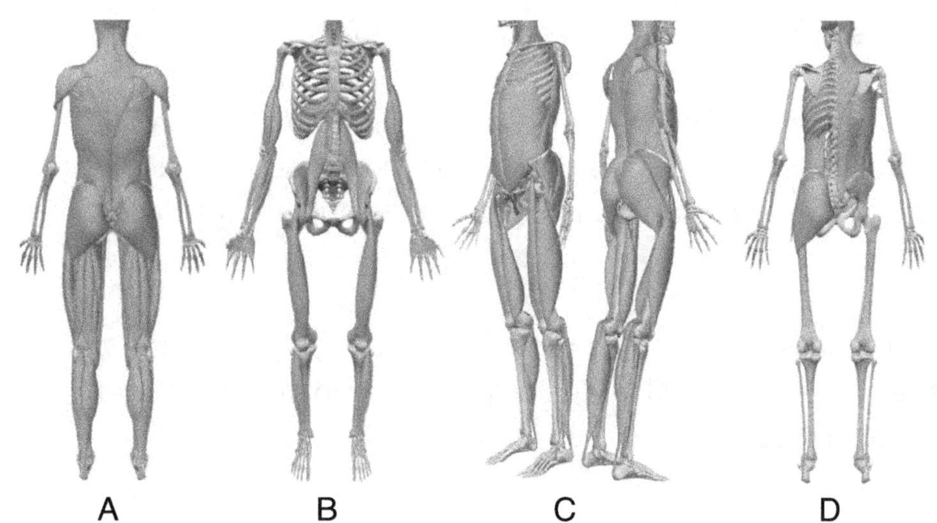


Pour plus de détails sur les chaînes musculaire, référez-vous au site cité en « Références »

- La **Chaîne Postérieure (A),** face arrière du corps, s'étendant de la base du crâne aux orteils, constituée des muscles de la nuque, du dos, des fessiers, de l'arrière des jambes et des mollets.

- La **Chaîne Antérieure (B),** face avant du corps, constituée des muscles du cou, des bras jusqu'aux doigts, du diaphragme, des psoas (muscles lombaires profonds), des cuisses (droit antérieur principalement) et des jambes.

- La **Chaîne Anti-gravitaire (C)**, celle qui vous permet d'érigez le sommet du crâne vers le ciel et conserver votre verticalité, constituée des muscles fléchisseurs des orteils, des extenseurs des cuisses, des fessiers, des psoas et des muscles de la nuque et du cou.

- Les **Chaînes Croisées (D)**, traversant la face avant du corps, reliant la crête iliaque (bassin) antérieure gauche à l'épaule droite pour la chaîne musculaire (C. M.) gauche/droite et inversement pour la C.M. droite/gauche. Les muscles des bras peuvent équilibrer la balance.

Les modes Myo-Energétiques peuvent être mis en relation avec ces chaînes musculaires. Par exemple, considérons que :

- Les Modes Droite et Gauche M.E. sont liés aux chaînes musculaires postérieure et antérieure, selon que le bassin soit incliné du même côté au niveau lombaire, qu'il s'agisse des muscles postérieurs ou antérieurs (psoas).

- Les modes Droite-Gauche ou Gauche-Droite M.E. sont liés aux chaînes musculaires croisées, selon que le bassin soit incliné au niveau lombaire à droite et que les psoas provoquent la rotation gauche amenant l'épaule droite en avant et inversement.

- Si la chaîne musculaire anti-gravitaire est déficiente, le corps peut s'avachir au niveau des épaules. Cette C.M. participe à l'adaptation posturale de sorte que l'individu ait l'apparence à être dans la verticalité.

Nous avons parlé de chaînes musculaires. Creusons un peu. Qu'est-ce qu'une chaîne musculaire ?

Ce principe est initié par Françoise Mézières ; Une chaîne dispose de maillons. Chaque maillon représente un muscle. Le principe de chaîne est l'ensemble de muscles « encordés » ou « insérés », dont l'association des uns aux autres, dans une même direction, aboutissent au mouvement (réaction en chaîne).

Prenez l'exemple de la marche ; pour avancer, il ne suffit pas de balancer les bras ou de jeter une jambe en avant. Les forces mécaniques opèrent pour tenir debout en progressant vers l'avant, en transférant le poids de droite à gauche. Il y a bien une relation en chaîne pour atteindre ce but.

Sans entrer dans le détail, intéressons nous à ce qu'est une force mécanique. Allons-y !

# NOTION BASIQUE DE BIO-MECANIQUE

Ce que dit Wikipédia :

« La biomécanique est l'exploration des propriétés mécaniques des organismes vivants ainsi que l'analyse des principes de l'ingénierie faisant fonctionner les systèmes biologiques. »

Nous avons vu précédemment que le mouvement est réalisé via des chaînes musculaires. Pour qu'elle puisse s'activer, il doit y avoir des leviers qui « contraignent » le squelette à s'articuler. S'il y a déplacement de pièces osseuses, il y a forcément activité musculaire et le mouvement nait.

La respiration a une influence sur votre posture et votre façon de vous tenir et de vous placer dans l'espace. Nous aborderons ce sujet plus loin, avec un exemple.

La bio-mécanique se divise selon diverses caractéristiques :
- la statique,
- les propriétés mécaniques des tissus,
- les propriétés neuro-musculaires,
- la dynamique.

Cette dernière se subdivise comme suit :
- la cinétique,
- la cinématique,
- l'angulaire,
- la linéaire.

La notion de levier est prépondérante. La fonction des muscles fait intervenir ce système de leviers qui n'est autre qu'un point d'appui soumis à une force permettant de vaincre la résistance créée par une charge.

Composantes d'un système de levier

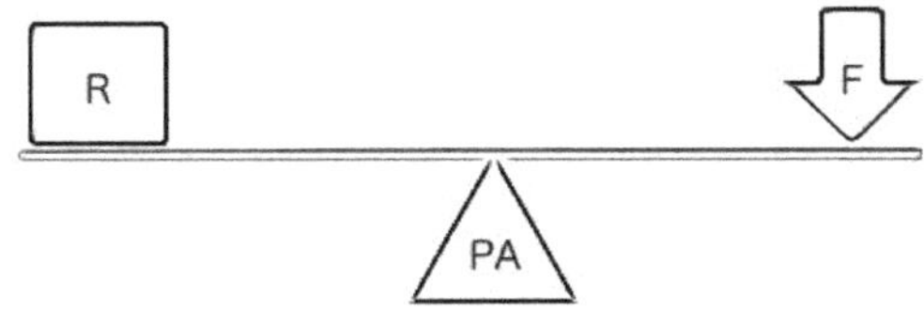

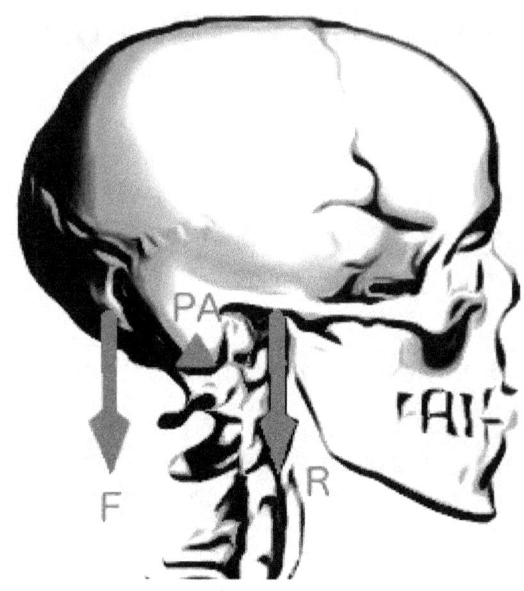



F : Force(s) développée(s), R : force(s) de résistance,
PA : Point d'appui (axe de rotation) pour le bras de levier

Dans la présente méthode, la charge prendra naissance par l'intermédiaire de l'intention avec laquelle vous créerez une opposition. Distinguons « l'intention » de « l'attention ».

L'intention, c'est l'action volontaire d'atteindre un but fixé.
L'attention, c'est se concentrer sur quelque chose, observer avec vigilance.

C'est très important de retenir ceci pour la suite. 3 bras de levier seront utiles dans cette méthode. Encore une fois, ne vous encombrez pas le cerveau avec trop de détails sauf si vous souhaitez personnellement approfondir. Souvenez-vous juste que **plus la résistance est proche du point d'appui, plus la force de résistance est faible**. Nous appelons cela le désavantage mécanique. A l'inverse, **plus la résistance est loin du point d'appui, plus la force de résistance doit être puissante.** Cela s'appelle l'avantage mécanique.

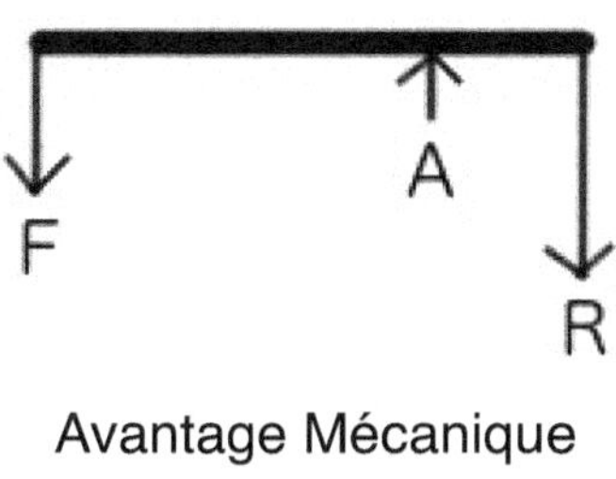
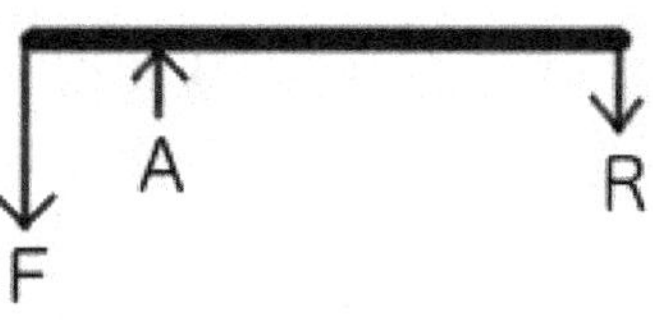

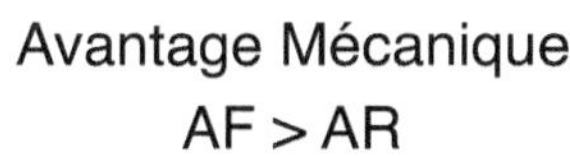

<table>
<tr><td align="center">Avantage Mécanique<br>AF > AR</td><td align="center">Désavantage Mécanique<br>AR > AF</td></tr>
</table>

« Désavantage mécanique il y a, lorsque je dois mettre plus de force pour maintenir le levier. »

« Avantage mécanique il y a, lorsque je dois mettre peu de force de maintien du levier. »

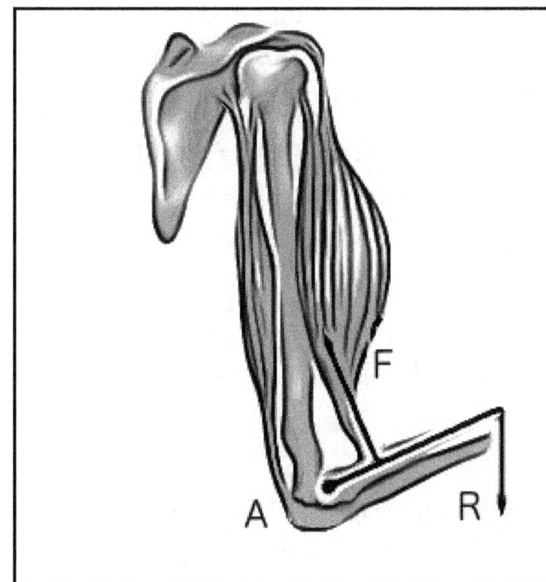

**A** = Articulation (Centre de rotation)

**F** = force liée à la contraction musculaire

**R** = poids du segment (+ charge)

Découvrons à présent les 3 différents modes de contraction musculaire que ces contraintes mécaniques engendrent par rapport aux caractéristiques précitées.

L'isométrie est l'absence de mouvement. Quand le muscle garde sa longueur, il est statique. La contraction est isométrique. Par exemple, si je tiens un élastique en son centre alors qu'il est fixé par chacune de ses extrémités, je n'ai pas besoin de force à proprement parler pour soulever. L'élastique exerce une traction opposée à mon bras, mon biceps est tonique mais il garde sa longueur.

La dynamique qui rapproche 2 pièces osseuses produisant le raccourcissement du muscle est la contraction concentrique. Si je veux approcher mon poing de mon épaule, mon biceps se raccourcit.

La dynamique qui éloigne 2 pièces osseuses causant l'allongement du muscle est la contraction excentrique. Si je retiens un poids trop lourd pour mon biceps, ma main s'éloigne de mon épaule.

Vous faites tout cela chaque jour inconsciemment. La mécanique humaine est si bien conçue que le système nerveux prend en compte tous les facteurs pour que le mouvement s'exécute naturellement. Comme cela est familier, il n'est pas exigible de le retenir. Votre corps l'a déjà intégré mais il est bon de le mettre en avant. Maintenant que vous avez cela en tête, ce qui suit est largement assimilable.

Les modes de contractions musculaires précédents induisent les 4 groupes fonctionnels. C'est là que je fais appel à votre ingéniosité pour les assimiler car ils représentent un des piliers de ma méthode. Par simplicité, j'ai choisi de les nommer puis de les décrire. Ces groupes fonctionnels font partie intégrante des interactions musculaires. Qu'ils soient agonistes, antagonistes, synergistes ou fixateurs, ces groupes amènent aux chaînes musculaires.

Les agonistes sont les responsables dominants du mouvement. Je fléchis mon genou avec le bassin fixe, les ischio-jambiers, à arrière de la cuisse, sont agonistes. Ils participent à la flexion.

Les antagonistes sont ceux qui contrarient le mouvement. Je fléchis mon genou avec le bassin fixe, les quadriceps, en avant de la cuisse, sont antagonistes. Ils retiennent ma flexion.

Les synergistes sont les muscles qui collaborent avec les agonistes en ajoutant de la force et en diminuant les mouvements inutiles aux contractions agonistes. Je fléchis mon genou pour m'asseoir, mes ischio-jambiers et mes quadriceps se partagent les forces pour me poser délicatement. Ils agissent en synergie.

Les fixateurs sont les muscles synergiques immobilisant un os par rapport à son « voisin ». Par exemple, les fixateurs de l'épaule immobilisant l'omoplate.

Dans ma méthode, vous jonglerez d'un groupe à l'autre aisément, ne vous inquiétez pas. Il est plus compliqué de théoriser que de la pratiquer. Comme dans tout nouveau procédé, le démarrage demandera un peu de réflexion mais avec de l'entrainement, tout deviendra limpide et fluide.

Revenons sur quelques points de la dynamique du mouvement. En début de chapitre, il a été question de cinématique, de cinétique, d'angulaire et de linéaire.

La cinématique dépend de facteurs variables. La vitesse et la position composent la gamme musicale de cet aspect du mouvement. Il y a là-dedans un concept de temps et de déplacement par rapport à un point donné. Nous n'avons pas besoin de ces facteurs pour appliquer la méthode. Elle est dépourvue de vitesse et d'accélération.

La cinétique peut se comparer à un système de points qui forme le théorème du moment cinétique. Il est fondamentalement lié aux variations temporelles de la quantité de mouvements et de la somme des forces appliquées. Cet ouvrage n'a pas vocation à être à ce point spécialisé dans la bio-mécanique. Le développement de ma méthode implique une compréhension globale mais pas nécessairement approfondie.

Les dynamiques angulaires et linéaires, toutes deux incluses dans le mouvement, nous servirons de base pour bien visualiser la méthode.

# LA RESPIRATION ABDOMINO-DIAPHRAGMATIQUE

La respiration prend divers aspect selon qu'on la considère pour s'oxygéner, pour être en bonne santé ou pour la qualité primaire lié au mouvement.

Le muscle respiratoire est le diaphragme. C'est une cloison qui sépare la cavité thoracique de la cavité abdominale. Essentiellement composé de tissus musculo-aponévrotique (l'aponévrose est l'enveloppe musculaire) qui entourent un centre tendineux.

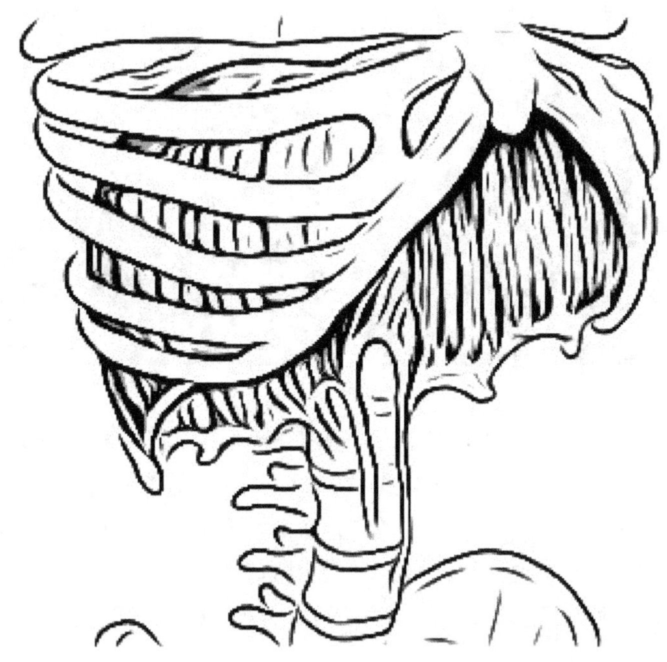

Le Diaphragme

L'abaissement ou l'élévation de ce muscle (photos ci-après) provoque l'inspiration ou l'expiration, dans sa forme naturelle. En état de stress chronique, il peut se produire l'inverse ; la respiration se limite à ce qu'on peut qualifier de thoracique, haute, réduisant considérablement l'oxygénation. Lorsque vous êtes stressé, votre capacité respiratoire est d'environ 400 cm3 alors qu'en mode relaxation, elle passe à 10 fois plus. C'est dire l'apport conséquent en oxygène juste en se relâchant.

Mécaniquement, le diaphragme s'insère latéralement sur les 6 dernières côtes. La clé de voûte, pour parler ainsi, se trouve au niveau de la 9ème vertèbre dorsale ou thoracique. Vu de dessous, il ressemblerait à une méduse qui se rétracte pour se propulser et se relâche pour reprendre un nouvel essor. Avec cette idée, il est plus simple de visualiser le mouvement respiratoire.

Retenez ceci : **Au même titre qu'un verre d'eau se remplit par le fond, vous devez diriger l'air inspiré au plus bas de votre corps, pas seulement dans vos poumons. Vous pouvez diriger l'air là où votre intention est capable d'aller.**

Inspir

Expir

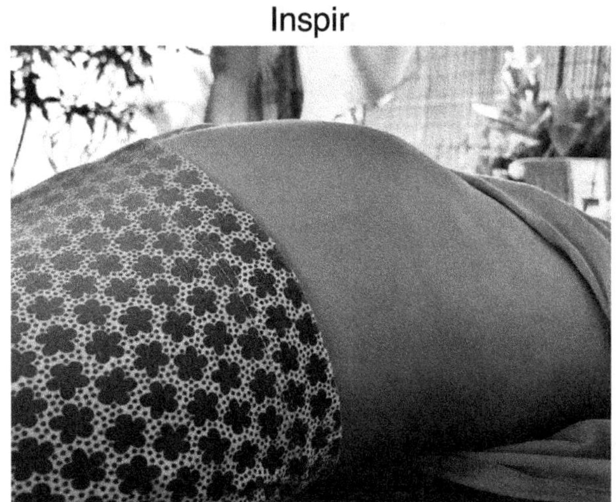
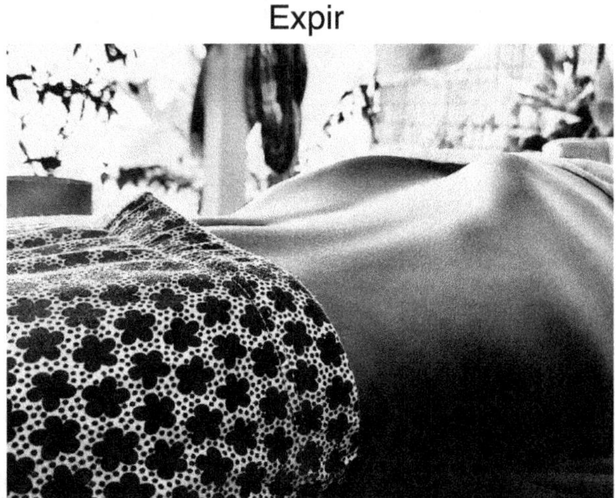

Pour vous exercer avec la méthode proposée, il est d'une importance capitale de synchroniser la respiration avec le mouvement ; dans notre cas, concrètement, vous inspirerez sur le point d'immobilité (la limite atteinte de votre étirement musculaire) imposant là votre point de départ. La contraction musculaire s'effectuera toujours sur l'expiration. Cette règle est fondamentale. Sans elle, vous risquez de vous blesser et ce n'est pas le but recherché.

Voici les bienfaits de la respiration abdomino-diaphragmatique, selon la médecine chinoise. 10 à 15 minutes de respiration quotidienne permettent de :

- Améliorer l'amplitude respiratoire et la capacité d'oxygénation.
- Sur-oxygéner les cellules, remède anti-maladie, fortifier le système immunitaire.
- Accomplir un auto-massage organique et viscéral par compression- expansion, favorisant la remise en ordre interne.
- Tonifier remarquablement de la ceinture abdominale, pour un ventre plat.
- Améliorer qualitativement tous les tissus, de la peau (votre 3ème poumon) aux os, en passant par l'élasticité des vaisseaux sanguins et lymphatiques.

- Améliorer le système digestif et se débarrasser des troubles intestinaux (flatulences, constipation, ballonnements et bien d'autres).

- Réguler la tension.

- Calmer l'esprit réduire le stress et l'anxiété, gérer les émotions.

- Détoxifier votre corps.

- Augmenter la vitalité.

- Accroître la concentration.

- Avoir un sommeil plus réparateur.

- Restaurer la mobilité thoracique et, plus largement, de tout le corps si la respiration est conscientisée avec le mouvement.

- Bonifier les rapports sexuels, en diminuant la pression sur le plancher pelvien.

- Perdre et réguler le poids.

Cette liste n'est pas exhaustive, vous trouverez à l'embellir à vos souhaits.

Notez que la régularité et l'assiduité sont de mise pour des résultats durables. Par expérience, je peux vous assurer qu'avec 15 minutes par jour, pas forcément consécutives, vous tirerez profit des bénéfices. En 3 semaines environ, les bienfaits seront visibles physiquement. De l'intérieur, vous vous sentirez bien mieux et votre enthousiasme à persévérer deviendra naturel.

<u>PROCEDURE RESPIRATOIRE EN JOURNEE OU LE SOIR</u> :

Au début, vous commencez en position couchée sur le dos, sur une surface ferme de préférence, les pieds à plat sur le sol, les genoux fléchis. La tête bien alignée avec la colonne vertébrale, le bassin confortablement réparti au sol, les paumes de mains tournées vers le ciel, les omoplates à plat également (les oreilles le plus éloignées possible des épaules).

Lorsque vous inspirez, votre ventre se gonfle, le nombril monte vers le ciel, vos côtes s'abaissent.

Lorsque vous expirez, votre ventre rentre, il s'aplatit, le nombril descend pour aller s'enfoncer dans le sol, vos côtés s'élèvent.

Le rythme est important selon le moment où vous vous exercez. La fréquence se modifie naturellement en fonction du mode respiratoire que vous choisissez. Référez-vous aux illustrations suivantes :

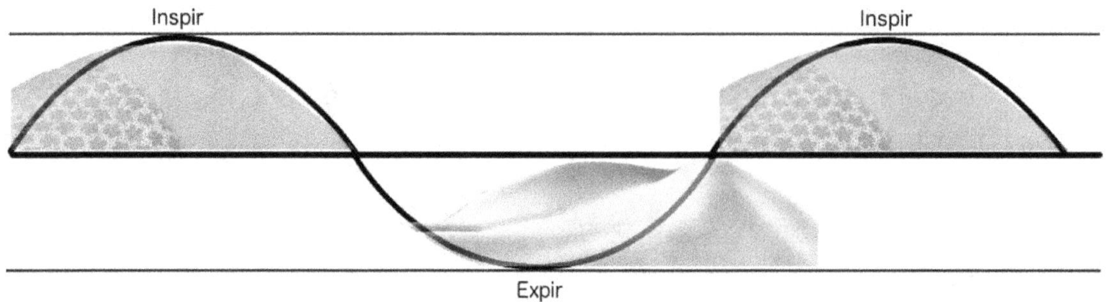

*Modèle respiratoire de la journée -* **Equilibrant - Inspir = Expir**

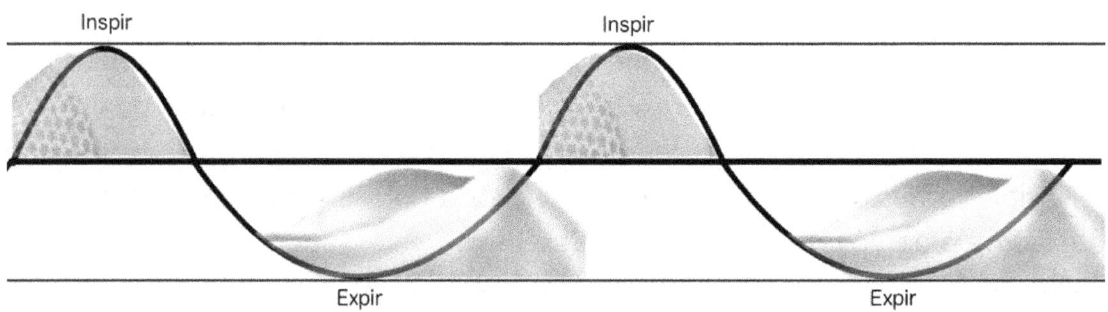

*Modèle respiratoire du soir -* **Relaxant - Inspir plus court que l'expir**

*Jamais d'apnée !! (Sauf si vous maîtrisez un système respiratoire spécifique).*
L'expiration est lente et profonde, nasale, dans les 2 cas ci-dessus.

L'inspiration est profonde, nasale également ; en passant dans la fosse nasale, l'air est humidifié et régulé à température corporelle. Le rythme dépend du mode relaxant ou équilibrant.

A force de respirer, votre corps mémorisera le fonctionnement et vous pourrez réaliser cela n'importe où (pas en voiture tout de même ou dans des situations demandant une attention particulière). Vous pourrez aussi pratiquer debout en faisant la queue chez le boulanger, assis en patientant au restaurant. Vous remarquerez même la capacité à utiliser cela pour aller à la selle, ne forçant plus sur le ventre pour faire vos besoins.

Le 2ème diaphragme est le périnée, le muscle du plancher pelvien, paroi protégeant les voies évacuatrices. Avec l'habitude, vous l'associerez au mouvement respiratoire. Le périnée est plus petit, son amplitude est donc moindre mais son efficacité est grande. L'intervention du périnée vient en renfort juste à la fin de l'expiration, juste avant de relâcher le diaphragme. Il suffit de le contracter comme pour stopper l'urine ou se retenir quand l'envie est pressante. C'est de ce muscle dont il s'agit. En le contractant au dernier moment, cela génère une légère rétroversion sacrale, ses insertions étant situées sur le pubis en avant et sur le sacrum en arrière. Cette subtile bascule de bassin accentue l'expiration, rendant possible l'expulsion d'un peu plus d'air vicié.

Au moment où l'expiration est complète, périnée « verrouillé », lâchez tout franchement et profitez de l'appel d'air insufflé par cette décontraction.

## LE TRAVAIL ABDOMINAL :

Reprenez ce travail respiratoire et ajoutez-y une fausse inspiration ; cela consiste à faire le mouvement thoracique inspiratoire sans inhaler d'air. Les grands droits vont se contracter davantage ainsi que les autres muscles associés à la respiration. En réalisant cela, la pression intra-abdominale diminue, creusant le ventre au-delà de sa capacité naturelle. Les organes sont alors malaxés, ils retrouvent peu à peu leur emplacement et le ventre s'aplatit considérablement.

## PROCEDURE RESPIRATOIRE DU MATIN :

Après une bonne nuit, le corps s'est logiquement bien détendu, les muscles se sont relâchés profondément, le foie a fait son travail de filtration et de nettoyage sanguin. Il a besoin d'un petit coup de pouce pour la relance matinale. Quelques compressions pour l'aider à projeter le sang propre dans les membres, pour réveiller le corps.

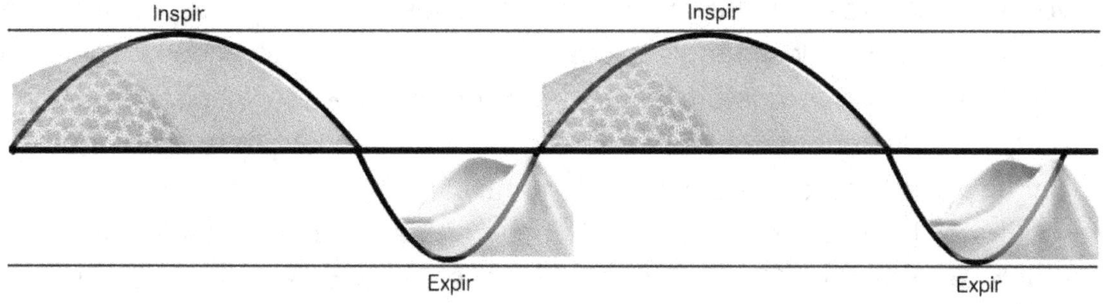


*Modèle respiratoire du matin -* **Stimulant - Inspir plus long que l'expir**

La clé de la réussite de ce mode respiratoire est une inspiration lente et une expiration très rapide.

**Attention toutefois au piège ! Ne soufflez pas pour expulser l'air, cela contracterait les abdominaux et votre expir serait moins ample. C'est l'action de creuser le ventre qui engendre l'expulsion de l'air par la bouche et le nez.** Avec de la pratique, vous porterez davantage votre attention sur l'abaissement et l'élévation des côtes. L'intention joue un rôle essentiel qui suggèrera à votre subconscient (celui qui enregistre vos émotions, qui capte vos sens, vos ressentis) d'enregistrer l'assouplissement organique et viscéral.

Préférez rentrer et gonfler le ventre brutalement comme pour « écraser » votre foie en soulevant et abaissant vos côtes (expiration-inspiration). Comment savoir si la tâche est proprement réalisée ? Lorsque vous sentez vos pieds et mains moites, les jambes aussi parfois. Un minimum de 20 respirations « forcées » est nécessaire à l'obtention de cet effet. Et la journée commence parfaitement bien.

<u>PROCEDURE RESPIRATOIRE DE LA METHODE</u> :

L'idée est la même que précédemment et à privilégier en journée ou le soir : respiration lente, profonde et nasale. Compte tenu du fait que la respiration sera associée au mouvement, l'expiration par la bouche s'opèrera d'elle-même.

La contraction musculaire volontaire s'accomplira toujours sur le temps de l'expiration, sans jamais qu'il y subsiste une apnée. C'est capital ! Nous reprenons ce principe respiratoire au chapitre « Sôtaï, c'est quoi ? ».

La façon dont vous vous tenez dans l'espace engage votre corps variablement :
- Si votre attitude respiratoire avachit vos épaules en avant, c'est à dire que vos omoplates glissent vers les épaules, que votre dos s'arrondit… Vous comprendrez qu'une amélioration de la posture accentuera vos possibilités respiratoires. En vous redressant, vous diminuerez la pesanteur de vos épaules sur votre cage thoracique ; vous l'ouvrez ! Donc l'air entrera plus facilement.
- Par contre, si le point 1 du méridien du poumon est déficient, vos épaules tombent dans ce vide énergétique. Ce n'est plus une cause musculo-squelettique qui limite la respiration. C'est la déficience « poumon » qui est responsable de la déformation du corps.

Dans les 2 cas, votre apparence sera la même mais la cause différente.

Dans la première situation, il y a éloignement des omoplates. Par conséquent, les muscles rhomboïdes sont allongés. Les omoplates, par ce manque de tonus musculaire, ne peuvent se positionner correctement, laissant du « mou » pour le raccourcissement (contraction) du petit pectoral en avant des épaules. Elle vont donc se placer en rotation antérieure. L'amplitude respiratoire peut être réduite. Votre posture dans l'espace vous garantie une certaine mobilité, même réduite.

Dans le second cas, la déficience énergétique du point 1 du poumon crée un vide comblé par l'épaule. Un vide est fait pour être remplit. Pour limiter l'affaiblissement mécanique, les rhomboïdes se mettent sous tension afin de retenir les omoplates et, par réaction en chaîne, les épaules. Il va s'ensuivre un raccourcissement passif du petit pectoral, avec une déformation identique au premier cas, et le besoin d'arrondir le dos pour étirer les muscles excentriquement sous tension, favorisant encore plus l'affaissement sur l'avant, dos rond. C'est un cercle vicieux. La posture dans l'espace ne vous garantit plus une mobilité aisée. Vous serez dérangés régulièrement par vos tensions et votre fatigabilité s'amplifiera.

Si votre respiration est gênée par un problème mécanique ou une déficience énergétique, votre mouvance dans l'espace ne sera pas la même, parce que, dans un cas vous serez bloqué musculairement alors que dans l'autre cas vous serez limité au niveau respiratoire.

Nous avons précisé, en début de chapitre, que la respiration prenait divers aspects selon sa considération. Observons donc l'aspect respiratoire dans sa qualité primaire : Le mouvement respiratoire primaire.

Le mécanisme respiratoire primaire (MRP) est composé de cinq éléments : le crâne, le sacrum, la dure-mère, le système nerveux central et le liquide céphalo-rachidien.
Simplifions ce système MRP en imaginant un serpent se gonflant et se dégonflant sous les pressions/dépressions du liquide céphalo-rachidien, transformant la dure-mère qui entraîne le crâne et le sacrum, par résonance de ses ondes.

Le MRP intervient et précède les mouvements respiratoires physiques. Il est décelable dans l'immobilité. Le MRP est destiné à la vie articulaire et tissulaire. En visionnant le MRP comme une onde qui parcours les liquides, il est plus propice de visualiser la possibilité que la respiration agit efficacement sur tout le corps, et à tous les niveaux.

Il n'est pas indispensable d'approfondir cette notion pour la méthode que je vous propose.

# LE MOMENT OPPORTUN

Il n'y a pas à réfléchir éternellement. Le moment opportun c'est MAINTENANT. Sans aucune hésitation. Nous pourrions en rester là, seulement la notion de maintenant, « ici et maintenant » plus précisément, est un appel à vos sens les plus vitaux et fondamentaux.

Pour des résultats rapides et durables, la « conscientisation » de votre pratique est un facteur déterminant. En mettant votre attention et votre intention sur la méthode, vous allez tout droit vers la réussite. Cela ne fait aucun doute.

La vie mérite d'être pleinement vécue parce que vous êtes bien plus qu'un fragment de vie. Ce que vous avez, vous finirez par le devenir. Dans une optique de bien-être, il faut se détacher matériellement de vos acquis. C'est nécessaire à votre progression au moment où vous pratiquez. Si par exemple, vous vous exercez en regardant la télévision, votre esprit n'est pas disponible à ce que vous réalisez. Vous n'êtes pas dans votre pratique ; vous ne pouvez pas être vous au sens le plus profond.

Deux éléments de vie inclus dans le processus d'évolution sont importants : Le temps et l'énergie.

Nous pouvons gérer notre temps mais pas le temps en tant que tel. Par conséquent, le moment opportun pour la pratique, c'est maintenant ! Le temps file sans attendre.

Les gens heureux voient le temps passer à toute vitesse alors que les déprimés le voient défiler lentement. Autant être à l'intérieur de ce que vous entreprenez par et pour vous-même.

Vous pouvez régir votre activité, votre énergie et la façon dont vous utilisez votre temps. Mais pas le temps lui-même. « Votre vie n'est que quantité de temps et d'énergie » ; Cette pensée d'un célèbre yogi D'Inde, philosophe de surcroît, amène à diriger sa propre énergie dans une direction plus significative pour vous. Que voulez-vous vraiment ?

Avez-vous du temps ? Prenez-vous ce temps pour vous ?
Chercher du temps pour s'exercer reviendrait à vous fixer une limite après laquelle

vous devrez passer à autre chose. Prendre du temps, c'est s'octroyer le droit de travailler pour sa propre santé. La nuance est infime mais l'intention est extraordinairement plus grande.

S'entrainer avec l'esprit du débutant est aussi essentiel que de pratiquer comme si c'était la dernière fois. L'intention, à ce moment précis, transforme totalement la qualité de votre pratique. Un dicton japonais dit : « Pratiquez comme si vous étiez observé par 1000 personnes. » Cela signifie que l'esprit de faire change. Où est la nécessité de bien faire les choses parce qu'on est observé ? Il n'y en a aucune. C'est un état d'esprit personnel d'où naît la rigueur ; celle-ci pourrait bien être de « s'appliquer au mieux » et d'en faire un moyen permanent qui conduit au perfectionnement ou à l'approfondissement dans une moindre mesure.

Tout ce qui est vital est présent actuellement. Si vous lisez cet ouvrage, c'est que vous l'avez compris. Aussi, je vous encourage à être persévérant ; je suis convaincu que vous atteindrez votre objectif. Soyez patient et régulier, il vous suffira, par la suite, de l'entretenir. Dans la méthode, c'est simplissime. Les 3 TO : Travail/Observation, Travail/Omniprésence et Travail/Ouverture.

# SÔTAÏ, C'EST QUOI ?

操 SÔ = Aligner au sens d'Equilibrer

体 TAÏ = Corps

Littéralement, la signification est simple. Equilibrer le corps en contrôlant l'alignement postural est la finalité de cette méthode.

Le Sôtaï est né de l'expérience du Docteur Keizo Hashimoto, dans les années 70. Il fait partie intégrante de mon activité professionnelle. C'est une technique d'harmonisation du mouvement par sollicitation de la mobilité la plus confortable. **En pratique, on déplace le corps dans la direction aisée** pour l'inciter à régler ses déformations structurelles. Les forces mécaniques vont libérer le mouvement si elles sont dirigées vers le confort. C'est un peu comme ouvrir la porte pour laisser sortir les tensions. **Une fois la porte ouverte, le trop plein (blocage) passe dans l'autre pièce.** Le corps s'équilibre entre blocage d'un côté et mobilité de l'autre. Pour plus de détails sur les forces mécaniques, reportez vous au chapitre « Notion bio-mécanique ».

Dans le présent ouvrage, je vous propose de réaliser ces « réglages » VOUS-MÊME. Comme point de départ, je vous propose l'utilisation des indicateurs que vous retrouverez au chapitre correspondant. Le yoga étant une pratique de relaxation posturo-dynamique, l'exercer avec l'esprit Sôtaï vous permettra d'approfondir et de « traiter » pratiquement tous les déséquilibres vous-même. En tout cas, il ouvre les espaces articulaires dans toutes les directions utiles à la vie quotidienne.

C'est donc **une excellente association de techniques** que ce soit par la méthode elle-même ou pour aboutir à l'amplitude maximale des asanas du yoga par exemple. Une « asana » est une posture dans laquelle on s'installe progressivement jusqu'à ce que vous deveniez cette posture ; jusqu'à ce qu'elle soit confortable. Une formation en ligne sera prochainement disponible sur www.autosotai.com.

**Une fois que vous avez compris comment employer cette méthode d'auto-correction posturale, vous détenez un outil exceptionnel, pour vous et votre entourage.** Cette méthode ne remplace pas la séance auprès d'un professionnel de la technique ; elle est néanmoins d'un remarquable soutien pour la prévention et l'entretien.

Si le Sôtaï peut rééduquer le système neuro-musculaire, il peut alors être employé largement au service de la conservation de la structure osseuse.

**La formule magique du « mouvement inverse » est à retenir impérativement. C'est l'<u>essence même de la méthode</u>.**

L'utilisation de l'effet de la contraction musculaire isométrique suivie d'un relâchement immédiat (soudain) harmonise l'état tendu. Pour rappel, l'isométrie est le fait que le muscle garde sa longueur. Cela signifie que **pour ôter la tension musculaire :**

**- Vous devez activer le muscle sans en provoquer le raccourcissement*, sans rapprochement de ses insertions tendineuses,**

**- Vous devez profiter du « mouvement inverse » pour gagner de la mobilité, au moment du relâchement immédiat.**

** Avant d'en arriver à ce stade, une résistance élastique vous permettra de vous mettre progressivement en situation d'isométrie. Il y aura présence de mouvement mais à amplitude réduite. Plus vous tendrez votre élastique, plus vous vous approcherez de l'isométrie.*

Par exemple, si une flexion du coude persiste alors que j'ai le bras tendu, cela induit que mon biceps est tendu. Si je veux le détendre pour pouvoir allonger mon bras naturellement, j'exerce une contraction isométrique de mon biceps. L'effet de l'isométrie s'exploite donc en créant une force mécanique de résistance légère qui n'engendre pas de rétrécissement musculaire. La résistance est opposée.

La décontraction soudaine de mon biceps provoque « <u>un instant vide de tension</u> » qui permet à mon avant-bras de tomber dans une dépression qui profite à l'allongement du biceps et, par conséquence, à plus d'extension de mon bras.

Je me rappelle, lorsque j'étudiais en anatomie-physiologie, que mon professeur nous avait dit : « **Plus un muscle se contracte, plus sa capacité à s'étirer est grande.** »

Cette affirmation est à prendre avec des pincettes. En fait, si nous passons notre temps à contracter, à renforcer, à tonifier, sans jamais favoriser le retour du muscle à sa position de relâchement complet, il prendra du volume mais deviendra « raide ». Un muscle intelligent est un muscle raisonnablement volumineux et souple, gardant sa capacité fibreuse à reprendre sa forme initiale. Il est donc important d'introduire des séances pour allonger les muscles afin de conserver une mobilité et une flexibilité confortable.

La description de cette situation peut paraitre complexe pour certains mais rassurez-vous, vous comprendrez tout en pratiquant.

Toute bonne méthode étant progressive, **avant d'infliger une résistance maximale à votre zone de restriction, j'attire votre attention sur la « libération par palier ».**

Utiliser l'effet de l'isométrie implique donc différentes étapes. **3 paliers au moins : Résistance légère, modérée et forte. Cette dernière est l'étape isométrique, sans rétrécissement musculaire ni mobilité des os.**

Vous pouvez ajouter autant d'étapes que vous en avez besoin. C'est vous qui allez régler la tension de votre élastique par palier jusqu'à atteindre l'isométrie. A partir de ce moment-la, l'élastique ne sera peut-être plus utile.

S'il est nécessaire d'insérer 2 étapes de plus, cela donnera : Résistance très légère, légère, modérée, forte et très forte. La dernière étant toujours réalisée en isométrie.

En fait cela dépend de votre mobilité de départ. Plus vous êtes raide, plus il y aura de paliers. Rappelez vous qu'à aucun moment vous ne devez vous blesser ni souffrir. **C'est une méthode qui demande une réelle concentration, une écoute profonde de vous-même.**

1- <u>Résistance légère</u> : Grande amplitude favorable au mouvement (mouvement inverse à la tension). Elastique juste tendu.

2- <u>Résistance modérée</u> : Amplitude moyenne favorable au mouvement (mouvement inverse à la tension). Elastique plus tendu ou plus résistant.

3- <u>Résistance forte</u> : Très faible (voire inexistante) amplitude favorable au mouvement (pratiquement pas de mouvement inverse à la tension). Elastique très tendu ou de plus forte résistance.

Les paliers de résistances impliquent les modes de contraction concentrique et excentrique, selon où se situe la tension par rapport à votre point d'appui. C'est aussi là qu'intervient la dynamique du mouvement linéaire.

Ces mêmes résistances impliquent des leviers différents, leviers que vous exercerez avec la partie du corps disponible.

C'est à partir de la pratique de ces paliers que vous amorcerez le stade de la contraction isométrique, sur laquelle le sôtai est fondé. Cependant, les différents paliers vous amènent dans cette dynamique.

L'élastique est, en quelque sorte, ce qui maintien la partie du corps qui devrait se déplacer, malgré un mouvement tout de même visible au départ.

Si, dans le chapitre « Indicateurs... », il est mentionné que « les pieds sont le fondement du corps » selon la théorie de Dr Masato, le Dr Hashimoto prend le bassin comme élément clé des déformations car il est « le centre de tous les mouvements. »

Il est bien évident que les points de vue sont divergents ; mais pas tant que cela. En fait, Dr Masato se réfère à la marche car il étudie la tonification du corps et son lien morphologie/nutation. Dr Hashimoto, lui, étudie la mobilité du corps pour rétablir son équilibre en sollicitant son antagonisme. Les 2 points de vue ont un objectif thérapeutique à la différence que l'un nécessite l'intervention d'un praticien, pas l'autre.

Ce qui lie cette méthode d'auto-correction posturale avec le Sôtaï, c'est la logique que tout mouvement prend son essor dans le bassin qui rend possible le transfert du poids du corps, pour effectuer les résistances nécessaires aux paliers.

<u>SÔTAÏ EN IMAGE</u> :

Pour bien visualiser le fondement de la méthode, voici une suite d'images retraçant le processus simple et sans élastique : L'extension des doigts.

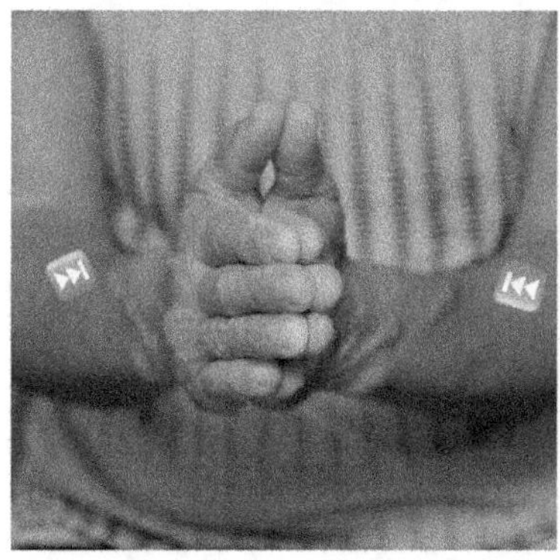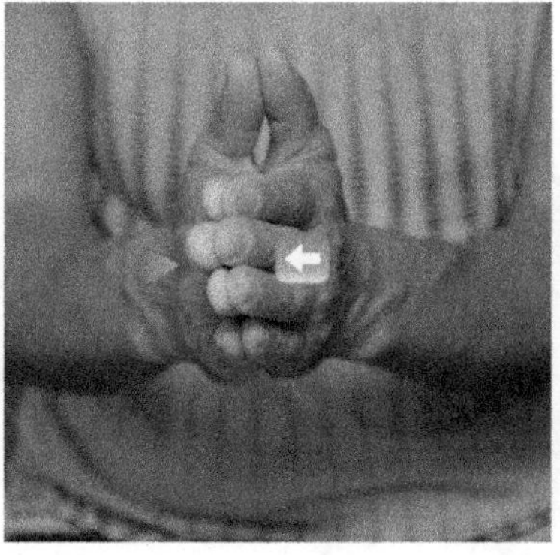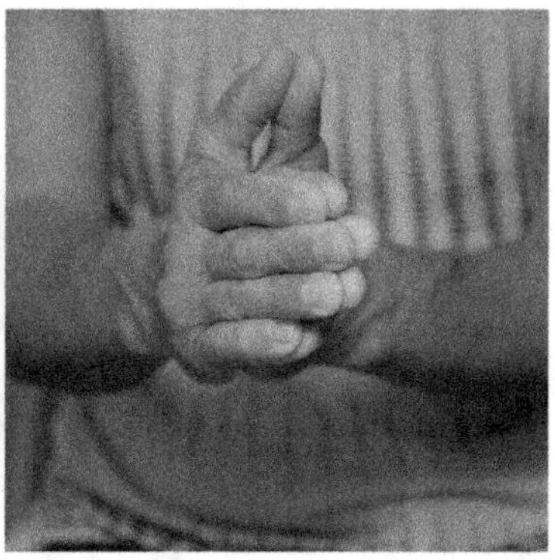

Vous pouvez observer quelque chose de très simple : Si nous joignons nos mains et nous que nous réalisons une force suffisante avec les doigts d'un côté, les doigts opposés se mettent en extension (photo 1).

Si vous maintenez cette résistance et que vous exercez une plus grande force avec les doigts qui ont été mis en extension auparavant (flèche blanche - photo2) puis que vous relâchez tout soudainement (triangle - photo2), vos doigts peuvent aller plus dans l'extension suivante (photo 3).

C'est le concept du sôtai que nous allons étudier et approfondir sur nous-même.

# NOTION DE CONNEXION CORPORELLE ET MENTALE



« Le fait d'être relié à… » Etre connecté sur le plan corporel est une notion simple. Elle astreint à se placer correctement dans l'espace.

Nous en avons parlé plus haut, la façon de marcher et de se tenir debout affecte votre corps.

Se connecter équivaut à vous aligner très naturellement et à **suivre votre intuition.** En pratique, poussez le sommet du crâne vers le ciel à des effets immédiats : Votre posture dorsale s'érige, les omoplates se resserrent, vos courbures vertébrales réapparaissent naturellement, votre ventre rentre et se gaine sensiblement, votre centre de gravité se déplace à l'endroit qui lui semble favorable. Le bassin bascule en avant (anté-version) rendant la posture confortable. Aucun effort musculaire intense n'est à fournir. Juste avoir l'intention de le faire. Juste s'aligner avec les éléments procure, en soi, une sensation bienfaitrice qui favorise la circulation des fluides corporels, comme la lymphe par exemple.

# PARTIE 2

# POINTS DE REPERES

# INDICATEURS DE LA METHODE

Tout d'abord, faisons un aparté sur la façon de marcher car il est évident que cette banalité permet d'évaluer notre mobilité la plus ordinaire. Quand nous marchons, ressentons-nous une difficulté quelconque (douleurs, lourdeurs…) ? Souffrons-nous lors de nos déplacements quotidiens ? Nous fatiguons nous rapidement ? Nous affaissons-nous sur une jambe plus courte (cas fréquents) ? Autant de questions qu'il faudra pour vérifier si la base d'observation est saine. **Si nous éprouvons quoi que ce soit lors d'un mouvement de déplacement aussi commun que la marche, c'est qu'il y a des « rectifications » à apporter à la structure.**

Le point établi sur ce fait, nous obtenons un indicateur d'étude de soi afin de recouvrer de bonnes attitudes (Travail sur la méthode présenté au chapitre « Sôtaï Toi-Même »). Une fois les tensions (de restriction) levées grâce à la méthode, la marche paraîtra plus « coulée » et ses points d'appui plus appliqués sur le sol.

### INDICATEUR 1 - La nutation (processus de la marche)

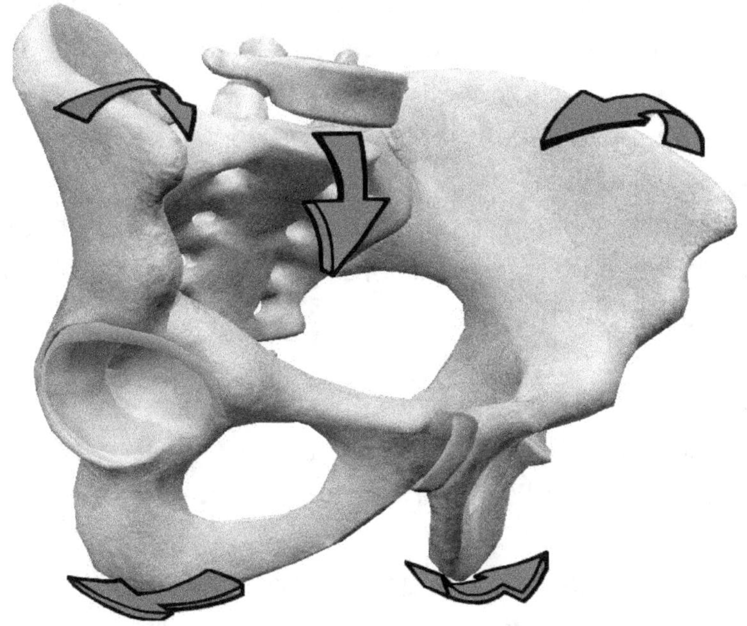

Nutation : mouvement alternatif du bassin durant la marche

Selon le Dr Masato, « la démarche affecte l'apparence du corps. » Selon ses années de recherches, il a été prouvé que « la façon de marcher affecte vraiment la taille et le poids » d'un individu.

« Les pieds sont le fondement du corps » dit Dr Masato. Cela est une réalité lorsque nous sommes debout ; à moindre mesure quand nous sommes debout statiques ou assis.

Dans une conception de maintien de l'attitude et de gainage de la silhouette, cette théorie est bonne. Nous allons nous attacher à perfectionner cette base car son analyse et son évaluation apportent des éléments indiquant la qualité de notre tonus général.

Concernant la partie inférieure, si une rotation du bassin s'installe, les pressions sur les pieds sont totalement différentes, potentiellement déformantes. Les recherches du Dr Masato apportent une analyse particulière du mouvement de nutation, en affirmant que « la façon de marcher affecte le poids du corps ». Si la déviation du bassin induit un placement adapté (par rapport à une éventuelle inclinaison et/ou rotation) des membres inférieurs, la marche est forcément déséquilibrée. C'est vérifiable en observant les semelles des chaussures. Elle seront plus usées d'un côté que de l'autre, voir même plus à l'intérieur qu'à l'extérieur. On peut en conclure que si le bassin est dévié, le déroulé des jambes est soumis aux contraintes de ce dernier.

Il est vrai que la façon de marcher affecte le tonus musculaire ; si le tonus des chaines musculaires est faible, la marche parait alourdie et nonchalante, avec des membres qui s'écrasent sur le sol plutôt que de s'y poser ; les épaules sont enroulées en avant, haut du dos arrondi (avec une probable « bosse de bison »), générant une courbure cervicale souvent hyper-lordosée.

Si le tonus est correct, la marche est bien portante, les appuis restituant au mieux l'énergie déployée, le regard est dirigé droit devant, la tête alignée sur la colonne vertébrale ; l'attitude montre de l'assurance et une certaine stabilité.

S'assurer de bien marcher nous engage à nous approprier des outils techniques pour entretenir la bonne posture. Retrouver une mobilité fluide requiert un travail régulier et assidu, mais là n'est pas la difficulté. Cette dernière réside dans la conservation du résultat obtenu, dans la durée. La rigueur est votre alliée la plus robuste.

<u>**INDICATEUR 2 - La position debout**</u>

Elle impose une répartition d'appuis propre à chacun. Il s'avère que debout nous sommes en appui sur nos pieds et que c'est eux qui nous supportent et prennent toute la charge de notre poids de corps. Nos pieds renvoient une impulsion, une contre-force qui se répercute sur le bassin, pour équilibrer la stature verticale, de haut en bas et de bas en haut (illustration du point de vue statique).

La masse corporelle est répartie équitablement sur les 2 jambes, par l'intermédiaire du bassin via les sacro-iliaques.

## Articulation Sacro-iliaque

Le sacrum a diverses fonctions. Parmi elles, la répartition du poids qu'il reçoit du haut du corps, à partir des étages vertébraux s'alignant sur la 5ème et dernière vertèbre lombaire. Cette distribution des pressions du buste vers chaque hanche est réalisée par les sacro-iliaque. Cette articulation a une mobilité restreinte du fait de sa forme unique (ressemblance avec le pavillon de l'oreille) et des ligaments (notamment l'axile) qui la maintiennent solidement.

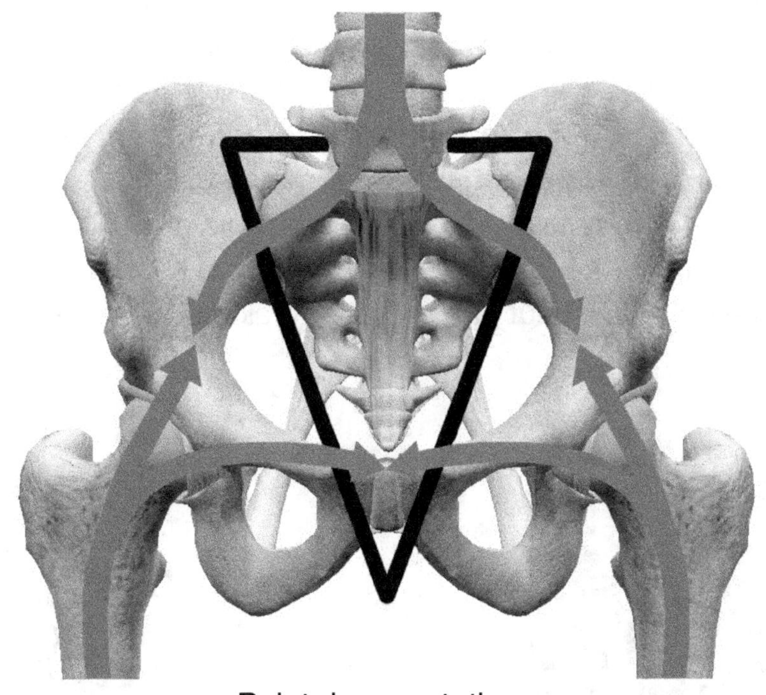

Point de vue statique

Si nous sommes assis, les pieds nous soutiennent partiellement. La charge est répartie sur les ischions mais la répartition sacro-iliaque est toujours présente. Le sacrum est la clé de voute de la ceinture pelvienne.

Les surfaces supportant le corps sont plus importantes en position assise. Elles vont des pieds, reposant au sol, aux fesses. Suivant la position adoptée, le soutien des jambes est incertain. Partant du centre de gravité du tronc, en fonction de la position des jambes par rapport au sol, nous pouvons déterminer 3 postures principales (images ci-après).

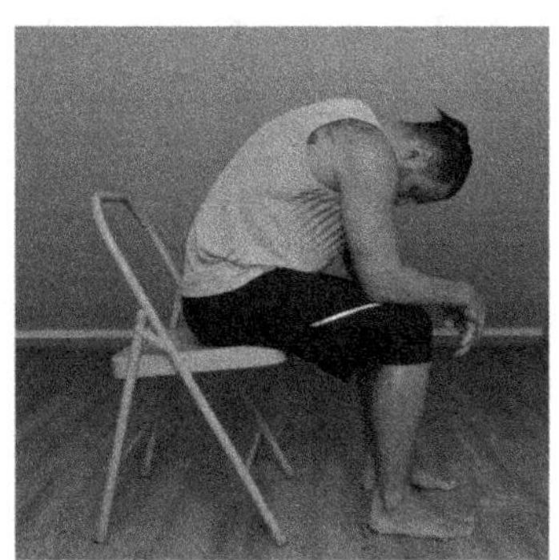

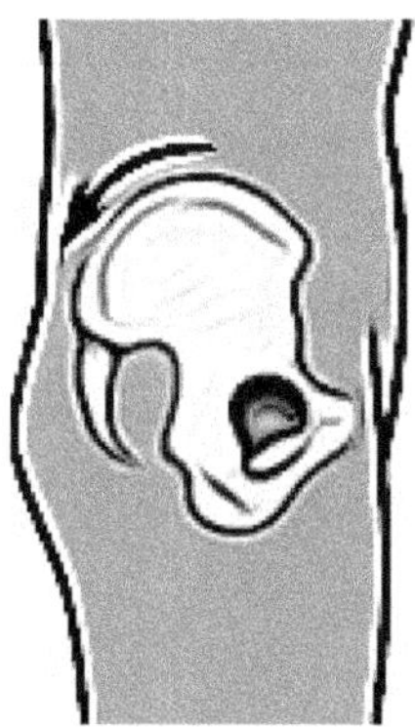

1- Position assise sur l'avant

Dans cette position, le tronc repose entre le bassin et l'axe des jambes. Dos arrondi ou plat mais incliné en avant. L'angle d'assise est inférieur à 90°. Pour établir un équilibre du haut, cette statique nécessite de s'appuyer sur les coudes (soit sur les genoux, soit sur une table) au bout d'un court instant. Le bassin est en rétro-version dans la situation de l'image. Il peut être en anté-version si le dos est plat.

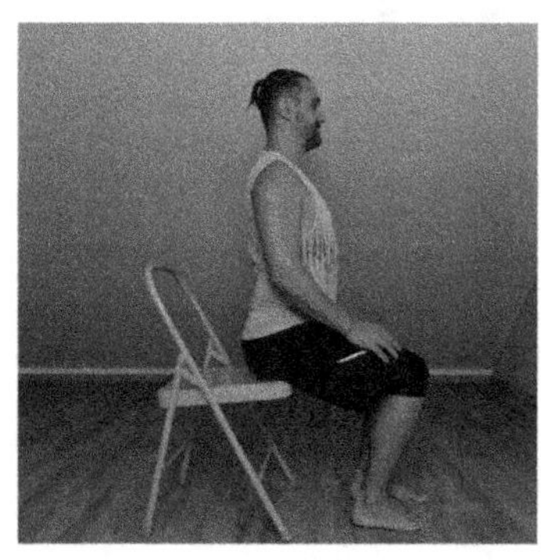

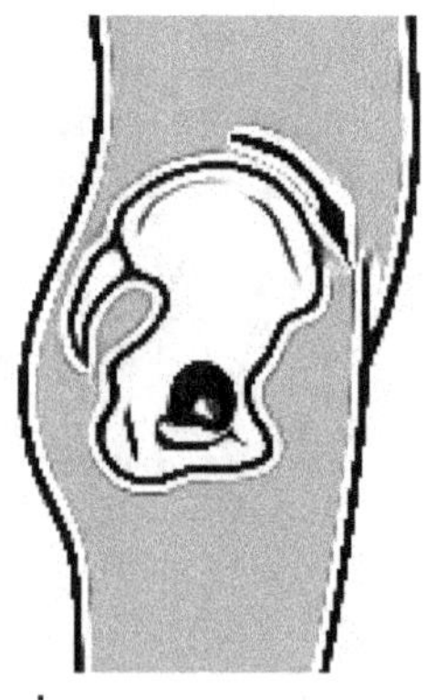

2- Position droite, mains sur les cuisses

Ici, le centre de gravité trouve son ancrage au niveau du bassin avec une stabilisation égale des 2 jambes. Le dos est aligné et équilibré si la position est statique. L'angle d'assise est de 90° buste par rapport aux cuisses et cuisses par rapport aux jambes. Le bassin voit son anté-version ajusté.

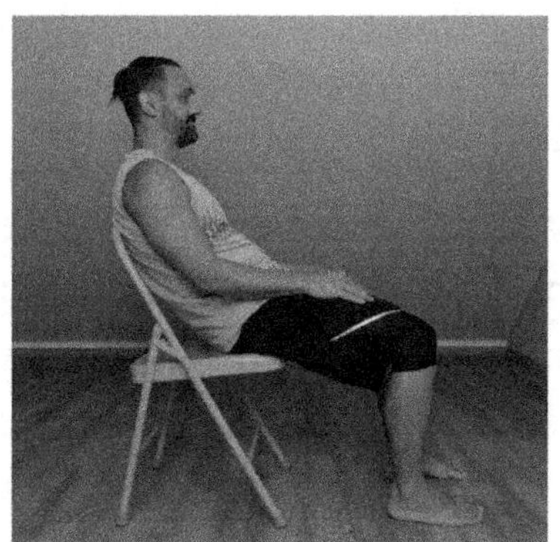

3- Position sur l'arrière

Dans ce contexte, le centre de gravité est perturbé du fait de l'adossement à la chaise. Les jambes ne supportent quasiment pas le corps. L'angle d'assise est supérieure à 90°. Le dos ne peut se dresser. Les muscles du cou forcent pour maintenir le regard devant. Le bassin est en rétroversion dans cette position.

Pour que la position assise serve de repère pour évaluer vos tensions suite à l'exercice de la méthode, vous devrez adopter une position assise dite « idéale ». Durablement, une position idéale n'existe pas. Il arrive toujours un moment où nous passons d'une fesse à l'autre, où nous nous affaissons puis nous redressons… Privilégiez donc la marche ou la position debout pour vous auto-évaluer.

Les 3 principaux indicateurs éclaircis, étudions maintenant le 4ème : La différenciation des postures debout et assise.

### INDICATEUR 4 - Le changement de position

Nous travaillons debout ou assis, voire même les deux alternativement, de façon plus ou moins égale dans le temps. Ceux qui restent assis longtemps ont souvent plus de problèmes que ceux qui travaillent debout ou qui peuvent se lever régulièrement dans la journée. Le changement de position peut être un facteur déclencheur de douleur. En fonction de l'ergonomie du poste de travail, les postures peuvent engendrer des troubles musculo-squelettiques (TMS), dus à la fatigabilité des muscles du maintien des postures de façon prolongée.

Il est donc évident que le bassin soit en cause dans les positions debout ET assise. Dans ce cas, il provoque des pressions différentes sur les pieds dans chacune des 2 positions, affectant ainsi l'attitude.

Dans l'une ou l'autre position, le bassin est dans tous les cas impacté par la posture verticale alors qu'il n'y a que la stature debout qui ne mette vraiment les pieds en cause ; l'assise est exempt de nutation. Par conséquent, nos pieds sont appuyés sur le sol mais la charge ne réside plus sous le bassin. Ces appuis servent alors de stabilisateurs recevant des pressions variables selon que les fesses reposent sur une chaise ou que les sacro-iliaques ne répartissent plus ces pressions mécaniques de la même façon.

Si votre bassin présente une inclinaison à droite, il y a de fortes chances qu'il occasionne une rotation du bassin du même côté au moment où les appuis se posent. Pourquoi ? Simplement parce que l'inclinaison expose le haut du corps à se pencher à droite. En restant debout, sans déplacement, la synergie musculaire fait que vous avez la capacité de demeurer ainsi. Mais votre corps est bel et bien incliné et il n'admet pas cela. Il contrebalance alors en créant une contraction des muscles supérieurs pour vous redresser et avoir une apparence verticale.

**Le bassin, d'un point de vue thérapeutique, est LA cause principale du défaut postural.**
Sa déviation est induite principalement par des muscles dont les insertions se situent sur ses diverses tubérosités.

# PARTIE 3

# LA METHODE

# StM, LA METHODE SÔTAÏ TOI-MÊME

*« Plus un muscle se contracte, plus il est étirable. »*


Cette simple affirmation suffirait à elle-même mais affinons un peu plus. Plus une méthode est facile, plus les résultats sont rapides.


**SÔTAÏ TOI-MÊME est le fait de s'auto-corriger** par rapport à ses propres faiblesses et déséquilibres posturaux. Un muscle étiré est en état d'alerte ; il active plus de fibres musculaires et rend la motricité/flexibilité plus optimale.

---

Les 4 phases indissociables de la Méthode :

PLACEMENT / DEPLACEMENT INVERSE
RELÂCHEMENT IMMEDIAT / AJUSTEMENT

---

- Le PLACEMENT est le positionnement au point de limite
- Le DEPLACEMENT INVERSE est la mobilisation en direction opposée contre résistance
- Le RELÂCHEMENT IMMEDIAT est la décontraction soudaine provoquant « un vide »
- L'AJUSTEMENT est la progression dans la posture améliorant le placement d'origine et en suggérant un nouveau.


1- Placement au point de limite

Par limite, il faut entendre tout ce qui dérange l'aisance posturale.

**J'attire votre attention sur un point très important : Le placement de départ se fait tranquillement ; dans le cas contraire, vous atteindrez le « réflexe myotatique » (contrôle de changement brusque ou involontaire de la longueur musculaire) qui aurait pour effet, l'inverse de ce que vous recherchez.**

Si le point de limite est une douleur, de quelle origine est-elle ? Une douleur musculaire génère de la restriction de flexibilité (capacité à se plier facilement). Une douleur articulaire provoque de la restriction de mobilité (capacité à se mouvoir amplement). Bien souvent, si la cause musculaire est ôtée, l'articulation s'ouvre davantage. Sinon, le blocage est purement articulaire ; une usure, un accident ?

Quel est le niveau de la gêne sur une échelle de 0 à 10 ? Ceci donne une idée sur le nombre de paliers. Avec une douleur de 8/10, il est préférable d'appliquer 4-5 paliers en modulant les résistances en conséquence. Votre corps est suffisamment intelligent pour le savoir. Un douleur de 2/10 ne demandera que 3 paliers maximum.

La respiration peut-elle rester régulière, profonde et lente ? Dès qu'un blocage trop intense se fait sentir, le corps alerte par un signal ; la respiration accompagne ce signal et varie en fonction de l'oxygène à porter dans les tissus. Veiller à bien respirer est donc primordial.


2- <u>Déplacement Inverse contre résistance</u>

Ce principe peut se résumer à cela :

**« Si mon point de limite est ici, je ne peux aller plus loin ; alors c'est plus facile d'aller à contre sens. »**

Atteindre la limite indique que la mobilité est arrivée à son terme et que la flexibilité devient compliquée. Mais pas impossible ! Le challenge est de trouver un peu de mobilité dans cette situation de quasi immobilité et d'insinuer du confort dans l'inconfort. La seule possibilité est le mouvement inverse, le contre sens ou le déplacement engendrera un ajustement postural.

Dans quelle direction puis-je effectuer le déplacement inverse ? Combien de paliers puis-je m'autoriser ? Ceci pose le cadre à ne pas dépasser. La régularité étant la clé de la réussite, la posture progressera toujours peu à peu. Patience.

Une fois la direction déterminée, lancez vous calmement et observez le résultat après chaque palier. C'est lui qui jauge la qualité de la résistance. C'est aussi lui qui donne accès au suivant.


Il semble opportun de définir la direction parmi toutes celles à notre disposition.


### <u>Les 8 directions</u>

D'origine, la notion des 8 directions se réfère à l'orientation que l'on peut prendre selon les points cardinaux. Selon la théorie de la médecine traditionnelle chinoise, chacun de ces points est lié à un trigramme du Yin-Yang. Sans aller jusqu'à la description des trigrammes, nous retrouvons aussi les mêmes orientations sur le corps humain, variablement suivant l'articulation.


De manière simplifiée, rapportons cette notion à la position anatomique de référence (vue au chapitre « Définition Myo-Energétique et lien avec les chaînes musculaires »). Les différentes coupes corporelles indiquent la façon d'observer le mouvement. Les voici décrites au plus simple :

**Le plan sagittal :** Axe vertical séparant le corps en 2 moitiés égales, d'avant en arrière par rapport à la colonne vertébrale. **Comparable à l'axe Nord-Sud.**

**Le plan frontal :** Axe vertical séparant le corps en 2 moitiés égales, de gauche à droite par rapport à la colonne vertébrale. **Comparable à l'axe Est-Ouest.**

**Le plan transversal :** Axe horizontal séparant le corps en 2 au niveau de la taille. **Comparable à l'intersection des axes N.S. / E.O.**

Pour la méthodologie de « Sôtaï Toi-Même », nous nous concentrerons sur les 4 directions Nord-Sud / Est-Ouest. Si vous arrivez à appliquer la méthode dans ces directions, il vous sera aisé de le faire dans les « diagonales ».

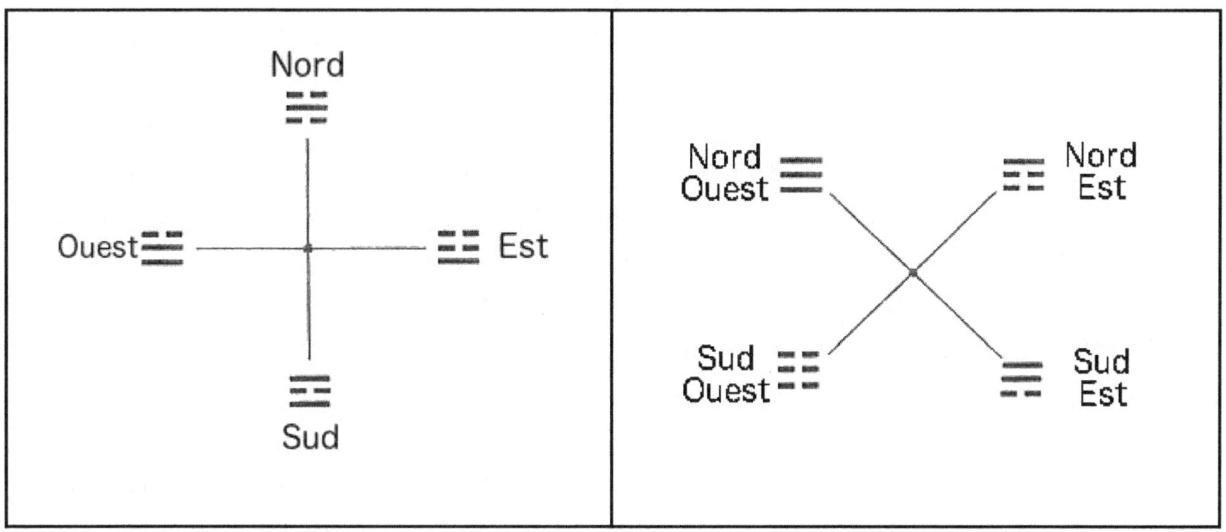


4 Directions
étudiées dans la méthode

4 Directions
à développer personnellement

Le rapport avec les coupes est simple. En fonction de la direction déterminée par la possibilité du « mouvement inverse », vous n'avez qu'à rester sur l'axe décidé. Ainsi, vous protégez votre articulation ; un peu comme rester sur un rail sur lequel l'attention doit être résolument concentrée.

> **La difficulté à... C'est le muscle antagoniste qui empêche de...** La correction ou l'amélioration dépend de la détente et de la flexibilité musculaire antagoniste. **Dans la méthode, la correction ou l'amélioration dépend donc de la réduction des tensions qui limitent le mouvement, en référence des indicateurs.**
>
> La démarche est la suivante : « **Si je veux améliorer la flexion de... C'est parce que l'agoniste ne peut accomplir son action à cause de l'antagoniste qui est plus fort** ». **Travaillons donc sur l'équilibrage des forces antagoniste avec Sôtaï Toi-Même (StM).**

Dans la méthode, les points cardinaux seront remplacés par les 3 axes vus précédemment. Nord devient « Sommet du Crâne », Sud devient « Coccyx », Est devient « Droite » et Ouest devient « Gauche ».

Ces 2 dernières évoquent les ceintures pelviennes et scapulaires, l'axe frontal.

L'axe sagittal évoque particulièrement l'axe vertébral, du coccyx jusqu'au sommet du crâne.

L'axe transversal se situe sur l'alignement articulaire des hanches, d'un grand trochanter à l'autre. C'est la charnière pour basculer en avant. Cependant, suivant la souplesse de chacun, le pivot peut se faire plus haut. Les personnes raides, ne pouvant placer leur bassin en anté-version, sentiront une « rigidité » musculaire au niveau des ischions, limitant leur capacité à se pencher en avant. Le pivot ne se fait plus sur l'axe des hanches mais au niveau lombaire, d'où l'intersection de l'axe sagittal et frontal représenté au niveau du nombril.

**Veillez donc à porter votre attention sur l'inclinaison du buste par rapport à l'axe des hanches** (les grands trochanters, ces os que vous sentez quand vous passer vos doigts sur la face externe de la hanche).

### 3- Relâchement immédiat (R.I.) provoquant le vide

Le relâchement soudain induit une « secousse » très brève au moment de la décontraction totale.

Dans la plupart des cas, la tension diminue remarquablement. Partant du constat que « la force d'un muscle contracté au maximum est plus grande s'il a d'abord été étiré », nous pouvons dire que l'allongement musculaire offre plus de performance que la contraction. Par conséquent, le fait d'exercer une contraction isométrique favorise davantage son étirement.

## 4- Ajustement dans la posture

Cette étape consiste à profiter du « vide » créé par le relâchement immédiat pour laisser le corps s'adapter.

Les modifications apportées dans les sensations :

- Le corps peut s'installer plus facilement, augmentant ainsi le confort de la posture, sans gain de flexibilité ou mobilité.

- Le R.I. de la partie traitée permet aux muscles de gagner en flexibilité et au squelette en mobilité.

**Il n'est pas indispensable de chercher à gagner en flexibilité et mobilité à chaque palier. Par contre, il est primordial de « laisser advenir » à chaque fois, pour qu'à un moment donné le corps assimile la posture et qu'il progresse.**

L'expression « Laisser advenir » signifie la même chose que le « lâcher prise » à la différence près que vous accueillez l'ajustement produit par le relâchement immédiat. C'est à dire que vous gardez l'ouverture d'esprit requis pour diriger votre corps vers l'essentiel, vers le retour à la mobilité et à la flexibilité naturelle. « Lâcher prise » est une bonne idée du relâchement ; cependant, dans la méthode, il ne faut rien lâcher, il faut rester attentif. Cet aspect vient donc en sus, au moment où vous vous relaxez complètement après votre séance d'auto-correction posturale.

Les pages suivantes vous accompagnent sur le chemin de Sôtaï Toi-Même (StM). Je vous souhaite autant de bienfaits possibles, d'aller aussi loin que votre motivation vous portera.

La méthode ne constitue pas une analyse anatomique détaillée. Les muscles agonistes cités sont les principaux acteurs du mouvement. Idem pour les muscles antagonistes. Ceci entend bien que d'autres faisceaux musculaires participent à la même chaîne musculaire et que le fait de "traiter" les principaux apportera des bienfaits aux autres maillons de la chaîne.

Nous n'entrerons pas non plus dans le détail des actions des muscles. Mais sachez que selon qu'ils se contractent des 2 côtés simultanément ou d'un seul côté, leur action intervient dans divers mouvements. Par exemple, si les trapèzes agissent des 2 côtés en même temps, ils sont extenseurs alors qu'ils se contractent d'un seul côté, ils sont « inclinateurs » et rotateurs en plus d'être extenseurs. Cela explique que vous les retrouviez dans différentes orientations de mouvement, parfois même dans plus d'une partie anatomique de la méthode.

Dernier point, pas des moindres à préciser : Il n'est pas utile d'exercer cette méthode avec un matériel spécifique ; néanmoins, vous pouvez vous aider d'un élastique de sport, type élastique-bande, le mieux restant l'anneau élastique en latex. Vous choisirez une résistance modérée de 10 à 20 kg suivant votre corpulence.

**La solution d'imagerie proposée est un visuel indiquant l'inspiration, l'expiration et la simultanéité de la fin de l'expiration et du relâchement immédiat.** Refaites plusieurs fois le processus pour l'intégrer avant de passer au suivant, ou ciblez en fonction de vos besoins personnels. Le visuel proposé est réalisé avec élastique mais une fois la compréhension et la connaissance de votre corps acquises, vous aurez les mêmes résultats en visualisant mentalement l'élastique, donc en le supprimant physiquement. Pour plus de détails sur le visuel, vous disposez d'une description reprenant les points importants pour chacune des étapes à suivre.

Mémorisez la codification suivante, composée seulement de 3 symboles, puis familiarisez-vous avec elle pour une meilleure assimilation du visuel et un meilleur processus d'intégration corporel.

Le code signalétique de la Méthode StM :

**Flèche :**  *Temps d'expiration.*

**Double flèche :**  *Temps d'inspiration.*

**Triangle :** 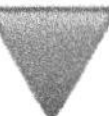 *Relâchement immédiat (vide) et fin de l'expiration.*

# MATERIEL A UTILISER

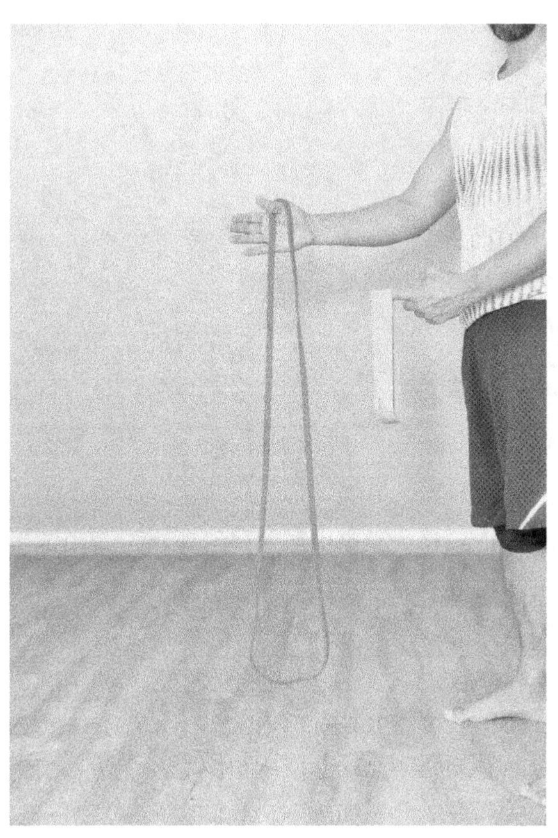

Vous pouvez vous munir d'élastiques de ce type ; vous en trouverez aisément dans une des grandes enseignes de boutique de sport.

Je vous conseille de vous équiper d'au moins 2 tailles d'élastiques différentes, comme dans l'image ci-contre. 1 petit et 1 grand.

Choisissez tout d'abord une résistance faible, généralement un élastique basique de 15 kg fait très bien l'affaire.

Plus vous progresserez dans votre flexi-mobilité, plus la force de résistance de votre élastique aura une forte résistance, jusqu'à une certaine limite que vous ne devrez pas franchir.

Il y a 3 paliers à chaque fois ; vous pouvez tout à fait avoir un élastique dont la résistance sera adaptée à chacun de ces paliers. Par exemple : un 10 Kg, un 15 Kg et un 20 kg vous permettront de graduer votre travail. L'élastique doit s'installer sans forcer, sinon c'est que la force de résistance est trop grande. Vous risqueriez une blessure inutile.

Lisez toujours les images de gauche à droite. Prenez le temps de bien installer votre élastique afin de sécuriser son placement. Il se peut qu'il glisse quelque peu. Dans ce cas, il est possible de le maintenir pour conserver l'efficacité du mouvement travaillé.

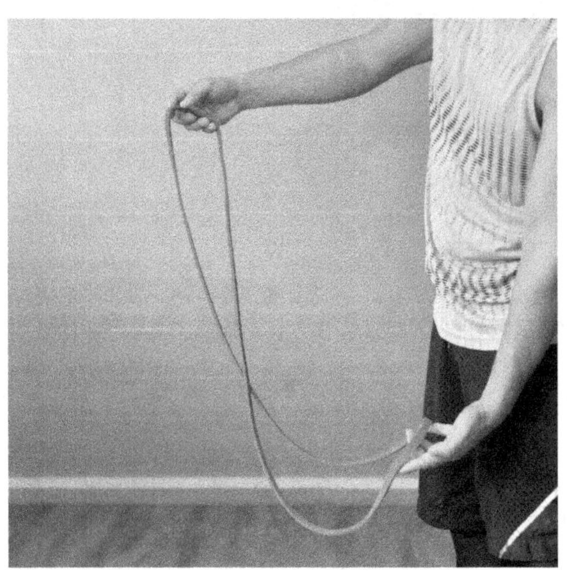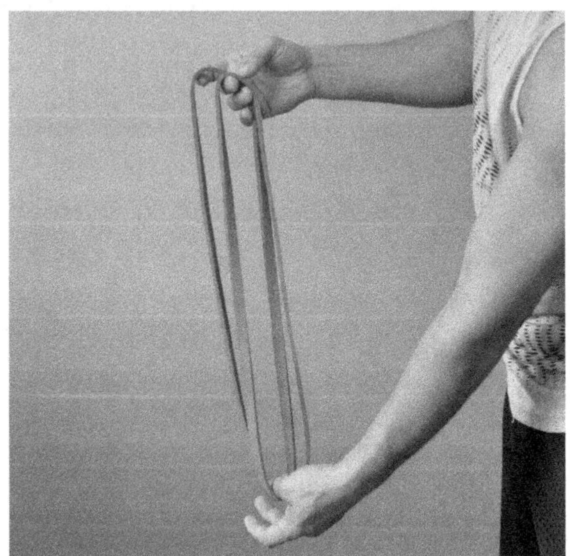

Pour doubler votre élastique, faites un 8 puis laissez se superposer les 2 anneaux ainsi formés. Vous obtenez un anneau doublé dans lequel vous pouvez entrer par les pieds ou  par les bras.

Cette précision est faite pour éviter une répétition d'écriture chaque fois que cela est nécessaire. Par conséquent, il ne sera indiqué que la formule « élastique doublé ».

Vous savez que l'élastique choisi est le bon lorsque vous ressentez de la traction à la suite du relâchement immédiat. Cela signifie que la force de traction peut agir sur le gain d'amplitude de votre mouvement.

# StM, BASSIN

# Amélioration (StM) de l'Anté-version

<u>Groupe ou faisceau musculaire principalement en cause</u> :

Agoniste -> Obturateur externe, iliaque, petit fessier, moyen fessier (fibres antérieures), droit antérieur, couturier, adducteurs, tenseur fascia-lata

Antagoniste -> Carré crural, obturateur interne, moyen et grand fessier (fibres postérieures), ischio-jambiers,

<u>Indicateur</u> : Debout, assis, marche, changement de position

<u>Correction ou Amélioration</u> : Posture du bassin rétro-versé, position assise prolongée inconfortable, peu ou pas de lordose (creux) lombaire ; douleur probable au ventre ou au bas du dos.

<u>Visuel de mise en oeuvre</u>

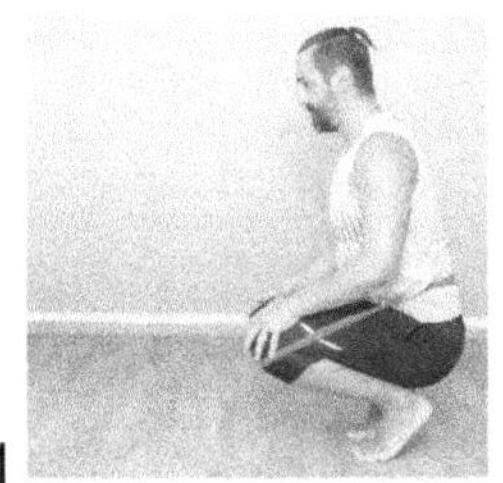

1

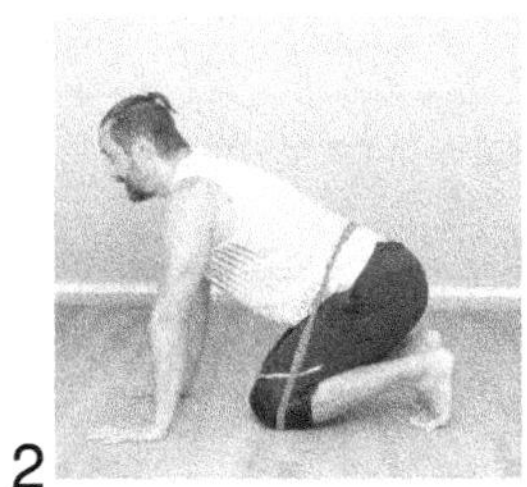

3

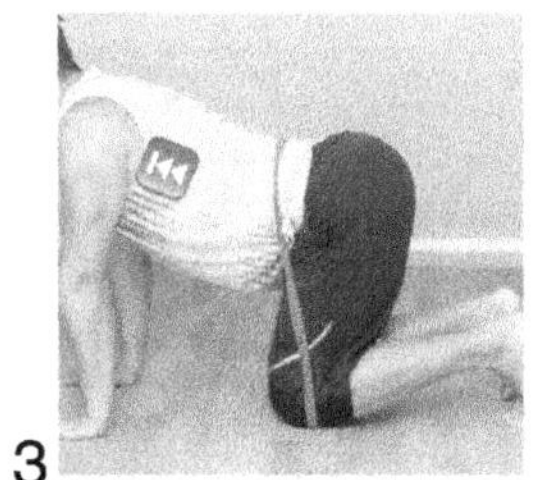

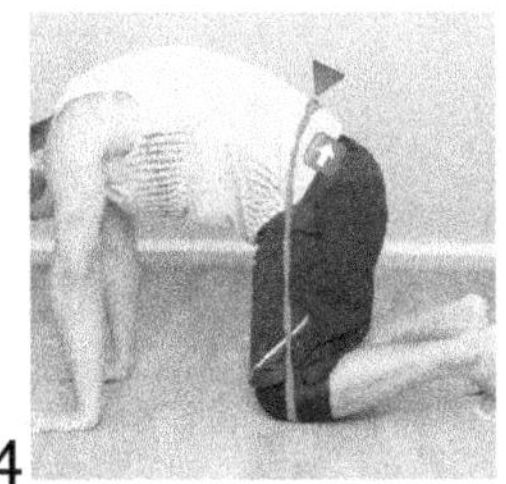

2

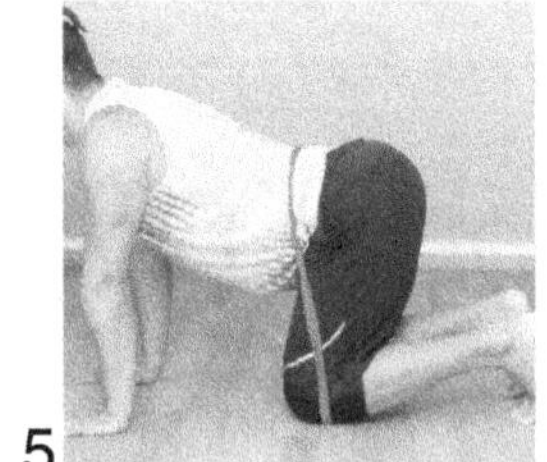

4

5

Répétez ce protocole à 3 reprises, 3 paliers, avec la même résistance au minimum.

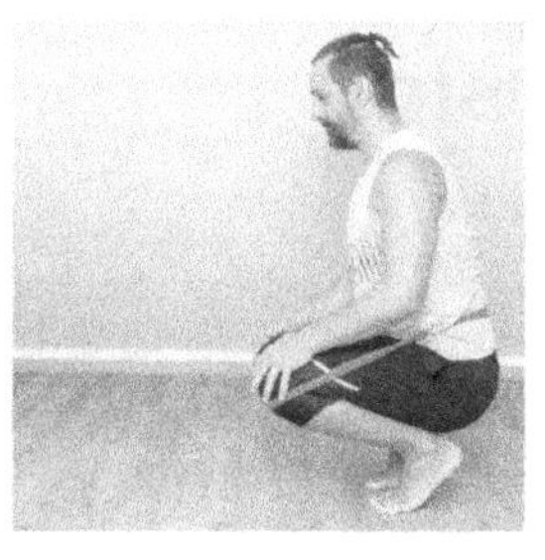

1- Elastique doublé ; entrez-y les 2 pieds par le bas et remontez-le jusqu'à votre taille, juste au-dessus des os du bassin (crêtes iliaques postérieures). Accroupissez-vous avec l'aide d'une chaise, d'une table ou d'un mur si besoin.

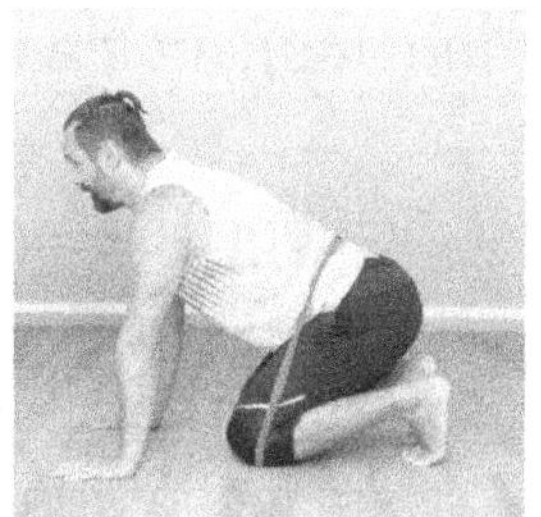

2- Bloquez l'élastique entre vos genoux et le sol. Gardez vos genoux alignés sur vos hanches et vos mains à plat sur le sol. Stabilisez avec un l'appui des orteils.

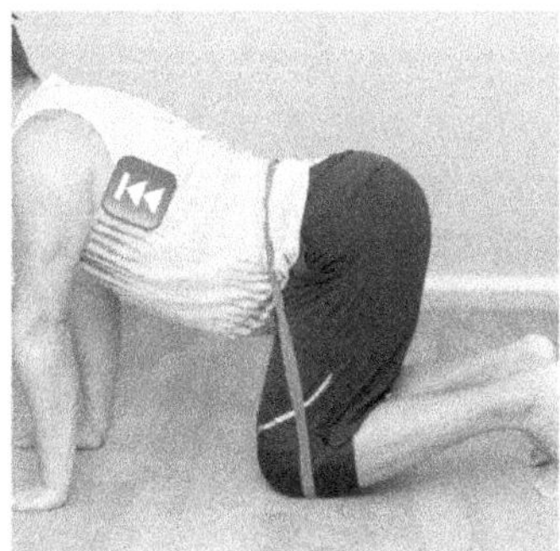

3- Avancez vos mains jusqu'à ce qu'elles soient sous vos épaules, sans déplacer vos genoux. A ce moment, vous ressentez une traction de l'élastique qui a tendance à creuser votre dos. Alors que vous inspirez, allongez votre colonne vertébrale (double flèche) et portez votre attention sur la posture de votre bassin. Il va placer en anté-version.

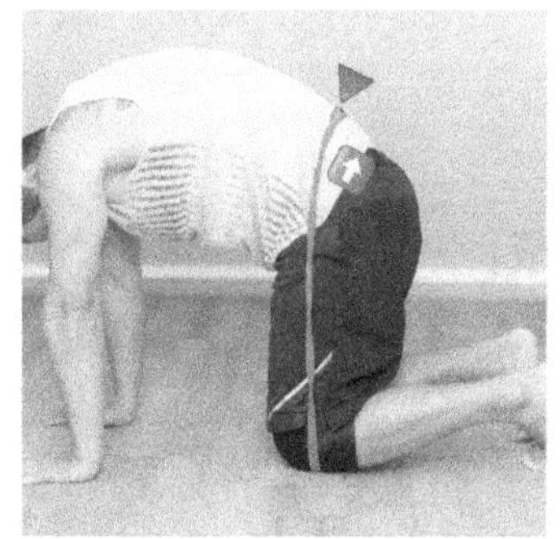

4- Expirez en exerçant une force arrondissant votre dos. Réalisez ainsi une rétroversion du bassin. L'élastique s'allonge jusqu'à votre limite. En fin d'expir (flèche), effectuez le « relâchement immédiat » (triangle).

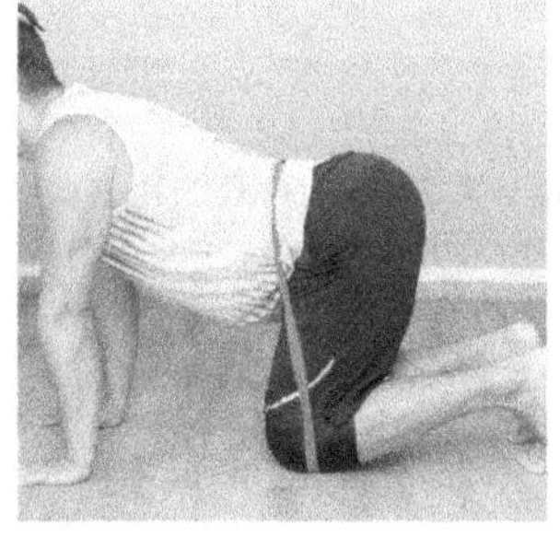

5- Laisser votre bassin se placer naturellement jusque là où il veut bien aller. Vous pouvez observer que votre ventre a quelque peu progressé vers le sol, par rapport à la posture initiale.

# Amélioration (StM) de la Rétro-version

<u>Groupe ou faisceau musculaire principalement en cause</u> :

Agoniste -> Carré crural, obturateur interne, moyen et grand fessier (fibres postérieures), ischio-jambiers,

Antagoniste -> Obturateur externe, iliaque, petit fessier, moyen fessier (fibres antérieures), droit antérieur, couturier, adducteurs, tenseur facia-lata

<u>Indicateur</u> : Debout, assis, marche, changement de position

<u>Correction ou Amélioration</u> : Posture du bassin anté-versé, position assise prolongée inconfortable, peu ou pas de lordose (creux) lombaire ; douleur probable au ventre ou au bas du dos.

<u>Visuel de mise en oeuvre</u>

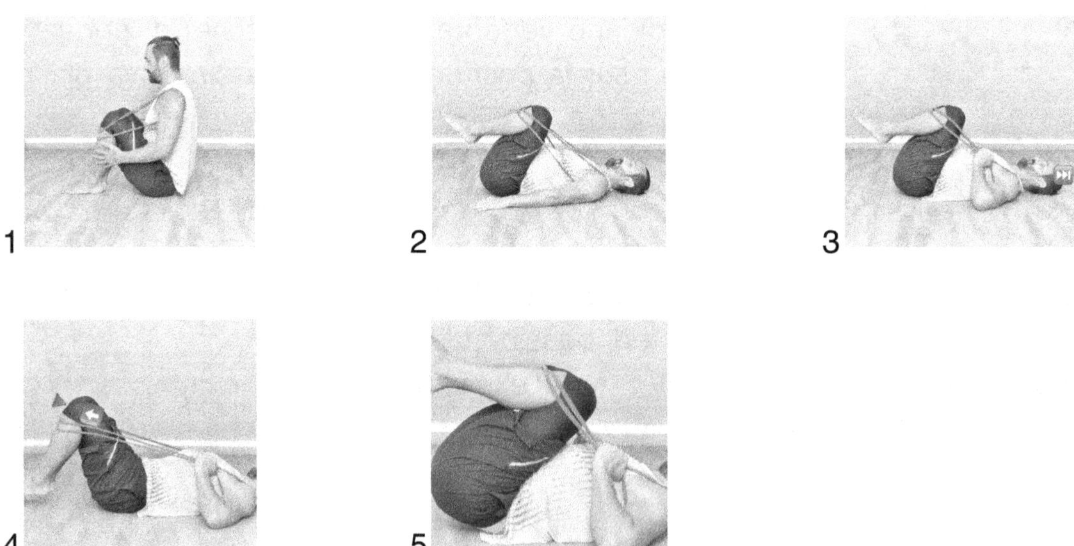

1  2  3

4  5

Répétez ce protocole à 3 reprises, 3 paliers, avec la même résistance au minimum.

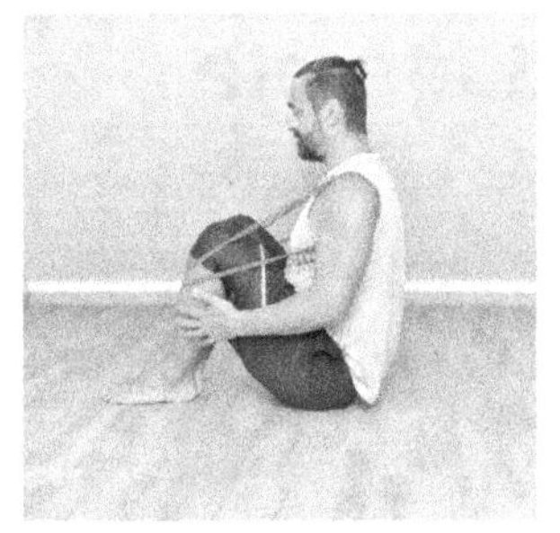

1- Entrez chacun de vos bras dans l'élastique jusqu'aux épaules. Passez ensuite les 2 autres parties en avant de vos genoux serrés. Maintenez-les et allongez-vous dos au sol.

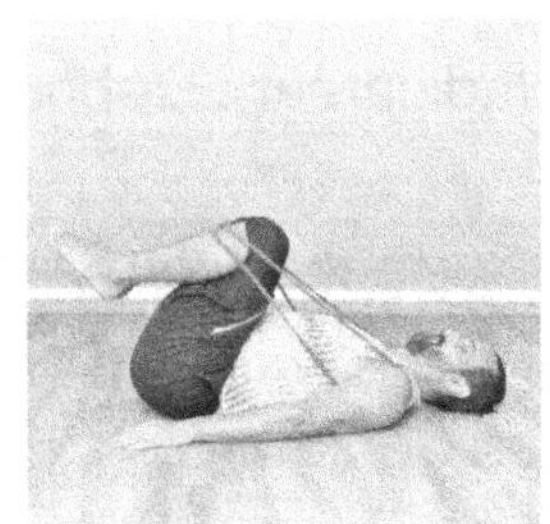

2- Laissez faire la traction ; l'élastique tire vos genoux vers votre poitrine. C'est bien l'élastique qui tracte vos genoux et non vous qui les maintenez dans cette posture. Plaquez vos épaules contre le sol.

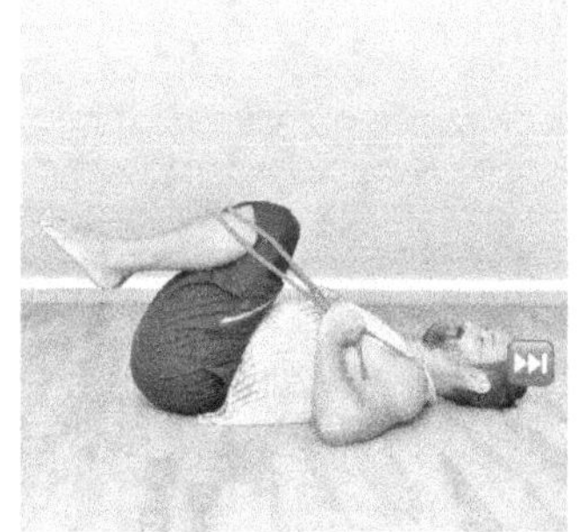

3- En inspirant, allongez votre colonne vertébrale (double flèche). Auto grandissez-vous ! Sécurisez les élastiques en les serrants de vos mains  de chaque côté, sans modifier la posture dorsale.

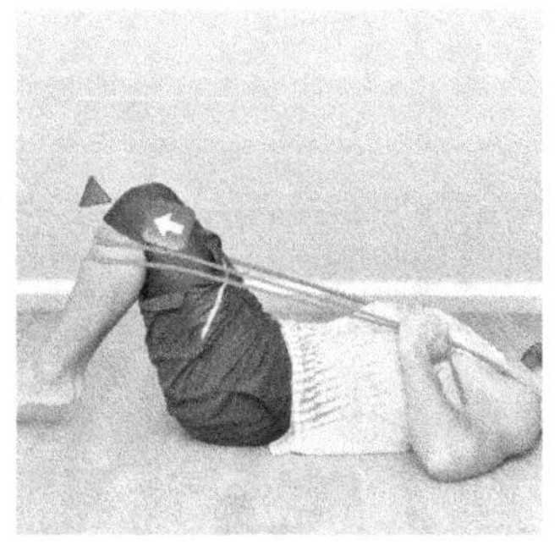

4- Expirez en exerçant une force mécanique pour rapprocher vos pieds du sol. Vos genoux s'éloignent de votre poitrine. En fin d'expir (flèche), effectuez le « relâchement immédiat » (triangle).

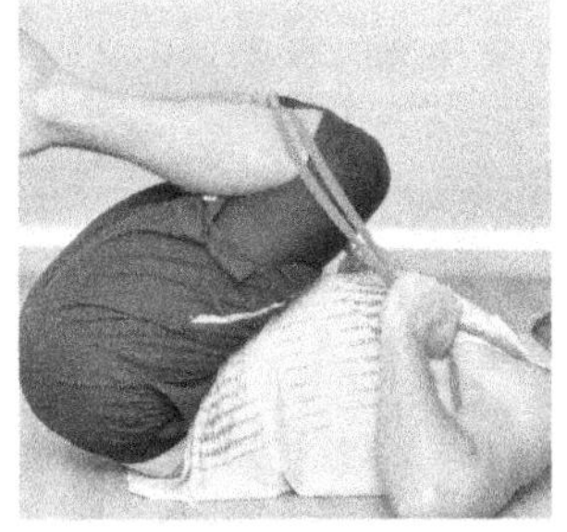

5- Laissez vos genoux revenir là où il veulent bien se placer. Vous pouvez observer que les genoux ont quelque peu progressé vers la poitrine, par rapport à la posture initiale.

# Amélioration (StM) de l'Inclinaison Latérale

<u>Groupe ou faisceau musculaire principalement en cause</u> :
Agoniste -> Illio-costal droit ou gauche, petit et moyen fessier, couturier, adducteurs, tenseur facia-lata
Antagoniste -> Les mêmes du côté opposé

<u>Indicateur</u> : Debout, assis, changement de position

<u>Correction ou Amélioration</u> : Une jambe plus courte que l'autre (vous avez l'impression de pencher d'un côté) ;  douleur probable au bas du dos, à une hanche ou un genou.

<u>Visuel de mise en oeuvre</u>

| 1 | 2 | 3 |
|---|---|---|

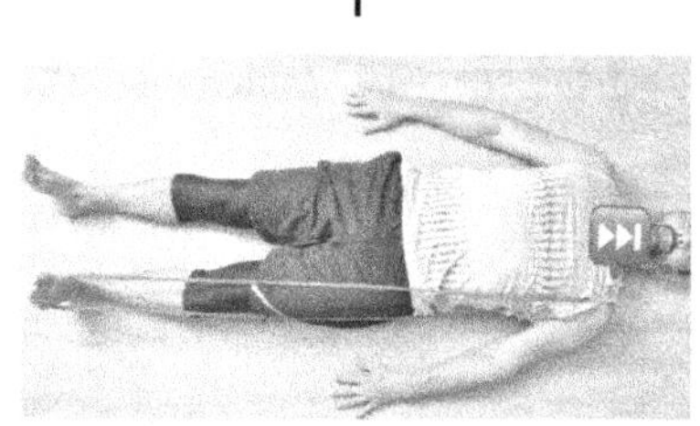 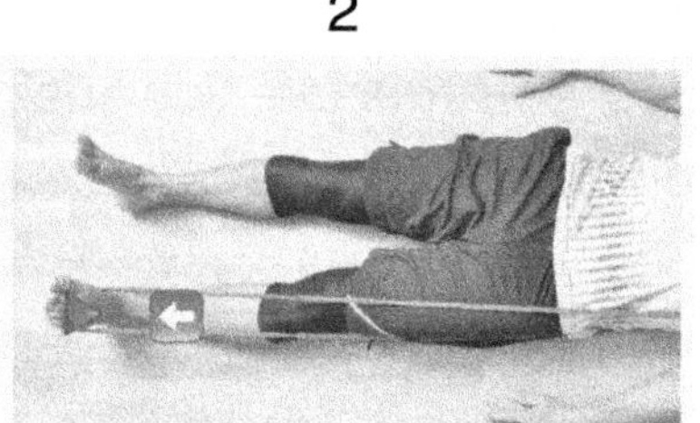 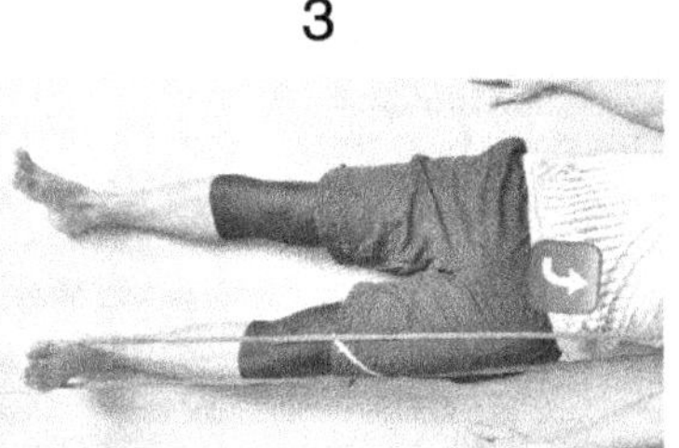

Répétez ce protocole à 3 reprises, 3 paliers, avec la même résistance au minimum.

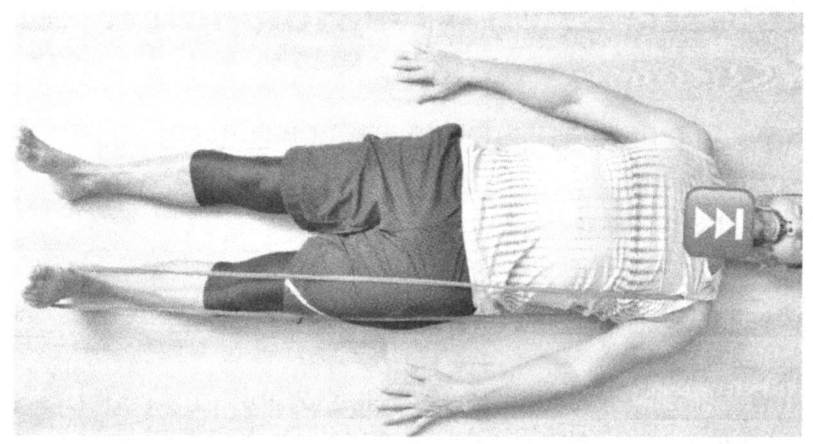

1- Allongez-vous sur le sol. Du côté à stimuler, passez un bras dans l'élastique, jusqu'à l'épaule ; passez-y ensuite la plante du pied, du même côté. Tendez la jambe. L'élastique est alors en tension ; il rapproche votre crête iliaque de votre épaule. Pressez vos mains contre le sol pour stabiliser vos épaules au mieux. Inspirez et allongez votre colonne vertébrale (double flèche).

2- Expirez en exerçant une force mécanique pour pointez le talon le plus loin possible. Gardez vos mains pressées sur le sol pour stabiliser la posture.
En fin d'expir (flèche), effectuez le « relâchement immédiat » (triangle).

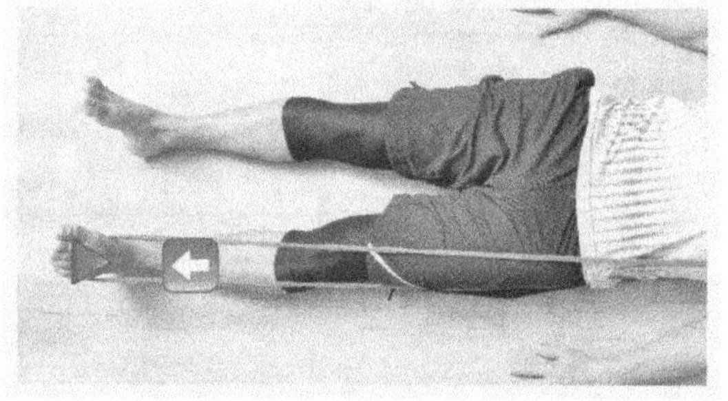

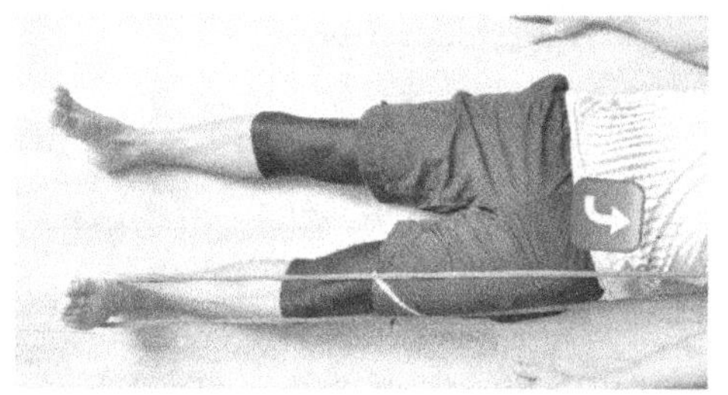

3- Laissez ensuite le talon remonter sans le forcer. Vous pouvez observer que la crête iliaque (os du bassin) a quelque peu progressé vers l'épaule, par rapport à la posture initiale.

# Amélioration (StM) de la Rotation Antérieure

<u>Groupe ou faisceau musculaire principalement en cause</u> :
Agoniste -> Grand fessier
Antagoniste -> Tenseur facia-lata

<u>Indicateur</u> : Debout, marche, changement de position

<u>Correction ou Amélioration</u> : Une jambe plus courte que l'autre avec un genou qui rentre, un hallus valgus du gros orteil ; douleur probable au ventre, au bas du dos, aux genoux ou aux pieds.

<u>Visuel de mise en oeuvre</u>

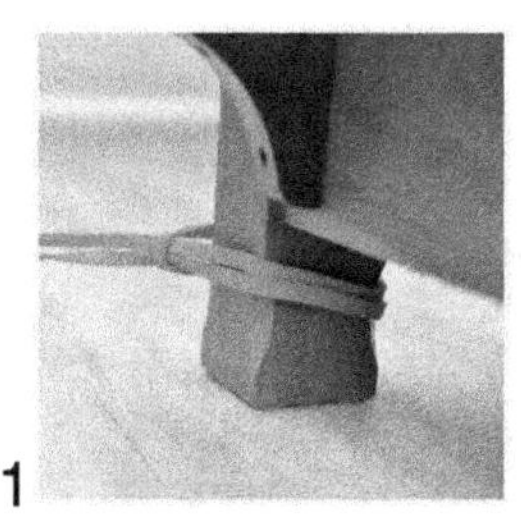

1

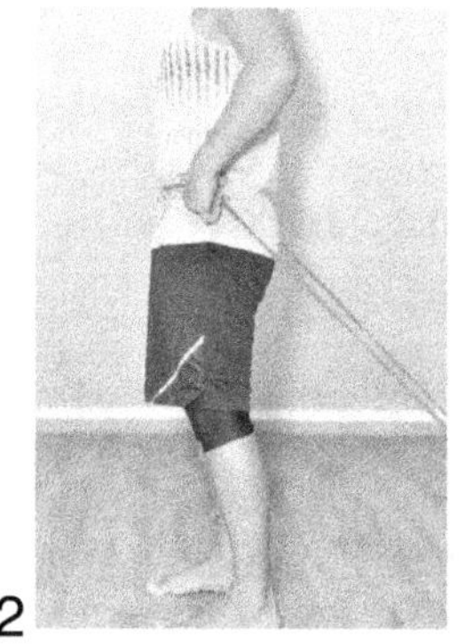

2

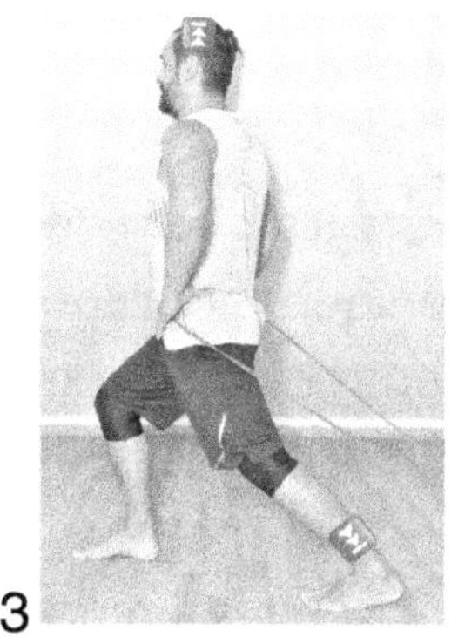

3

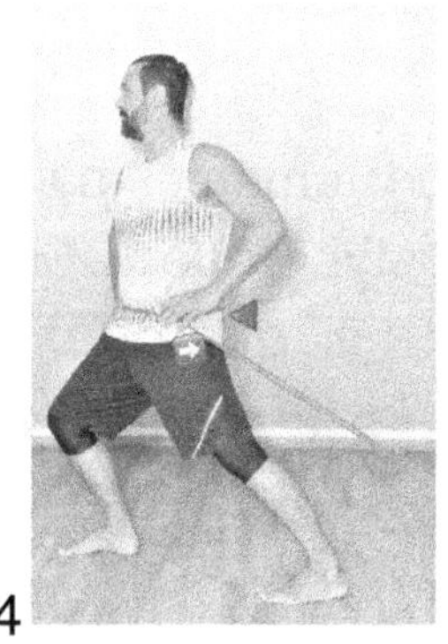

4

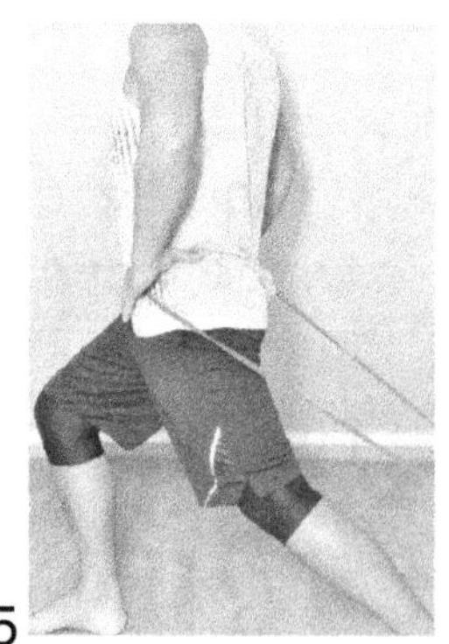

5

Répétez ce protocole à 3 reprises, 3 paliers, avec la même résistance au minimum.

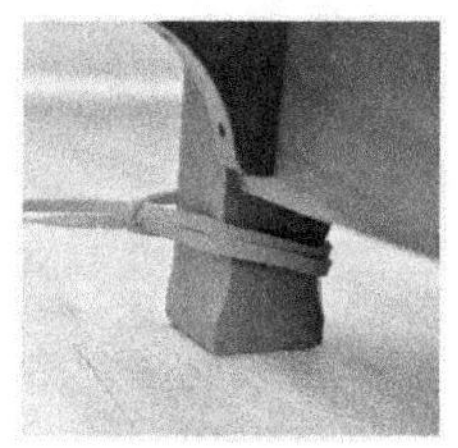

1- Faites en sorte que votre élastique soit assurément fixé, autour d'un pied lit suffisamment lourd, un arbre, un poteau, le coin inférieur d'une porte que vous fermerez ou encore le bas d'une rampe d'escalier. Placez-vous dans l'axe de traction de votre élastique, de préférence au même niveau que votre taille.

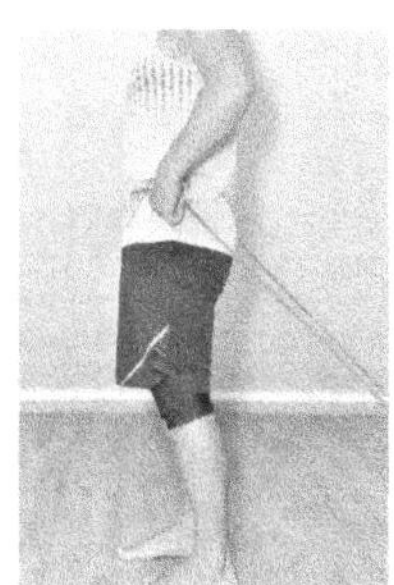

2- Entrez vos pieds dans la boucle de l'élastique et placez l'élastique sur les os de votre bassin, au niveau de votre taille. Méfiez-vous de la perte possible d'équilibre en arrière. Maintenez manuellement l'élastique sur votre taille.

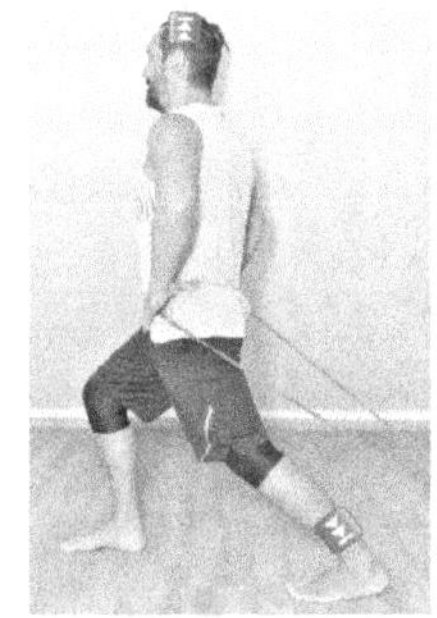

3- En inspirant, allongez votre colonne vertébrale et poussez votre talon arrière sur le sol ((doubles flèches). Auto grandissez-vous ! Avancez plus ou moins pour mettre l'élastique en tension.

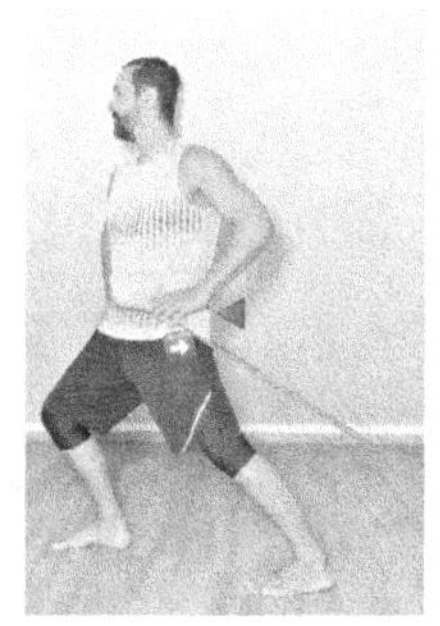

4- Expirez en exerçant une force mécanique pour éloigner l'un de l'autre (sans les déplacer physiquement). L'iliaque (os du bassin) avance du côté sollicité. En fin d'expir (flèche), effectuez le « relâchement immédiat » (triangle).

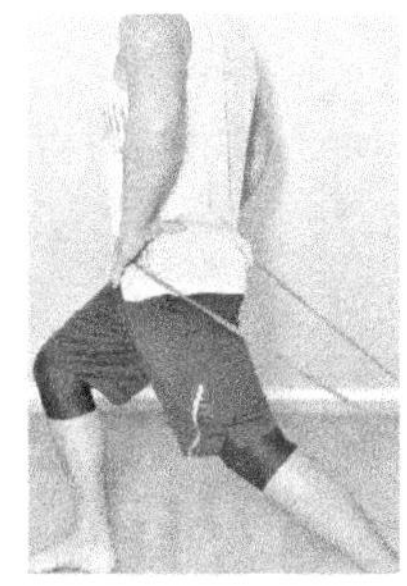

5- Laissez votre bassin revenir de face, avec l'élastique. Vous pouvez observer que le côté sollicité à quelque peu reculé par rapport à la posture initiale. Vous avez gagné en rotation.

# StM, HANCHES

# Amélioration (StM) de l'Abduction

<u>Groupe ou faisceau musculaire principalement en cause</u> :

Agoniste -> Psoas, adducteurs

Antagoniste -> Obturateur interne et externe, petit et moyen fessier, couturier, tenseur facia-lata, deltoïde fessier

<u>Indicateur</u> : Debout, assis, changement de position

<u>Correction ou Amélioration</u> : Difficulté à se coucher sur le côté, à serrer les cuisses, à croiser les jambes, à me tenir droit pieds joints ; douleur probable sur le pourtour des hanches ou à la taille d'un côté.

<u>Visuel de mise en oeuvre</u>

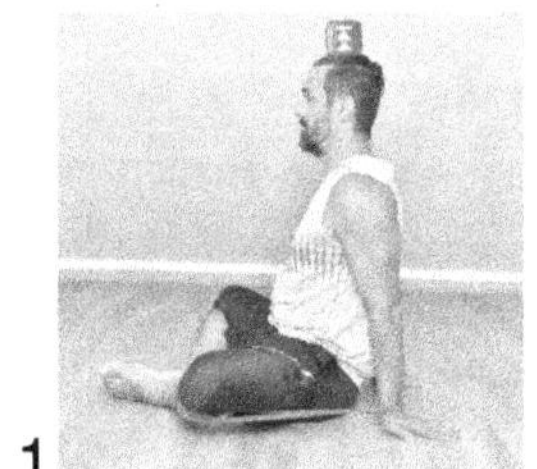
1

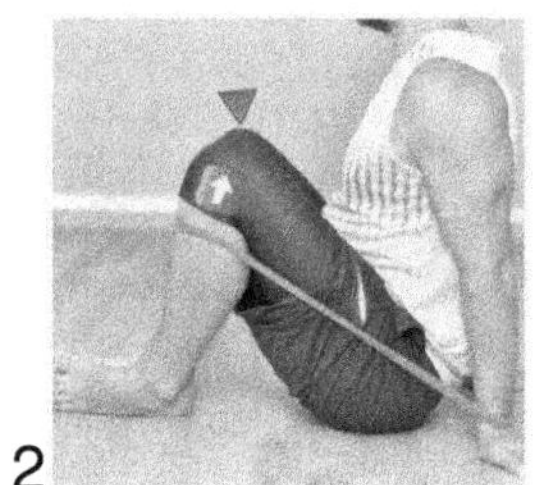
2

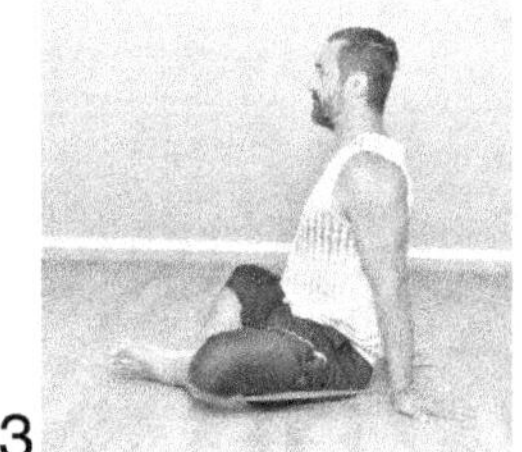
3

Répétez ce protocole à 3 reprises, 3 paliers, avec la même résistance au minimum.

# Variante jambes fléchies

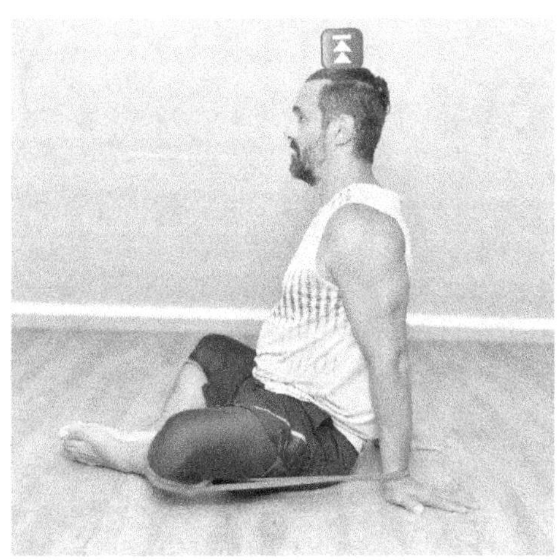

1- Entrez chaque jambe dans chaque extrémité du votre élastique. Remontez-le jusqu'aux genoux, droit et gauche. Assis au sol, prenez garde d'avoir vos fesses dans l'élastique que vous sécuriserez en le crochetant avec vos mains à plat, doigts dirigés en arrière. L'élastique passe sur le haut des tibias et les poignets. Vos genoux sont tractés vers le sol de chaque côté. Inspirez en allongeant votre colonne vertébrale. Par la même occasion, ancrez bien vos mains au sol (double flèche).

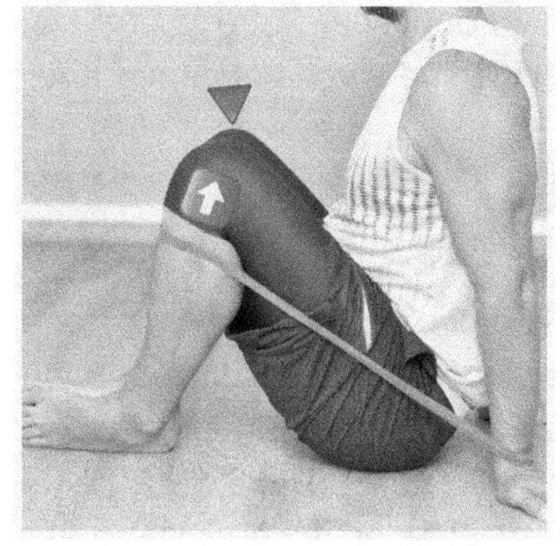

2- Expirez en exerçant une force mécanique de façon à rapprocher vos genoux, simultanément des 2 côtés. En fin d'expir (flèche), effectuez le « relâchement immédiat » (triangle).

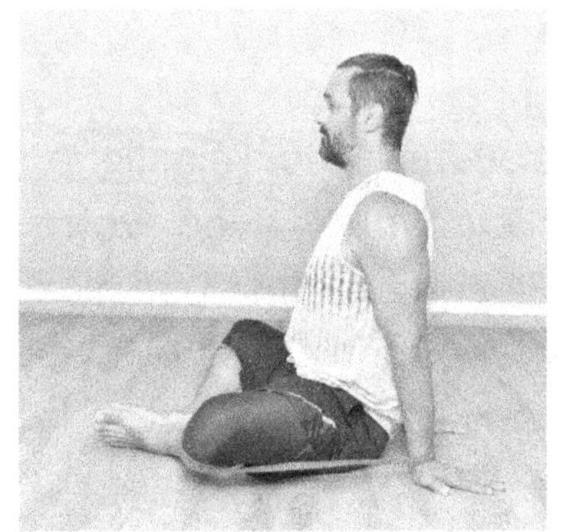

3- Laissez vos genoux s'ouvrir avec l'élastique. Ne freinez pas la descente. Vous pouvez observer que vos genoux se sont quelque peu rapprochés du sol par rapport à la posture initiale.

# Variante assis jambes tendues

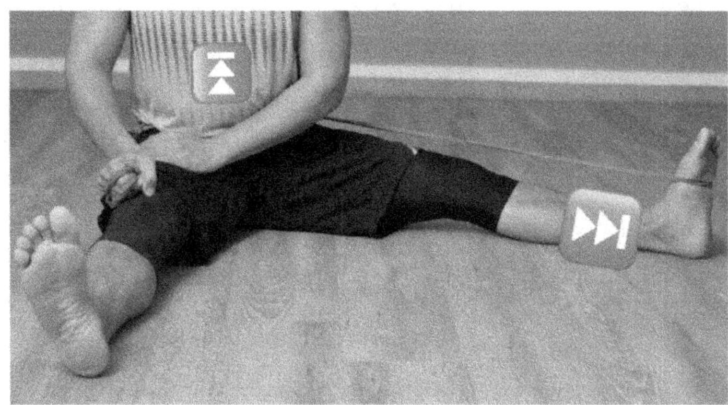

1- Assis au sol, entrez la plante de pied de la jambe à solliciter, dans une extrémité du votre élastique. Passez l'élastique derrière vous et saisissez l'élastique de la main opposée. Votre jambe s'écarte du votre axe. En inspirant, ramenez la pointe du pied vers vous et auto grandissez-vous.

2- Expirez et exercez une force mécanique pour rapprocher vos pieds. Attention de bien fixer la jambe non sollicitée. Maintenez-la de vos 2 mains. En fin d'expir (flèche), effectuez le « relâchement immédiat » (triangle).

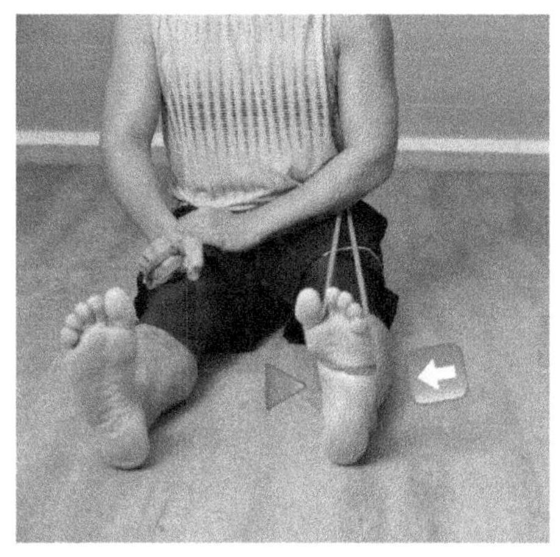

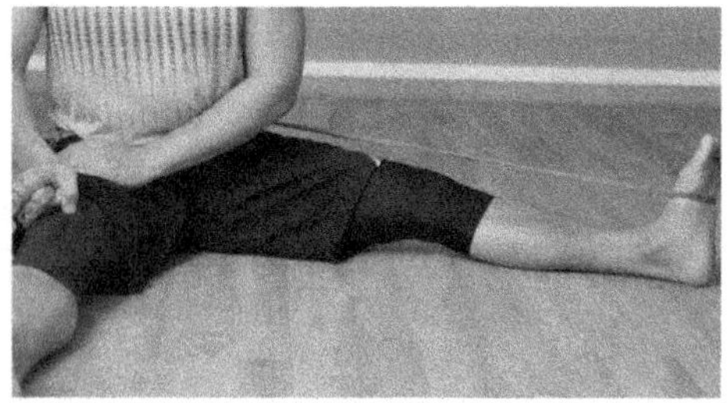

Laissez vos jambes s'ouvrir avec l'élastique. Vous pouvez aider l'élastique avec votre intention d'ouverture. Observez ainsi que vos genoux et vos pieds se sont quelque peu éloignés les uns des autres par rapport à la posture initiale.

<u>Visuel de mise en oeuvre</u>

1

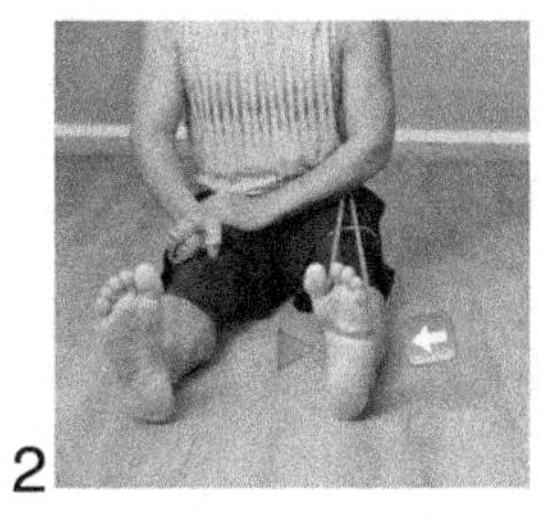

2

3

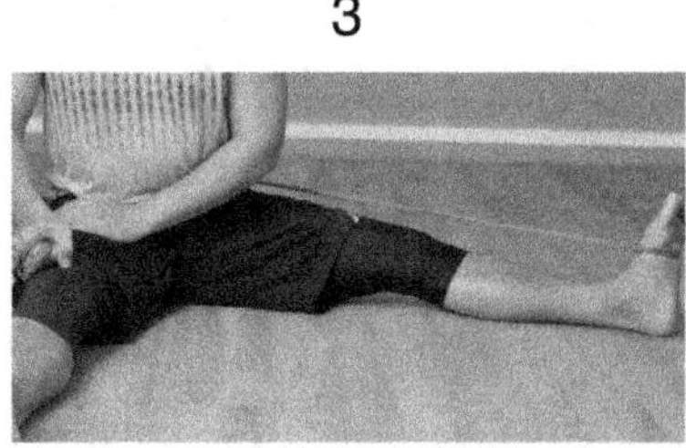

Répétez ce protocole à 3 reprises, 3 paliers, avec la même résistance au minimum.

# Amélioration (StM) de l'Adduction

<u>Groupe ou faisceau musculaire principalement en cause</u> :
Agoniste -> Obturateur interne et externe, petit et moyen fessier, couturier, tenseur facia-lata, deltoïde fessier
Antagoniste -> Psoas, adducteurs


<u>Indicateur</u> : Debout, changement de position


<u>Correction ou Amélioration</u> : Difficulté à s'accroupir ou s'asseoir en tailleur, à écarter les genoux ; douleur probable à l'intérieur des cuisses, au bas ventre ou à l'aine.


<u>Visuel de mise en oeuvre</u>

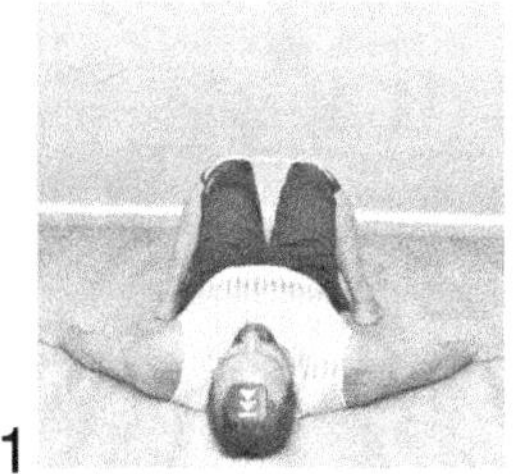
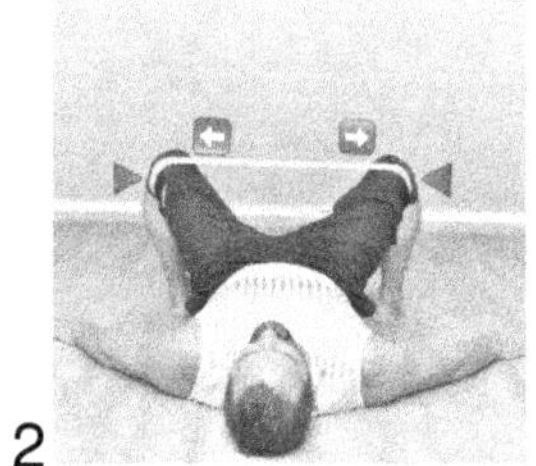
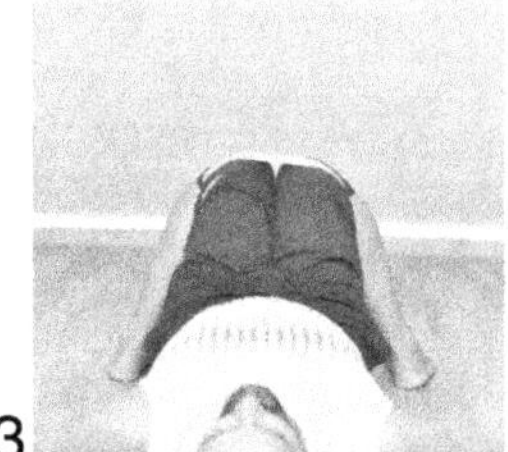

Répétez ce protocole à 3 reprises, 3 paliers, avec la même résistance au minimum.

# Variante jambes fléchies

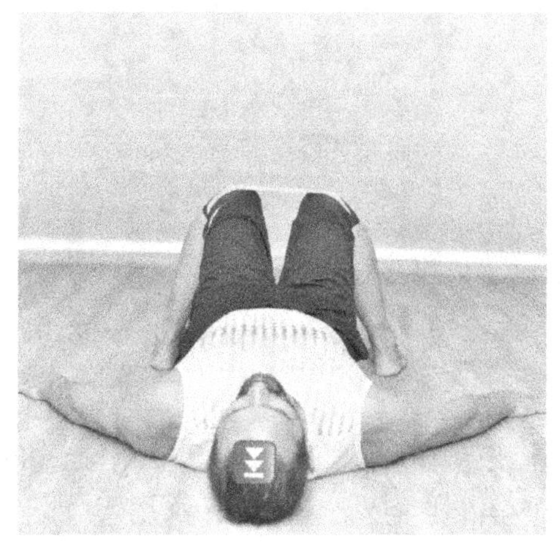

1- Petit élastique ou élastique quadruplé ; Entrez-y par les pieds et remontez-le jusqu'à vos genoux. Allongez-vous sur le sol. Vos talons sont posés au sol et écartés au-delà de vos hanches, de sorte que vos genoux puissent se toucher. L'élastique passe sur le bas des fémurs, juste au-dessus des genoux. Allongez votre colonne en inspirant.

2- Expirez et exercez une force mécanique pour éloigner vos genoux l'un de l'autre, simultanément des 2 côtés. Vos talons restent fixes. Vous pouvez stabiliser la posture en appuyant vos mains sur le sol. En fin d'expir (flèches), effectuez le « relâchement immédiat » (triangles rouges).

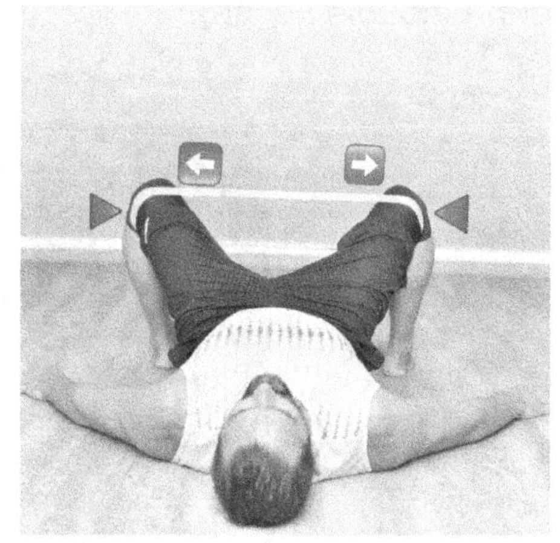

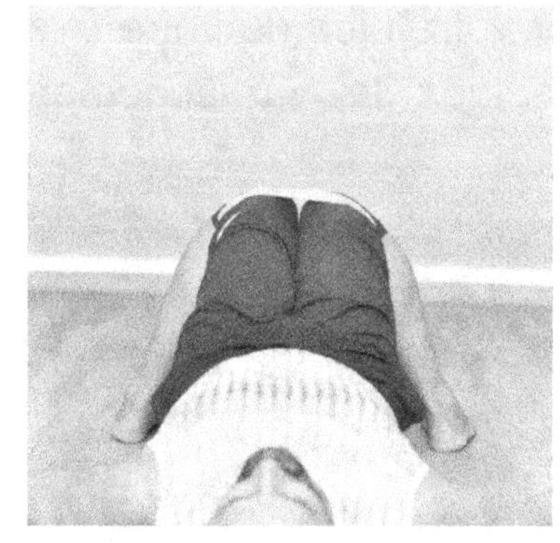

3- Laissez vos genoux revenir avec l'élastique. Vous pouvez observer qu'ils se sont quelque peu rapprochés par rapport à la posture initiale. S'ils se touchent, vous répétez ce protocole en écartant davantage vos talons des vos hanches.

# Variante assis jambes tendues

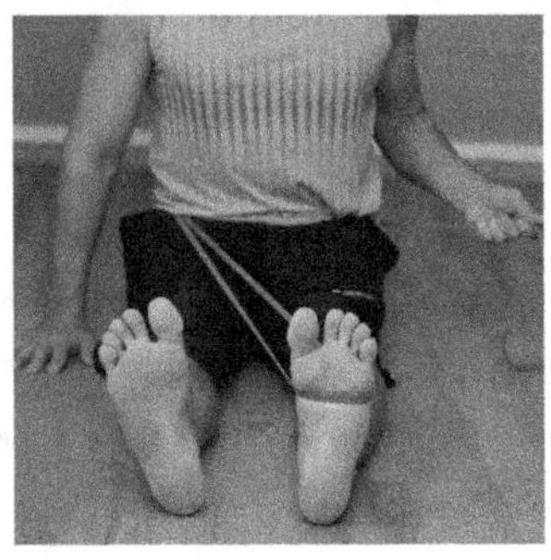 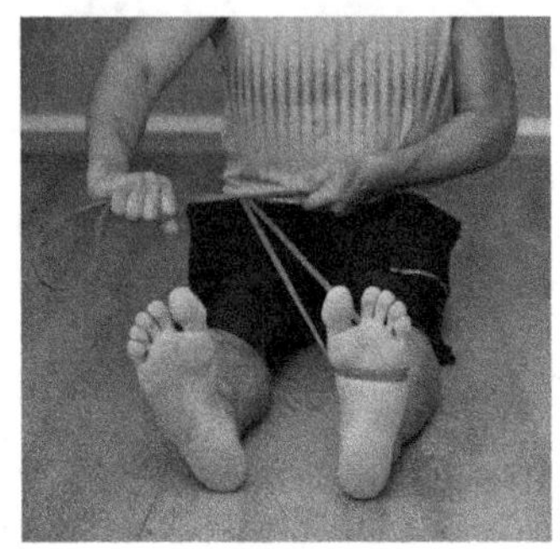 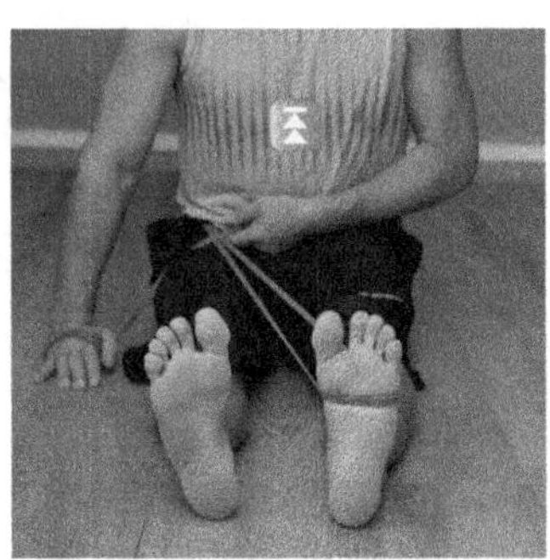

1- Entrez le pied du côté à solliciter dans l'élastique, puis contournez votre taille par le côté opposé. Une fois atteint la tension désirée, saisissez l'élastique de la main opposée et fixez-la bien  à côté de votre jambe libre. Inspirez en allongeant votre colonne (double flèche).

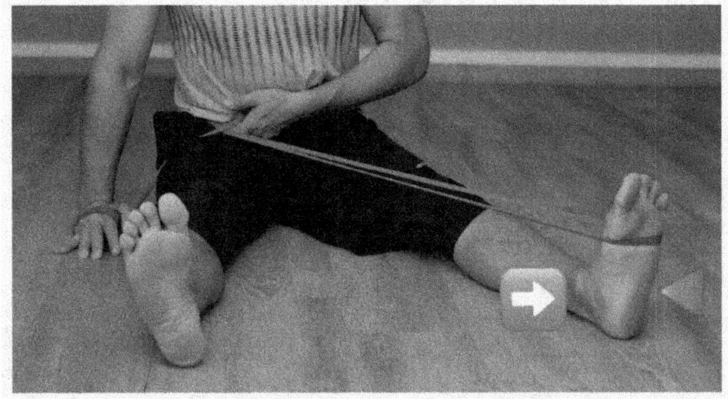

2- En expirant, exercez une force mécanique pour éloigner votre pied de votre axe, jusqu'où vous le pouvez. En fin d'expir (flèche), effectuez le « relâchement immédiat » (triangle).

3- Laissez votre jambe se refermer avec l'élastique. Observez que vos pieds se sont quelque peu rapprochés par rapport à la posture initiale.

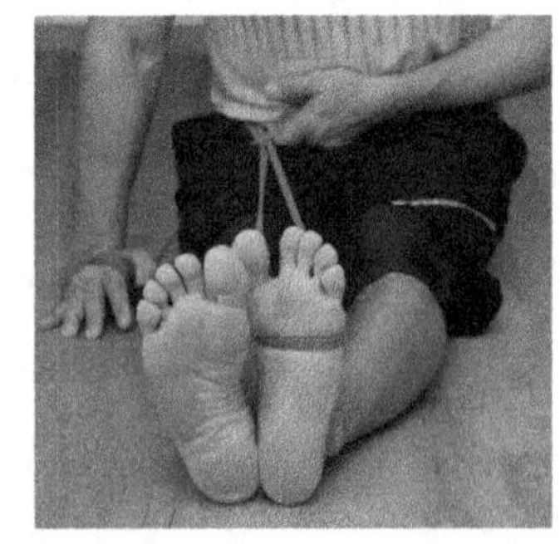

<u>Visuel de mise en oeuvre</u>

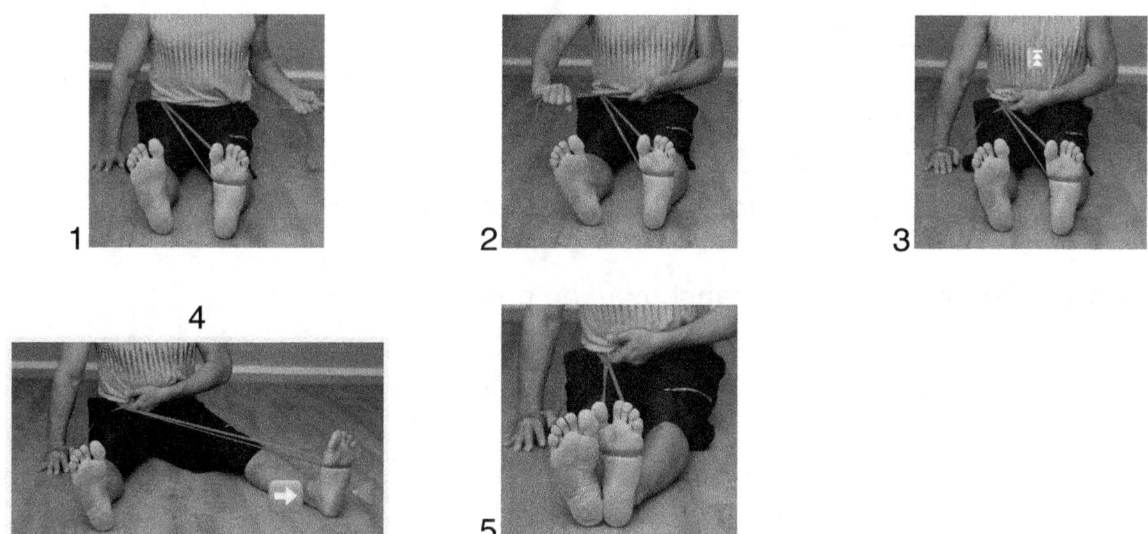

Répétez ce protocole à 3 reprises, 3 paliers, avec la même résistance au minimum. Vous pouvez démarrer ce protocole avec les tibias croisés, pour accentuer l'abduction.

# Amélioration (StM) de la Rotation Interne

<u>Groupe ou faisceau musculaire principalement en cause</u> :
Agoniste -> Obturateur externe, petit fessier, adducteurs internes, tenseur facia-lata, deltoïde fessier antérieur
Antagoniste -> Piriforme, carré crural, obturateur interne et externe, psoas, petit et grand fessier, couturier, adducteurs, deltoïde fessier postérieur

<u>Indicateur</u> : Marche, debout, changement de position

<u>Correction ou Amélioration</u> : Difficulté à s'asseoir à genoux, à croiser les cuisses, à fermer la hanche (pour croiser les cuisses par exemple). Les genoux sont écartés (varum), possible déplacements pieds en canard ; douleur probable à la fesse, entre sacrum et hanche.

<u>Visuel de mise en oeuvre</u>

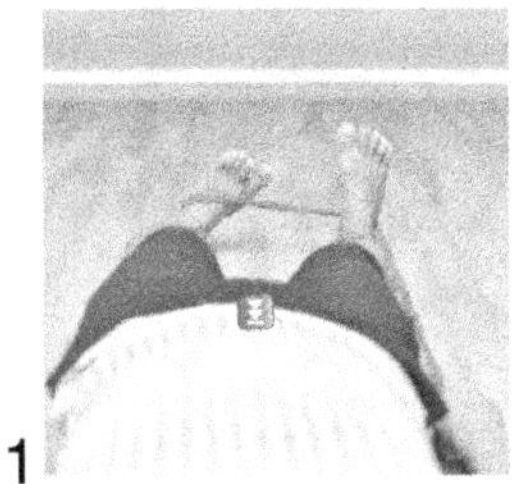
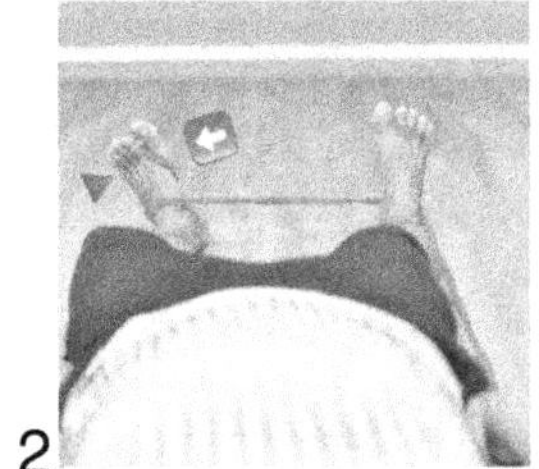
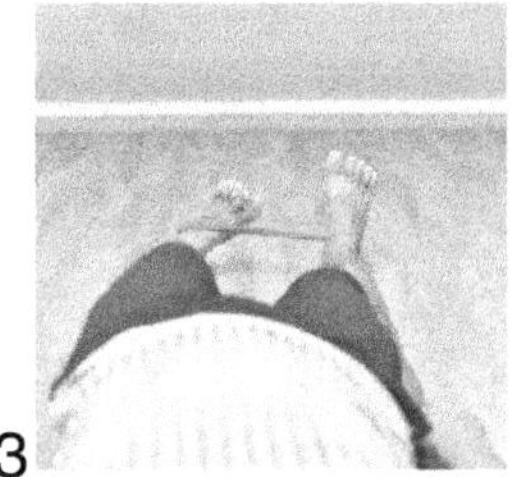

Répétez ce protocole à 3 reprises, 3 paliers, avec la même résistance au minimum.

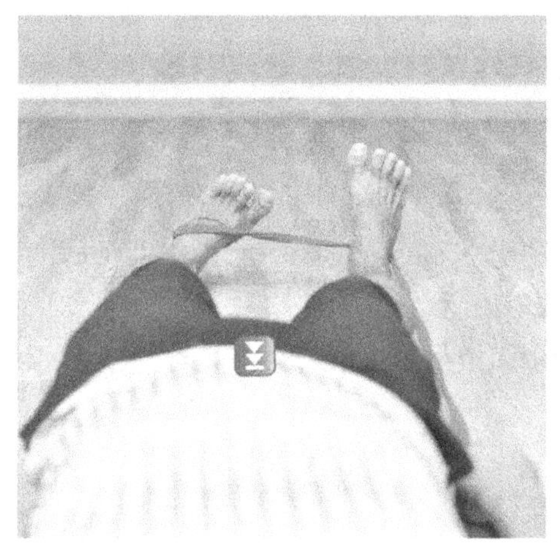

1- Allongez-vous sur le sol. Passez le gros orteil du côté à améliorer dans votre élastique. Faites ensuite contourner les 2 parties de celui-ci de l'intérieur vers l'extérieur, du dessous vers le dessus du pied. Mettez en tension l'élastique en plaçant l'autre pied dessus. Réglez la traction en tirant avec la partie que vous avez en main. Conservez votre colonne vertébrale allongée. Votre pied est tracté vers l'axe du corps. Inspirez (double flèche).

2- Fixez bien votre talon au sol. Servez-vous en de pivot. Expirez en exerçant une force mécanique d'ouverture du pied ; tentez de toucher le sol avec son bord externe. Pensez à ouvrir votre genou simultanément pour une meilleure action sur la hanche. En fin d'expir (flèche), effectuez le « relâchement immédiat » (triangle).

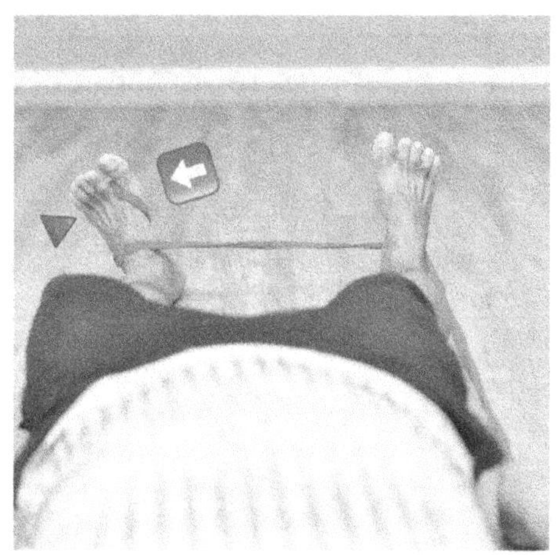

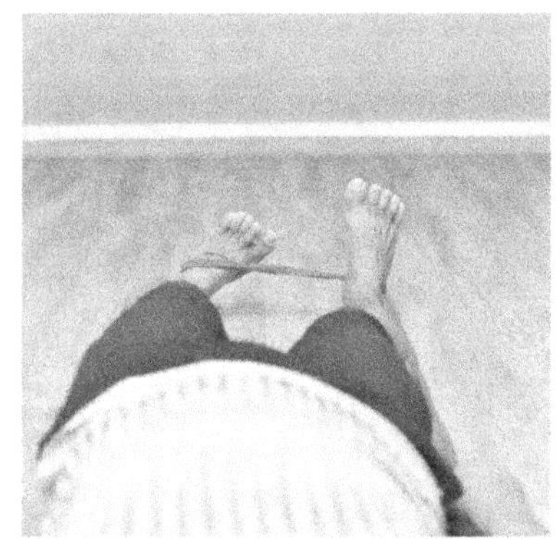

3- Laissez l'élastique tracter votre pied vers sa position de départ. Observez que votre gros orteil s'est quelque peu rapproché du sol et que votre hanche se ferme davantage.

# Amélioration (StM) de la Rotation Externe

Groupe ou faisceau musculaire principalement en cause :

Agoniste -> Piriforme, carré crural, obturateur interne et externe, psoas, petit et grand fessier, couturier, adducteurs, deltoïde fessier postérieur

Antagoniste -> Obturateur externe, petit fessier, adducteurs internes, tenseur facia-lata, deltoïde fessier antérieur

Indicateur : Assis, Marche, changement de position

Correction ou Amélioration : Difficulté à s'asseoir à genoux, à amener le genou vers l'extérieur en ouvrant la cuisse ou à ouvrir la hanche (pour faire un demi-tour par exemple). Genoux rapprochés (Valgum), possible frottement des genoux ; douleur probable à l'haine, possibles jambes lourdes.

Visuel de mise en oeuvre

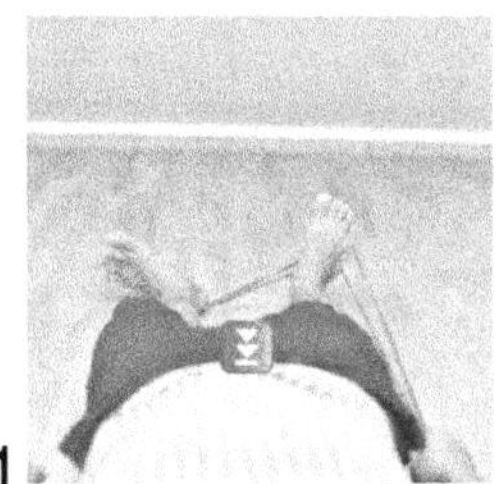
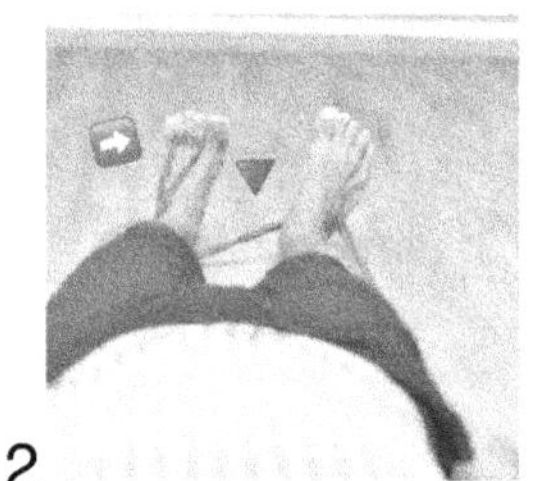
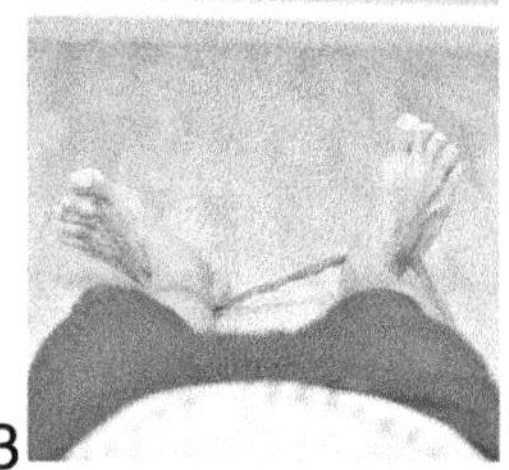

Répétez ce protocole à 3 reprises, 3 paliers, avec la même résistance au minimum.

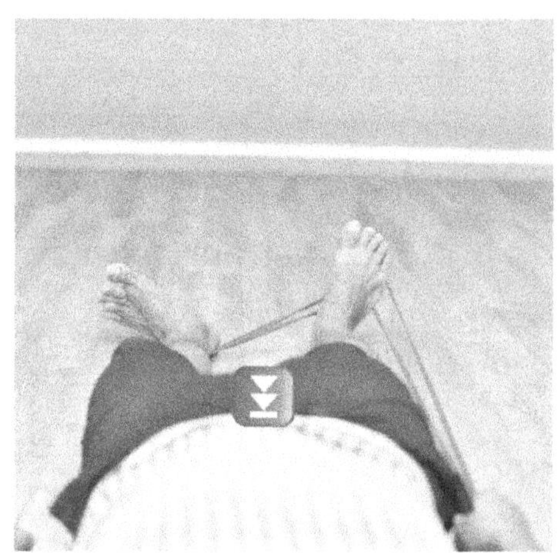

1- Allongez-vous, jambes tendues. Passez les 2, 3 et 4ème orteils du côté sollicité dans votre élastique. Passez les élastiques à l'extérieur de votre cheville puis dessous celle-ci. Mettez en tension l'élastique à l'aide de l'autre pied et réglez sa traction en tirant avec la main. Conservez votre colonne vertébrale allongée. Tandis que le tranchant de votre pied est tracté vers le sol, inspirez (double flèche).

2- Expirez en exerçant une force mécanique pour rapprocher votre pied de l'autre, en pivotant sur le talon. Vous tentez de toucher l'autre pied avec le gros orteil. Pensez à fermer votre genou simultanément pour accentuer l'action sur la hanche. En fin d'expir (flèche), effectuez le « relâchement immédiat » (triangle).

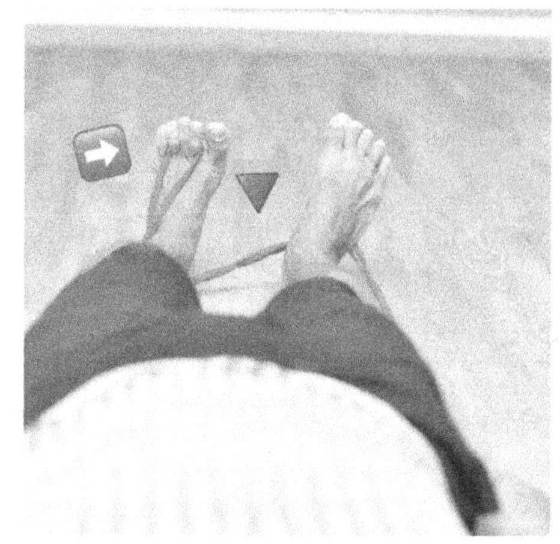

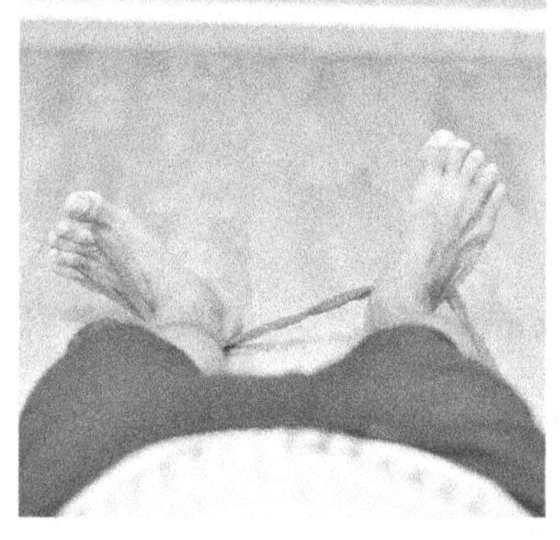

3- Laissez votre pied et votre genou s'ouvrir à nouveau avec l'élastique, naturellement. Vous pouvez observer que la rotation de votre hanche s'est quelque peu améliorée par rapport à la posture initiale.

# Amélioration(StM) de la Flexion

Groupe ou faisceau musculaire principalement en cause :
Agoniste -> Psoas, droit antérieur, obturateur interne et externe, petit et moyen fessier, couturier, adducteurs, tenseur facia-lata, deltoïde fessier antérieur
Antagoniste -> Ischio-jambiers, moyen et grand fessier, deltoïde fessier postérieur

Indicateur : Debout, Marche, Assis, changement de position

Correction ou Amélioration : Difficulté à avancer (engager le genou en avant pour marcher), à se redresser ou se tenir droit debout ; douleur probable en bas du dos, à la fesse ou sous la fesse.

Visuel de mise en oeuvre

1

2

3

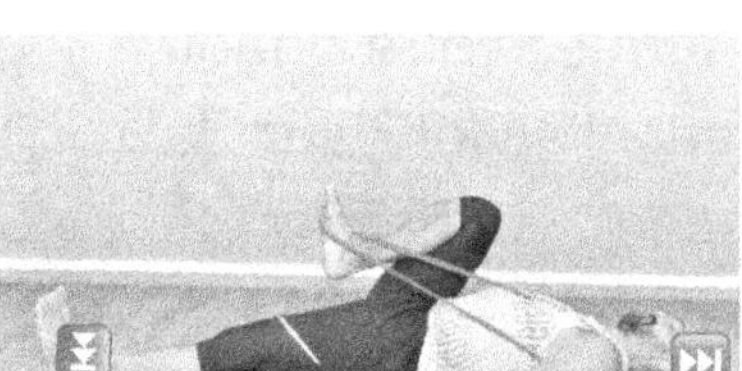

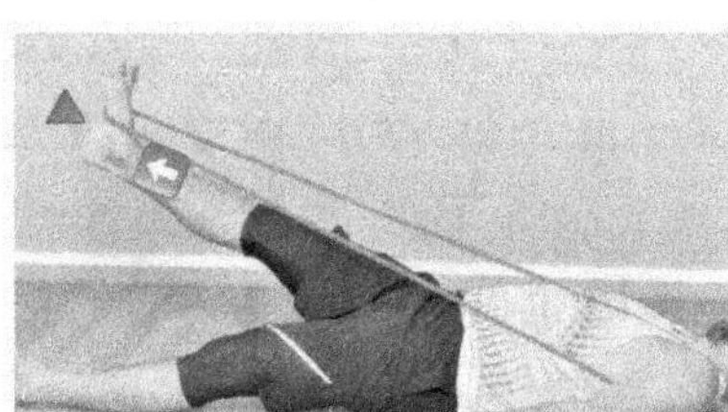

4

Répétez ce protocole à 3 reprises, 3 paliers, avec la même résistance au minimum.

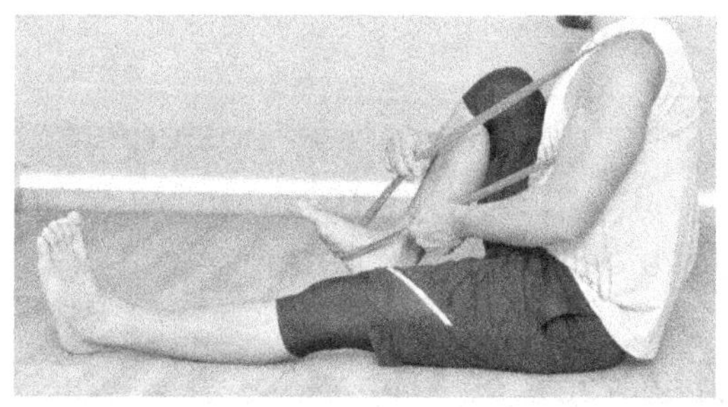

1- Elastique doublé ; Asseyez-vous au sol, une jambe tendue et fléchissez le côté à solliciter. Passez dans la double boucle, d'un côté le pied de la jambe fléchie, de l'autre l'épaule opposée. Maintenez l'élastique le temps de passer sur le dos.

2- Allongé sur le sol, les bras le long du corps, paumes des mains face au sol pour stabiliser la posture, auto grandissez votre colonne vertébrale et pressez le talon de la jambe tendue sur le sol. Inspirez par la même occasion (doubles flèches).

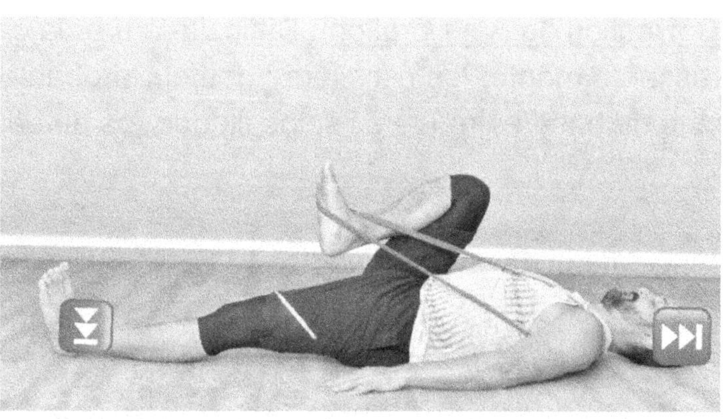

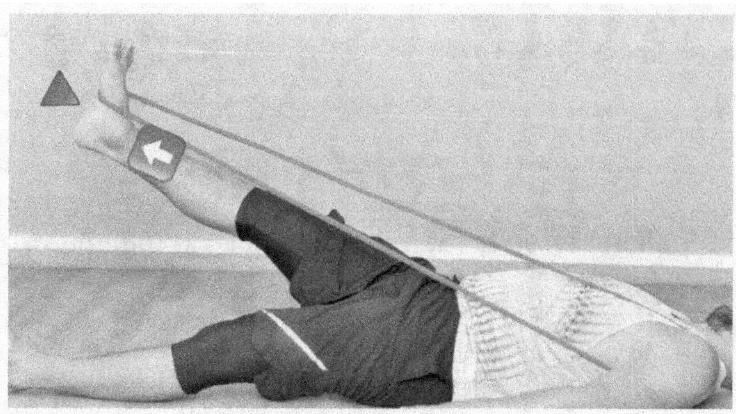

3- En expirant, exercez une force mécanique pour tendre la jambe sollicitée. Conservez la poussée dans l'axe de traction de votre élastique. En fin d'expir (flèche), effectuez le « relâchement immédiat » (triangle).

4- Laissez votre genou revenir sur votre poitrine, avec l'élastique. Vous pouvez observer qu'il s'en est quelque peu rapproché par rapport à la posture initiale. Vous avez gagné un palier de flexion.

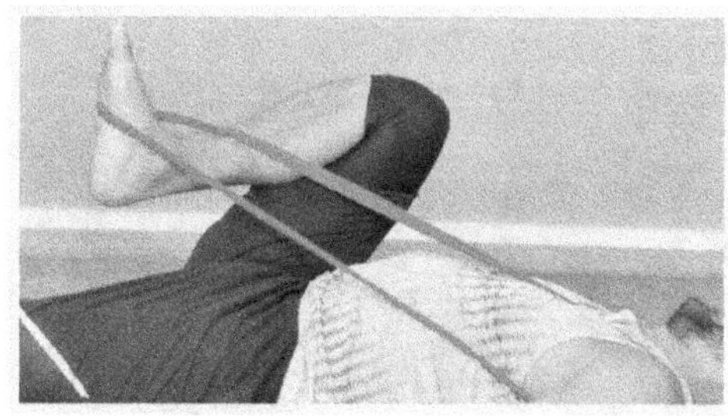

# Amélioration (StM) de l'Extension

<u>Groupe ou faisceau musculaire principalement en cause</u> :
Agoniste -> Ischio-jambiers, moyen et grand fessier, deltoïde fessier postérieur
Antagoniste -> Psoas, droit antérieur, obturateur interne et externe, petit et moyen fessier, couturier, adducteurs, tenseur facia-lata, deltoïde fessier antérieur

<u>Indicateur</u> : Debout, marche, changement de position

<u>Correction ou Amélioration</u> : Difficulté à tirer la cuisse en arrière pour marcher, à se redresser, à monter les escaliers ; douleur probable dans l'aine, en bas du dos ou sur un côté du bas-ventre (vers l'épine iliaque, os du bassin)

<u>Visuel de mise en oeuvre</u>

| 1 | 2 | 3 |
|---|---|---|

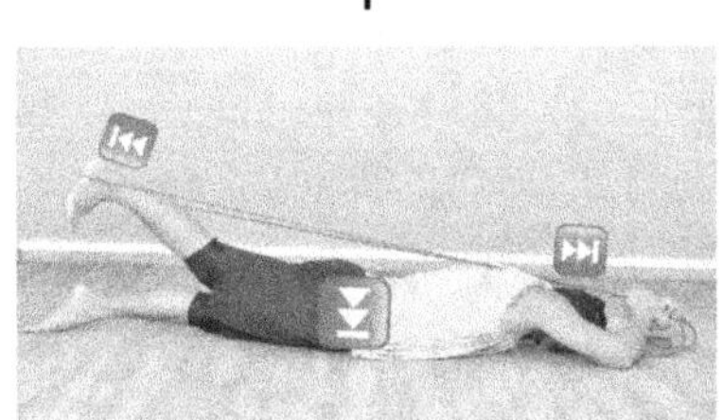 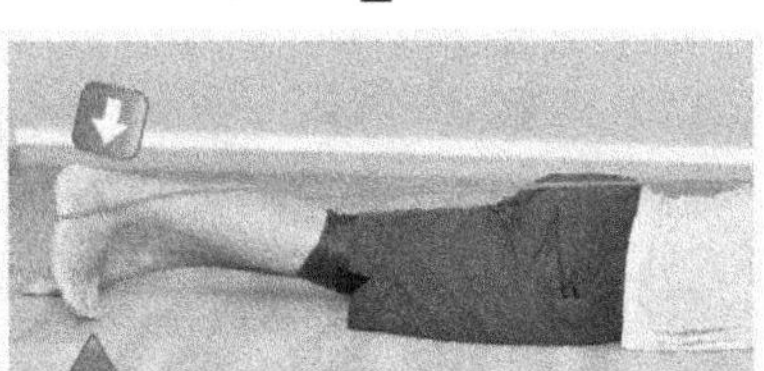 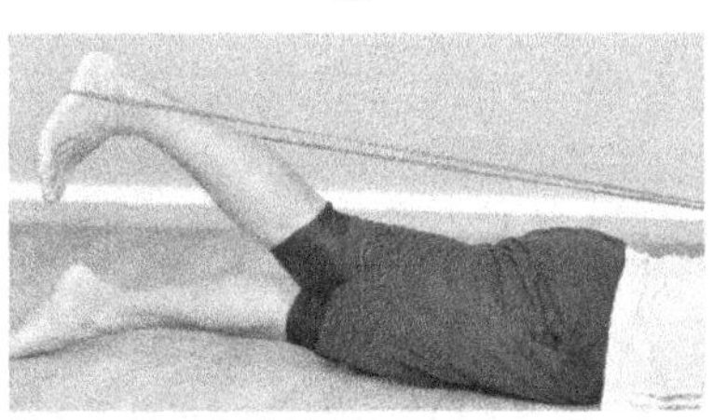

Répétez ce protocole à 3 reprises, 3 paliers, avec la même résistance au minimum.

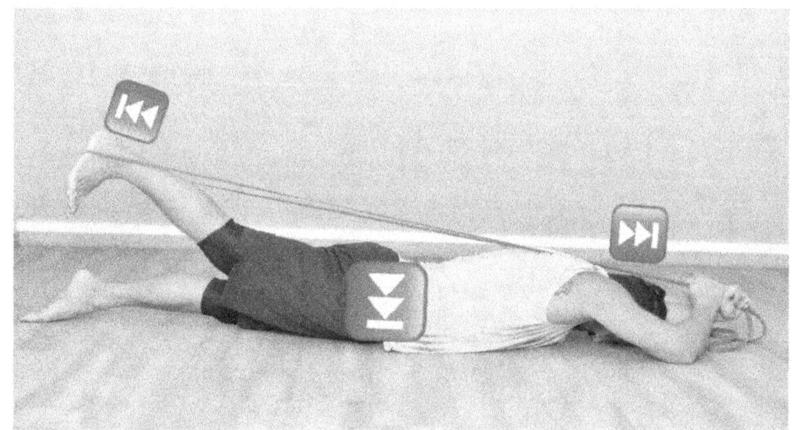

1- Allongez-vous sur le ventre, front sur le sol (prenez appui sur un petit coussin pour plus de confort). Passez le talon du côté à améliorer dans la boucle de votre élastique. Faites passer l'autre extrémité dans votre dos à l'aide des 2 mains. Tirez jusqu'à de que votre jambe se soulève (Extension de hanche). Maintenez vos 2 coudes contre le sol. Inspirez en allongeant votre colonne, en fixant votre bassin et en pointant votre talon le plus loin possible (doubles flèches).

2- Expirez en exerçant une force mécanique pour approcher le sol du bout ou du dessous des orteils, en gardant la jambe tendue. En fin d'expir (flèche), effectuez le « relâchement immédiat » (triangle).

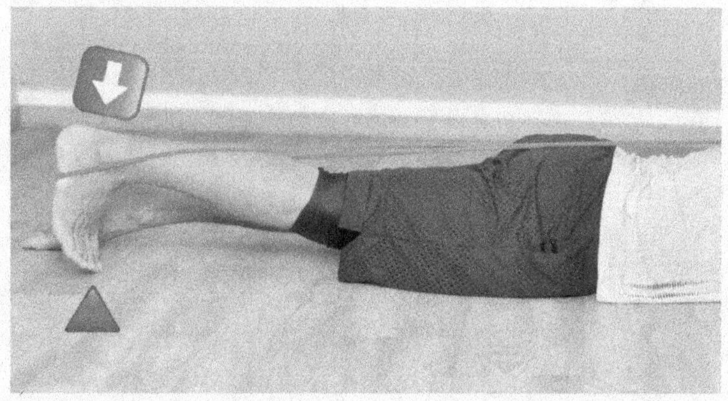

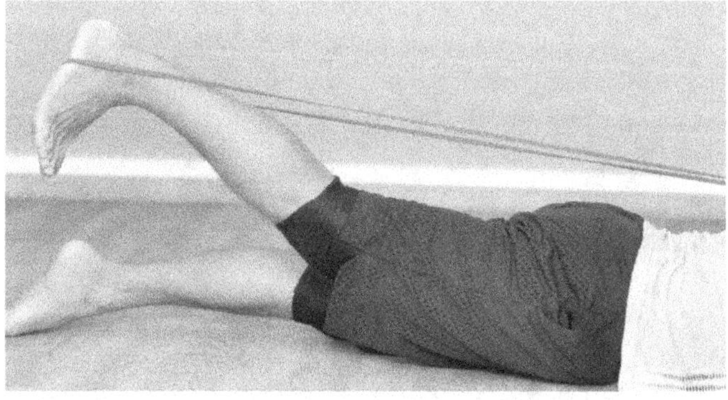

3- Laissez votre jambe sollicitée revenir avec l'élastique. Vous pouvez observer que l'extension s'est quelque peu améliorée par rapport à la posture initiale (votre hanche est plus éloignée du sol). Tirez davantage l'élastique et répétez le protocole.

# StM, GENOUX

# Amélioration (StM) de la Flexion

<u>Groupe ou faisceau musculaire principalement en cause</u> :
Agoniste -> Ischio-jambiers, couturier
Antagoniste -> Droit antérieur, quadriceps

<u>Indicateur</u> : Assis, marche, changement de position

<u>Correction ou Amélioration</u> : Difficulté à fléchir le genou, à m'agenouiller, à m'accroupir, à marcher de façon équilibrée ; douleur probable à l'arrière (poplité), l'avant, l'intérieur ou l'extérieur du genou.

<u>Visuel de mise en oeuvre</u>

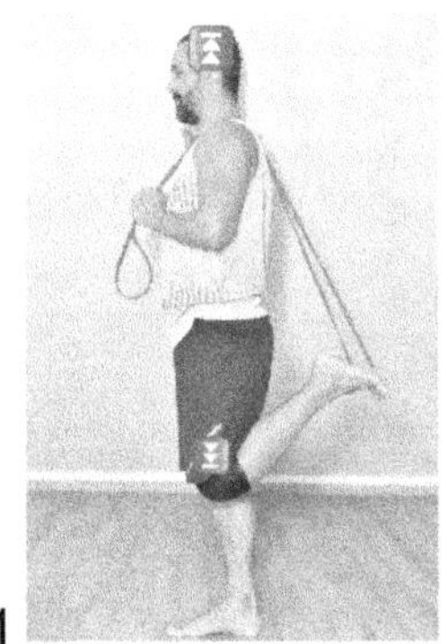 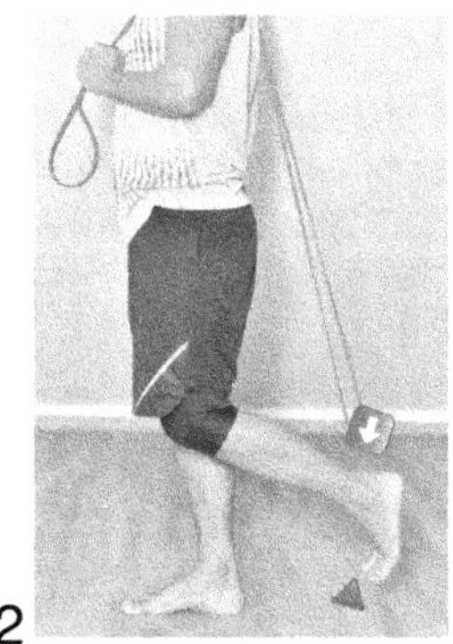 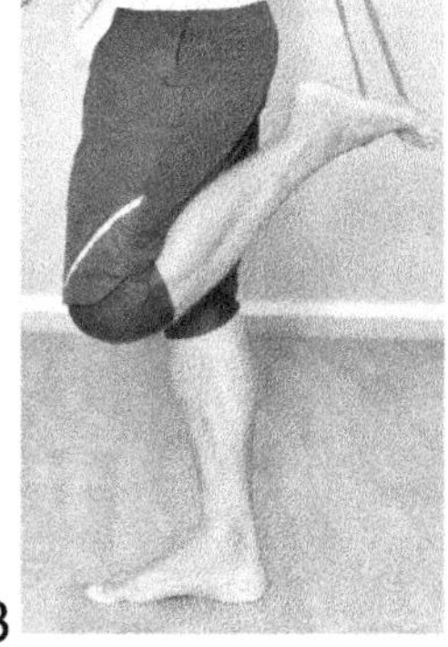

Répétez ce protocole à 3 reprises, 3 paliers, avec la même résistance au minimum.

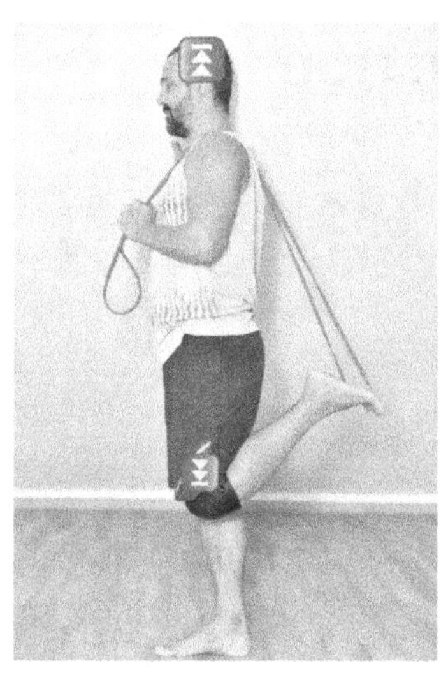

1- Debout sur un pied (utilisez une chaise ou un mur si besoin d'équilibre). Passez le gros orteil du côté sollicité, dans la boucle de votre élastique. Tractez votre jambe en passant l'élastique par-dessus votre épaule du même côté. Réglez la traction pour être à votre flexion maximale. Vous pouvez aussi faire cela en vous couchant sur le côté. Vos genoux restent serrés pendant tout le mouvement. Inspirez en allongeant la colonne et en pointant le genou fléchi vers le sol (doubles flèches).

2- Expirez en exerçant une force mécanique qui va approcher ou toucher le sol du bout ou du dessous des orteils. En fin d'expir (flèche), effectuez le « relâchement immédiat » (triangle).

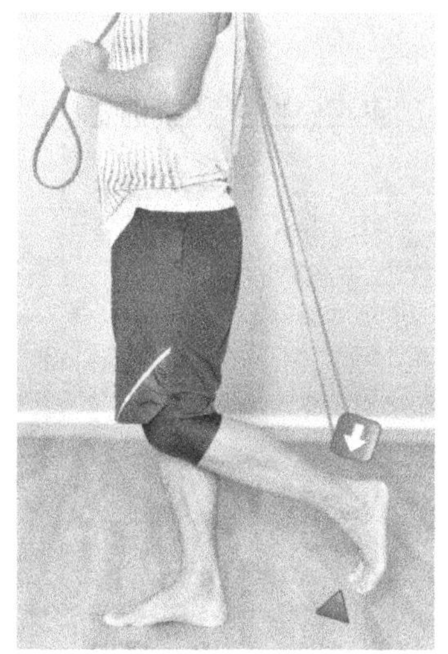

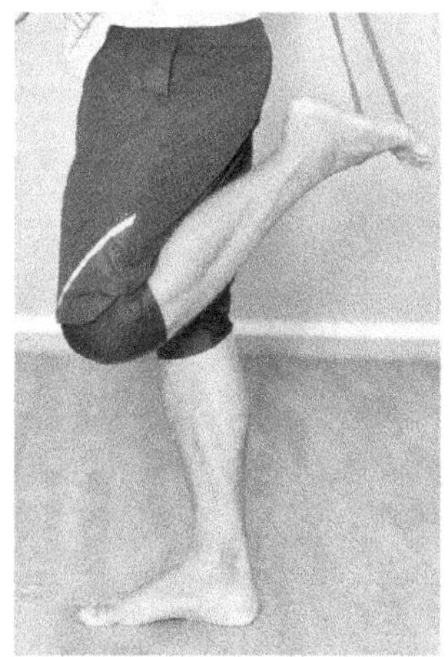

3- Laissez votre jambe revenir avec l'élastique. Vous pouvez observer que la flexion de votre genou s'est quelque peu améliorée par rapport à la posture initiale. Votre talon est plus proche de la fesse. Pour répéter le protocole, tendez l'élastique un peu plus ou prenez-en un plus résistant.

# Amélioration (StM) de l'Extension

<u>Groupe ou faisceau musculaire principalement en cause</u> :
Agoniste -> Droit antérieur, quadriceps
Antagoniste -> Ischio-jambiers, couturier

<u>Indicateur</u> : Marche, changement de position

<u>Correction ou Amélioration</u> : Difficulté à tendre la jambe, à avancer la jambe et le pied pour marcher, à rester debout longtemps ; douleur probable à l'avant du genou ou au niveau de la rotule.

<u>Visuel de mise en oeuvre</u>

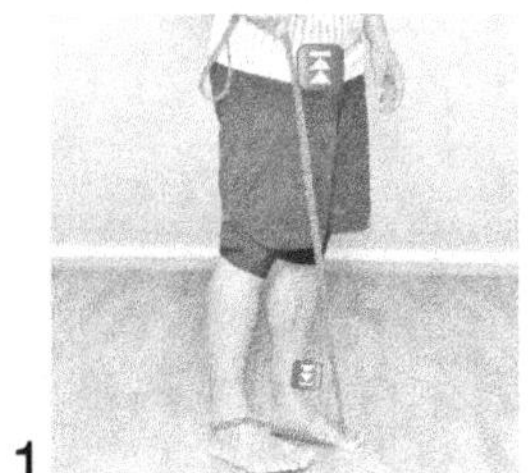 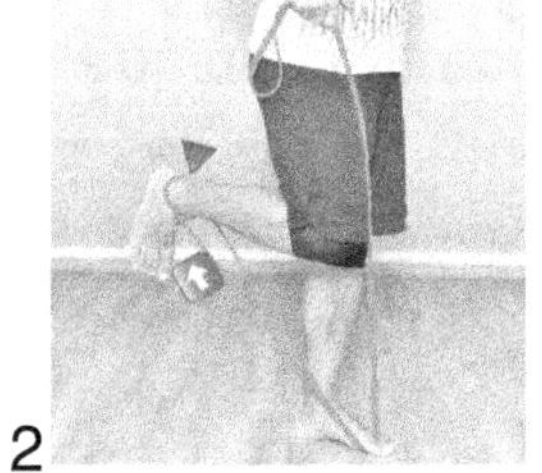 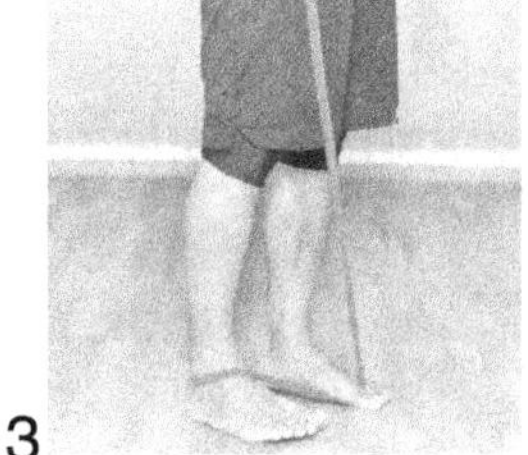

1     2     3

Répétez ce protocole à 3 reprises, 3 paliers, avec la même résistance au minimum.

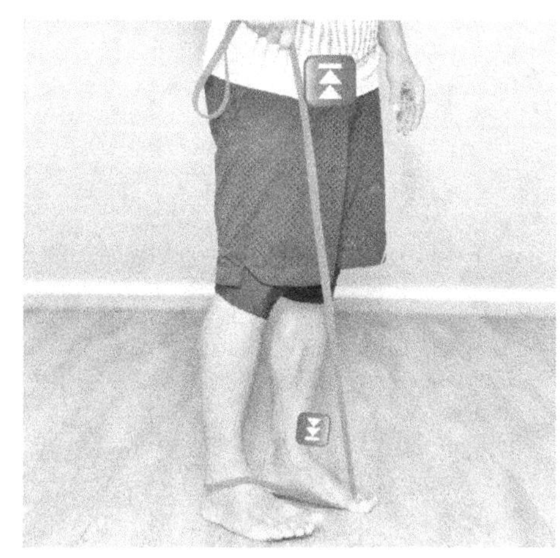

1- Debout sur vos 2 pieds, passez la cheville du côté sollicité dans la boucle de votre élastique. Bloquez-le contre le sol en appuyant l'autre pied dessus, en prenant soin de passer les 2 parties élastiques entre les 2 premiers orteils pour sécuriser le maintien. Réglez la traction en tirant sur l'élastique. Inspirez en allongeant la colonne et en pointant le talon sur le sol (doubles flèches).

2- Expirez en exerçant une force mécanique pour approcher votre talon de la fesse du même côté. En fin d'expir (flèche), effectuez le « relâchement immédiat » (triangle).

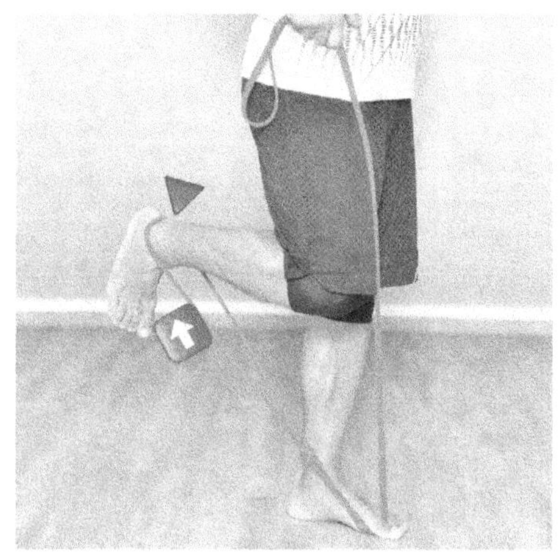

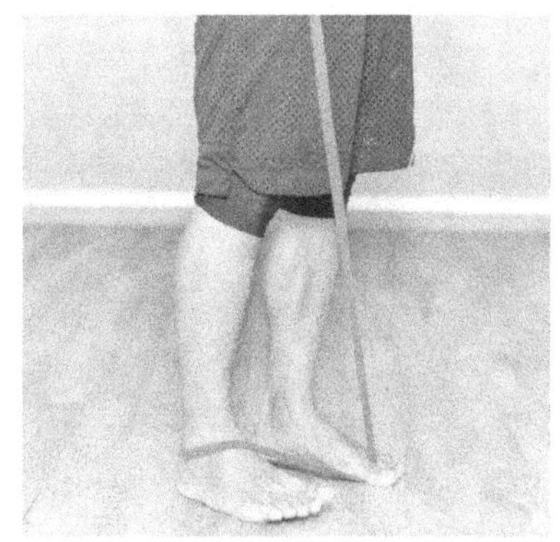

3- Laissez votre pied sollicité revenir avec l'élastique. Vous pouvez observer que l'extension de votre genou s'est quelque peu améliorée par rapport à la posture initiale. Tirez davantage l'élastique ou changez-en et répétez le protocole.

# StM, CHEVILLES

# Amélioration (StM) de la Flexion (flexion dorsale)

<u>Groupe ou faisceau musculaire principalement en cause</u> :

Agoniste -> Jambier antérieur, extenseur propre du 1er orteil, court péronier

Antagoniste -> Jambier postérieur, long fléchisseur commun des orteils, long fléchisseur propre du 1er orteil, soléaire, jumeaux

<u>Indicateur</u> : Marche, assis, changement de position

<u>Correction ou Amélioration</u> : Difficulté à relever le pied, à poser le talon en posant le pied quand on marche, à monter les escalier sur la plante des pieds, à poser les pieds à plat en position assise ; douleur probable au mollet, à l'avant de la cheville ou au tendon d'Achille.

<u>Visuel de mise en oeuvre</u>

| 1 | 2 | 3 |
|---|---|---|
| 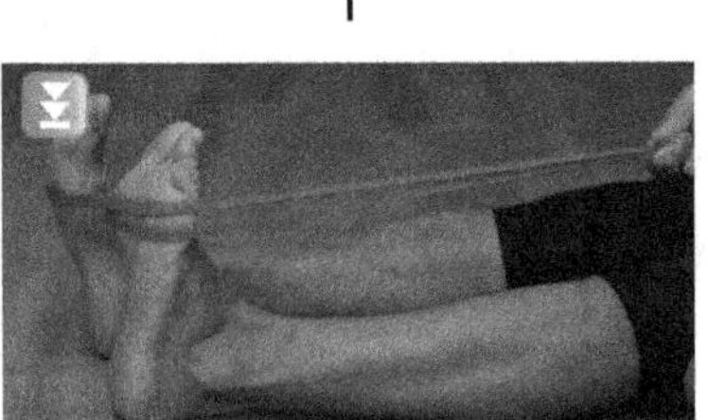 | 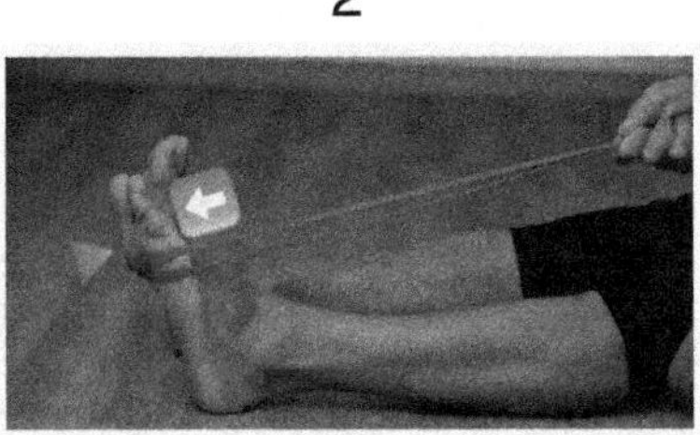 | 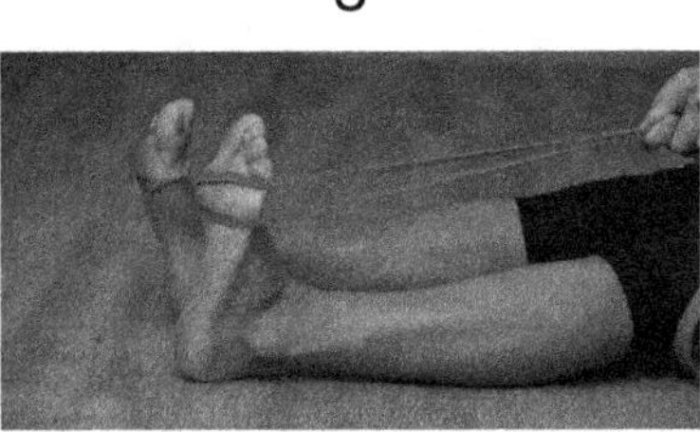 |

Répétez ce protocole à 3 reprises, 3 paliers, avec la même résistance au minimum.

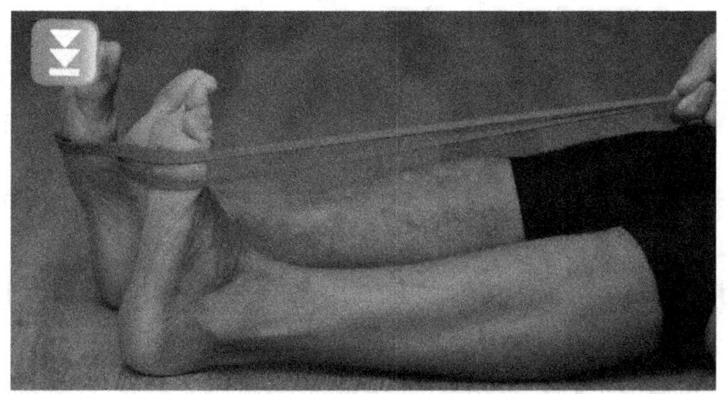

1- Asseyez-vous au sol, les jambes tendues et passez le pied du côté non sollicité dans l'élastique. Passez le pied à travailler entre l'élastique et la jambe opposée. Tendez bien l'élastique jusqu'à ce que votre pied soit tracté vers vous. Inspirez en plaquant le talon de maintien sur le sol (double flèche).

2- Expirez en exerçant une force mécanique de pousser, comme pour appuyer sur une pédale. Allez à votre amplitude maximale. En fin d'expir (flèche), effectuez le « relâchement immédiat » (triangle).

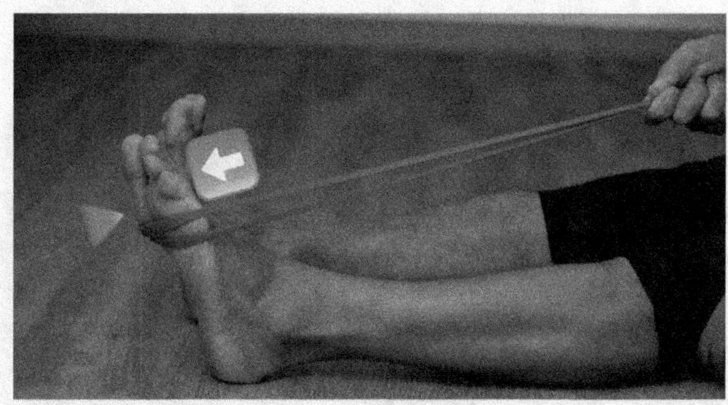

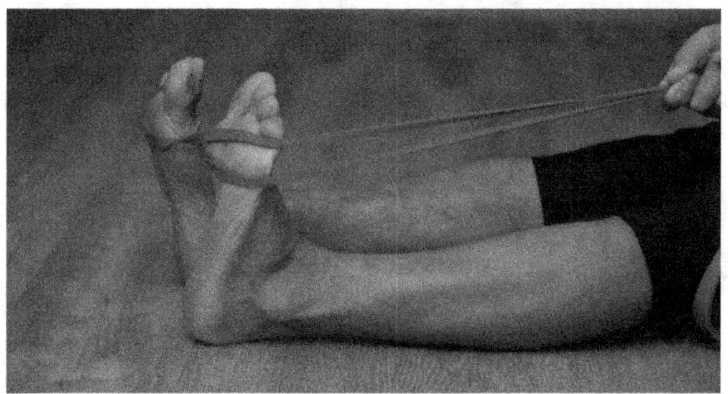

3- Laissez le pied revenir avec l'élastique. Vous pouvez observez que votre flexion s'est quelque peu améliorée. Vous pouvez répéter le protocole avec plus de résistance.

# Amélioration (StM) de l'Extension (flexion plantaire)

<u>Groupe ou faisceau musculaire principalement en cause</u> :
Agoniste -> Jambier postérieur, long fléchisseur commun des orteils, long fléchisseur propre du 1er orteil, soléaire, jumeaux
Antagoniste -> Jambier antérieur, extenseur propre du 1er orteil, court péronier

<u>Indicateur</u> : Marche, changement de position

<u>Correction ou Amélioration</u> : Difficulté à accélérer la marche, à propulser, à monter les escaliers ; douleur probable à l'avant tibia de la cheville, au genou ou sur le bord externe du tibia.

<u>Visuel de mise en oeuvre</u>

| 1 | 2 | 3 |
|---|---|---|

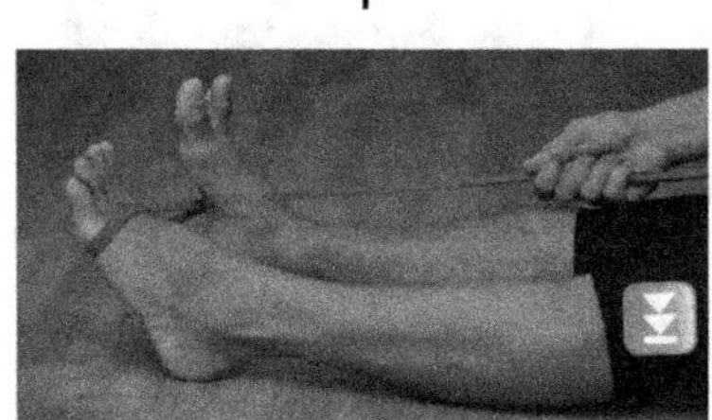 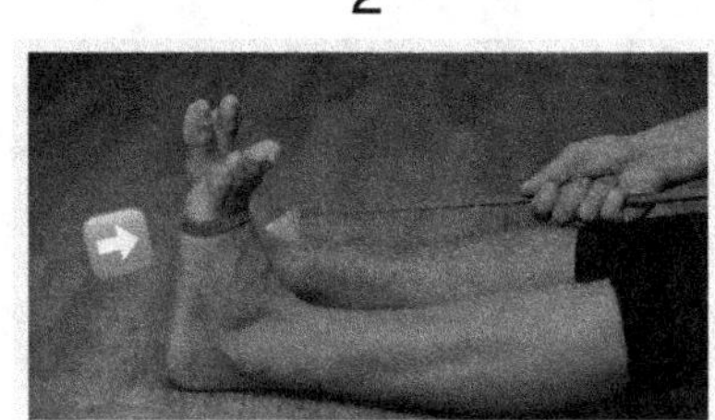 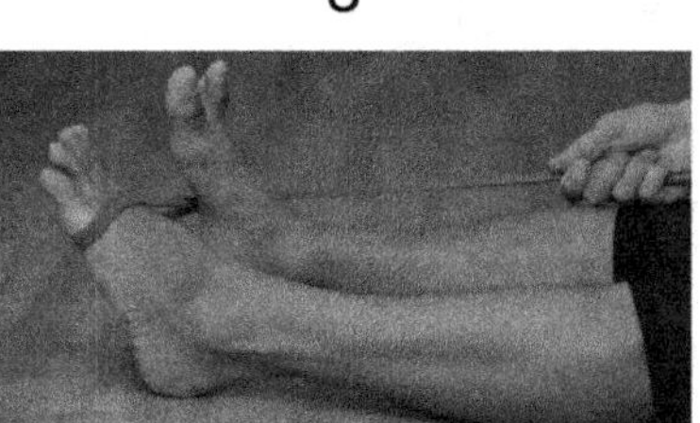

Répétez ce protocole à 3 reprises, 3 paliers, avec la même résistance au minimum.

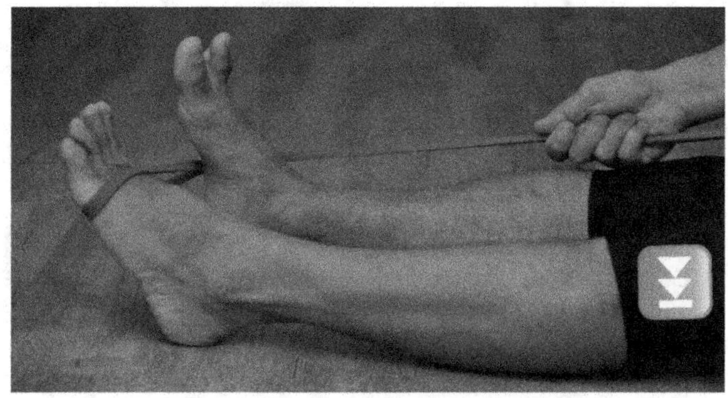

1- Asseyez-vous au sol, les jambes tendues et passez le pied du côté à solliciter dans l'élastique. Avec l'autre pied appuyez sur l'élastique. Tendez bien l'élastique jusqu'à ce que vos orteils soient tractés vers le sol. Inspirez en plaquant l'arrière de votre genou sur le sol (double flèche).

2- Expirez en exerçant une force mécanique pour ramener vos orteils vers vous. Allez à votre amplitude maximale. Veillez à ne pas déplacer votre pied de maintien. En fin d'expir (flèche), effectuez le « relâchement immédiat » (triangle).

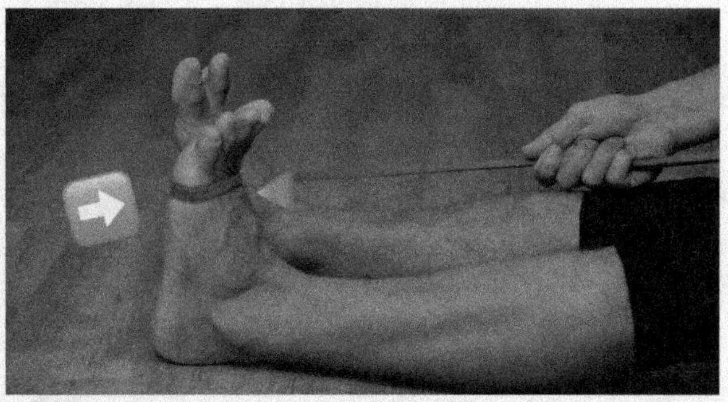

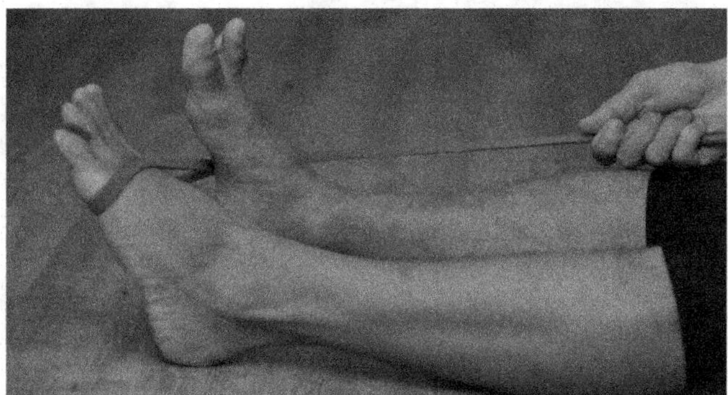

3- Laissez le pied revenir avec l'élastique. Vous pouvez observez que votre extension s'est quelque peu améliorée. Vous pouvez répéter le protocole avec plus de résistance. Vous pouvez aussi placer un petit coussin sous votre cheville pour en accentuer le travail.

# Amélioration (StM) de l'Adduction-Pronation-Flexion Dorsale (Eversion) si genou fléchi

Groupe ou faisceau musculaire principalement en cause :
Agoniste -> Péronier antérieur, court et long péroniers
Antagoniste -> Péronier postérieur, long fléchisseur commun des orteils, jumeaux

Indicateur : Debout, marche, changement de position

Correction ou Amélioration : Difficulté à monter sur la pointe des pieds, à poser le pied à plat à la marche, sensation de n'avoir qu'une partie du pied en appui sur le sol ; douleur probable au pied, à la cheville, sur l'extérieur de la jambe et l'intérieur du talon.

Visuel de mise en oeuvre

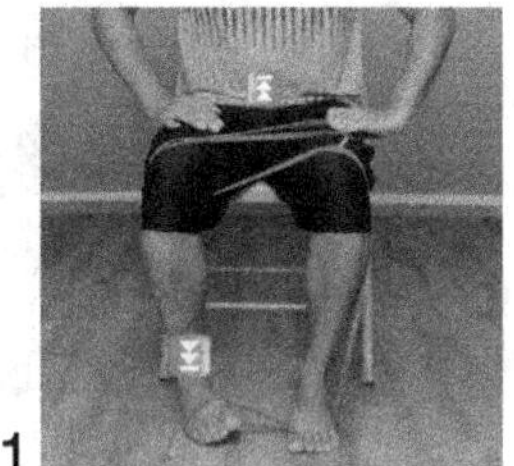 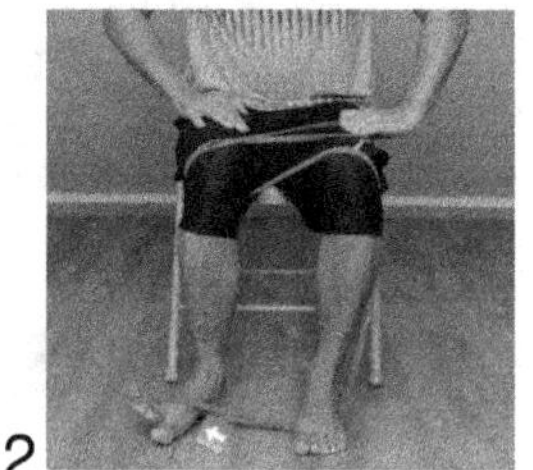 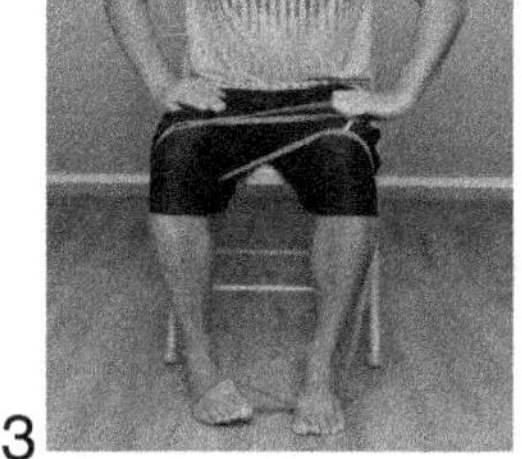

1      2      3

Répétez ce protocole à 3 reprises, 3 paliers, avec la même résistance au minimum.

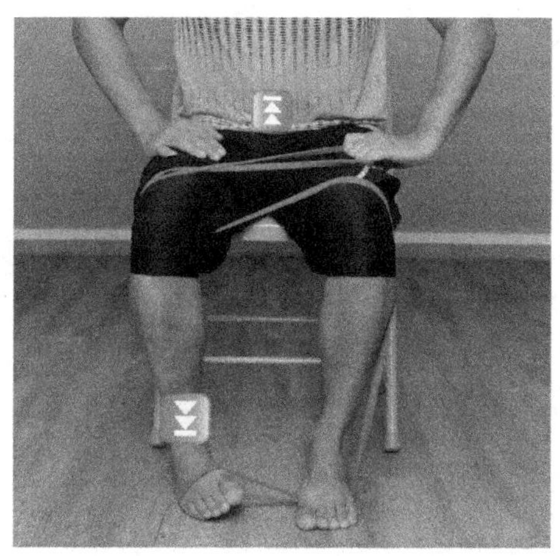

1- Asseyez-vous sur une chaise qui vous permette de respecter les angles droits au niveau des hanches et des genoux. Du côté sollicité, entrez la plante de pied dans l'élastique. L'autre pied le maintien ; faites remonter l'élastique le long de votre jambe, passez par-dessus le genou, puis sous le genou opposé. Inspirez en allongeant la colonne vertébrale (double flèche). Par la même occasion, ancrez bien votre talon au sol.

2- Expirez en exerçant une force mécanique de façon à éloigner votre pied l'autre, en gardant le point fixe du talon. Veillez à bien amener le petit orteil vers l'extérieur et le haut. Allez le plus loin possible sans écarter vos genoux.
En fin d'expir (flèche), effectuez le « relâchement immédiat » (triangle).

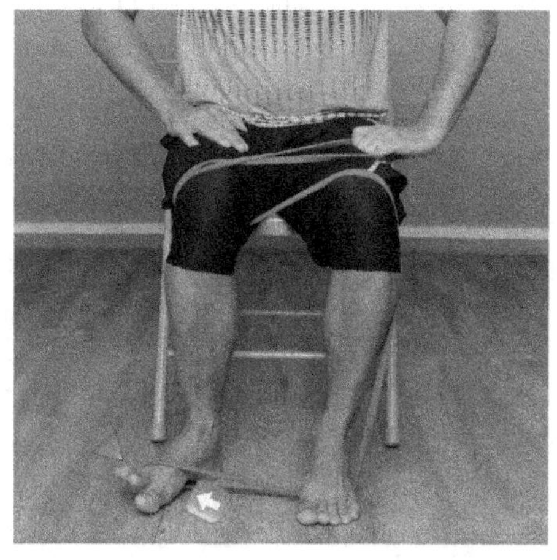

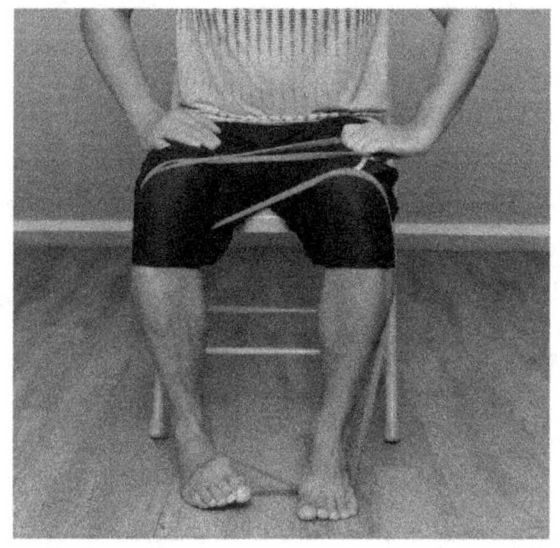

3- Laissez votre pied se refermer avec l'élastique, toujours avec le point fixe du talon. Ne freinez pas le retour. Vous pouvez observer que votre pied a quelque peu progressé vers l'autre par rapport à la posture initiale.

# Amélioration (StM) de l'Abduction-Supination-Flexion plantaire (Inversion) si genou fléchi

Groupe ou faisceau musculaire principalement en cause :
Agoniste -> Péronier postérieur, long fléchisseur commun des orteils, jumeaux
Antagoniste -> Péronier antérieur, court et long péroniers

Indicateur : Debout, marche, changement de position

Correction ou Amélioration : Difficulté à monter sur la pointe des pieds, à poser le pied à plat à la marche, sensation de marcher sur l'extérieur du talon ou du pied, inconfort dans les appuis au sol ; douleur probable l'extérieur du talon, à malléole interne, à l'intérieur du genou.

Visuel de mise en oeuvre

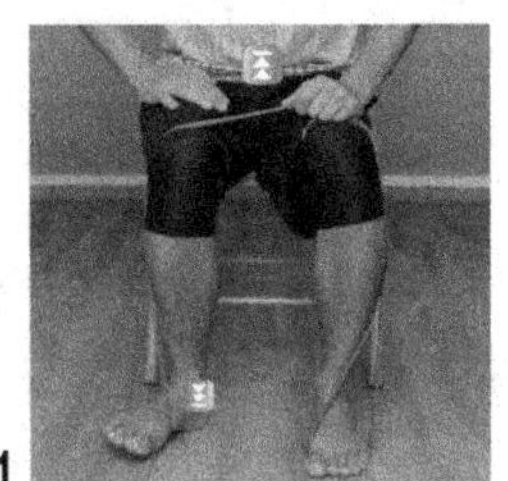 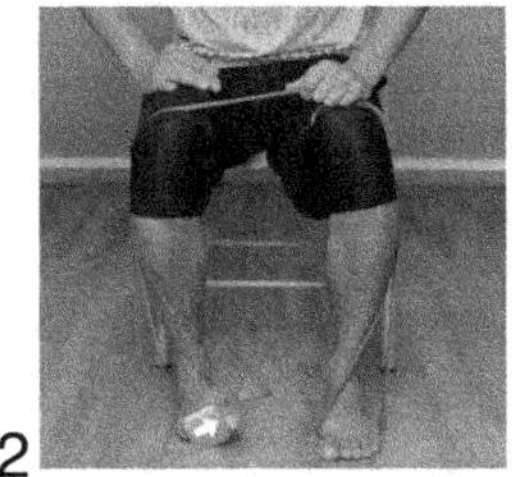 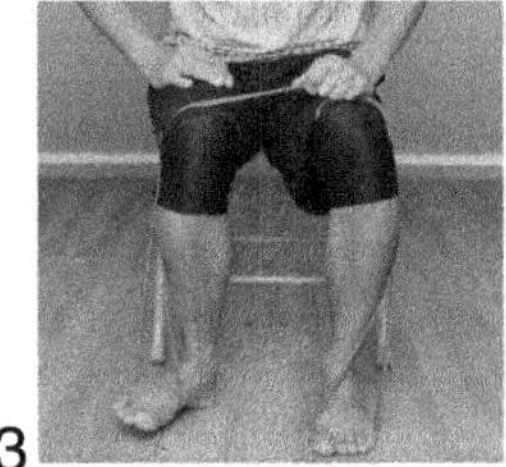

Répétez ce protocole à 3 reprises, 3 paliers, avec la même résistance au minimum.

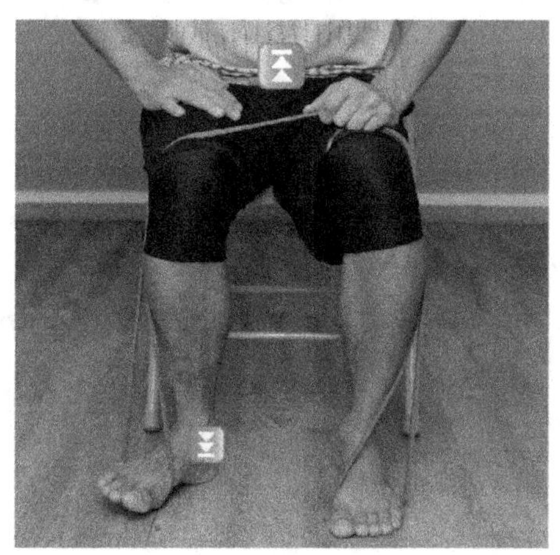

1- Asseyez-vous sur une chaise qui vous permette de respecter les angles droits au niveau des hanches et des genoux. Du côté sollicité, entrez la plante de pied dans l'élastique. Faites le remonter le long de la jambe, passez par-dessus les 2 genoux, puis entourez la cuisse opposée. Veillez à ce que le petit orteil soit plus relevé que le gros. Inspirez en allongeant la colonne vertébrale (double flèche). Par la même occasion, ancrez bien votre talon au sol.

2- Expirez en exerçant une force mécanique pour rapprocher votre pied de l'autre, en gardant le point fixe du talon. Veillez à bien amener le gros orteil vers l'intérieur et le haut. Allez le plus loin possible sans écarter vos genoux.
En fin d'expir (flèche), effectuez le « relâchement immédiat » (triangle).

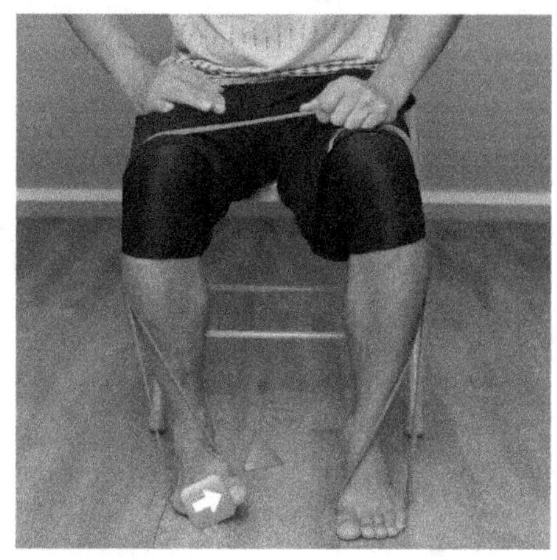

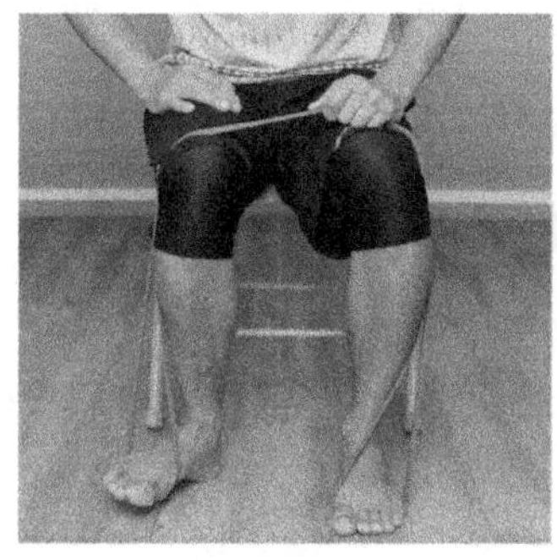

3- Laissez votre pied s'ouvrir à nouveau avec l'élastique. Ne freinez pas le retour. Vous pouvez observer que votre pied s'est quelque peu éloigné de l'autre par rapport à la posture initiale.

# Amélioration (StM) de la Rotation Interne de hanche si genou tendu

Groupe ou faisceau musculaire principalement en cause :
Agoniste -> Vaste externe, couturier, ischio-jambiers internes, poplité du genou
Antagoniste -> Vaste interne, ischio-jambier externe, tenseur facia-lata, court biceps du genou

Indicateur : Debout, marche

Correction ou Amélioration : Difficulté à garder les pieds  par rapport à l'axe de la marche, les pieds ne déroulent pas la marche convenablement, ils sortent ; douleur probable au genou et au gros orteil.

Visuel de mise en oeuvre

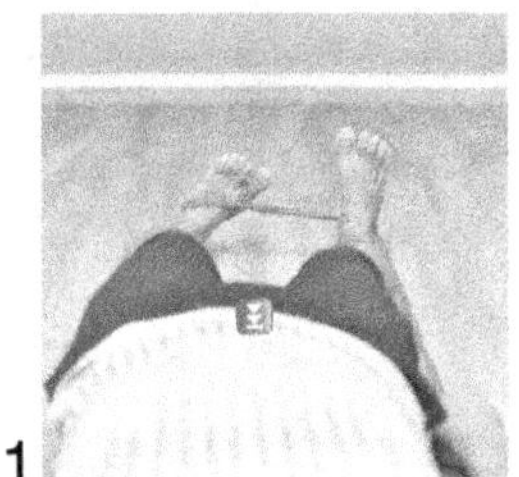
1

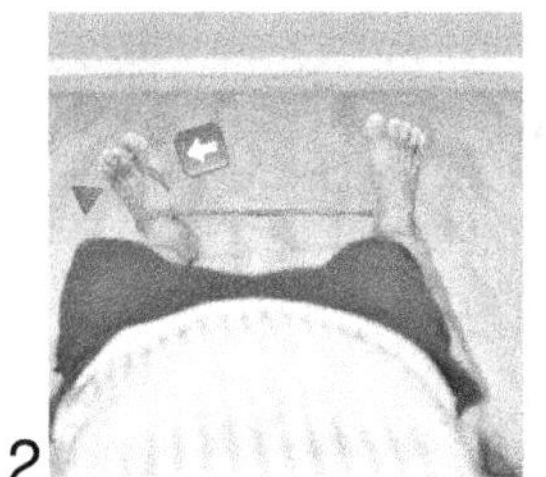
2

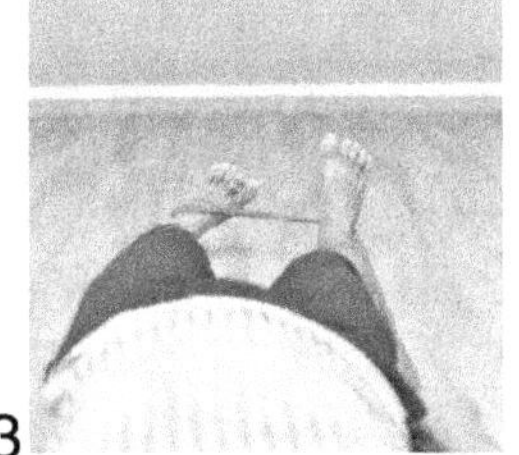
3

Répétez ce protocole à 3 reprises, 3 paliers, avec la même résistance au minimum.

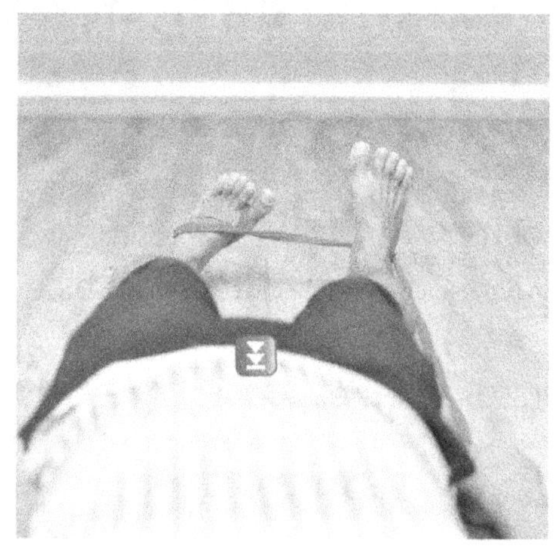

1- Allongez-vous sur le sol. Passez le gros orteil, du côté à améliorer, dans votre élastique. Faites ensuite contourner les 2 parties de celui-ci de l'intérieur vers l'extérieur, du dessous vers le dessus du pied. Mettez en tension l'élastique en plaçant l'autre pied dessus. Réglez la traction en tirant avec la partie que vous avez en main. Conservez votre colonne vertébrale allongée. Votre pied est tracté vers l'axe du corps. Inspirez (double flèche).

2- Fixez bien votre talon au sol. Servez-vous en de pivot. Expirez en exerçant une force mécanique d'ouverture du pied ; tentez de toucher le sol avec son bord externe. Pensez à ouvrir votre genou simultanément pour une meilleure action sur la hanche. En fin d'expir (flèche), effectuez le « relâchement immédiat » (triangle).

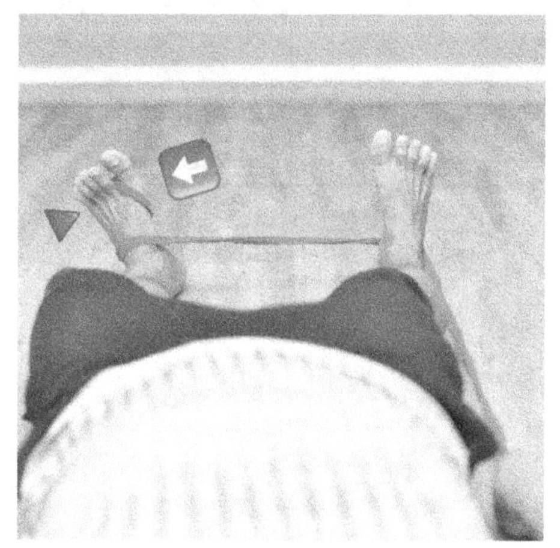

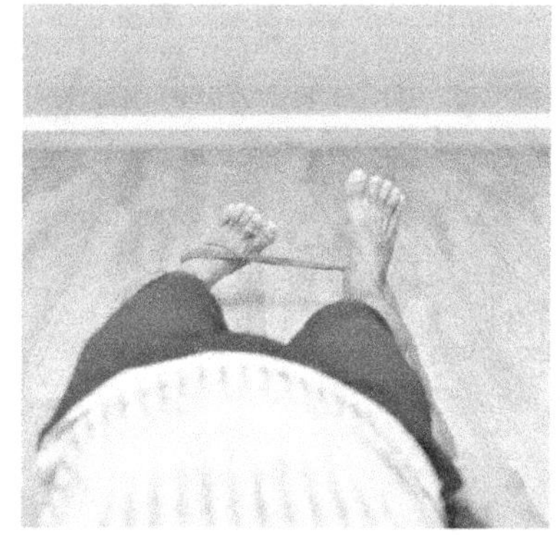

3- Laissez l'élastique tracter votre pied vers sa position de départ. Observez que votre gros orteil s'est quelque peu rapproché du sol et que votre hanche se ferme davantage.

# Amélioration (StM) de la Rotation Externe de hanche si genou tendu

Groupe ou faisceau musculaire principalement en cause :
Agoniste -> Vaste interne, ischio-jambier externe, tenseur facia-lata, court biceps du genou
Antagoniste -> Vaste externe, couturier, ischio-jambiers internes, poplité du genou

Indicateur : Debout, marche

Correction ou Amélioration : Difficulté à garder les pieds alignés par rapport à l'axe de la marche, les pieds rentrent ; douleur probable au genou et au petit orteil.

Visuel de mise en oeuvre

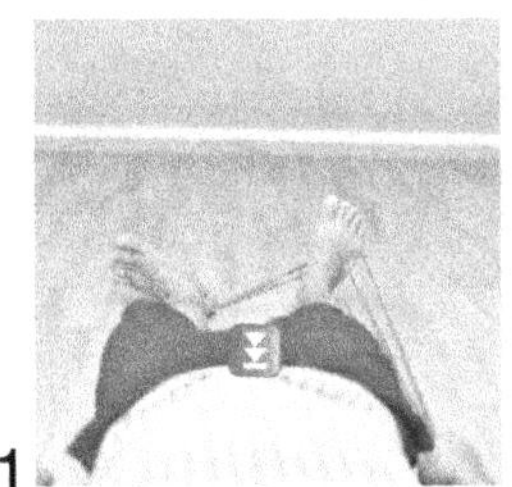 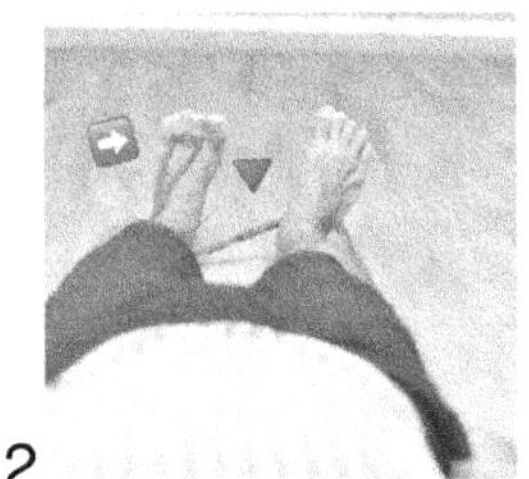 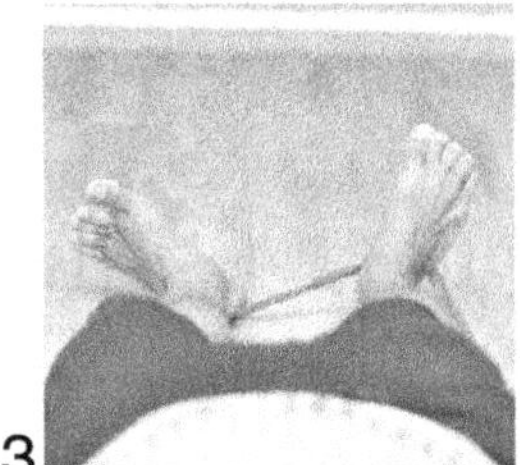

Répétez ce protocole à 3 reprises, 3 paliers, avec la même résistance au minimum.

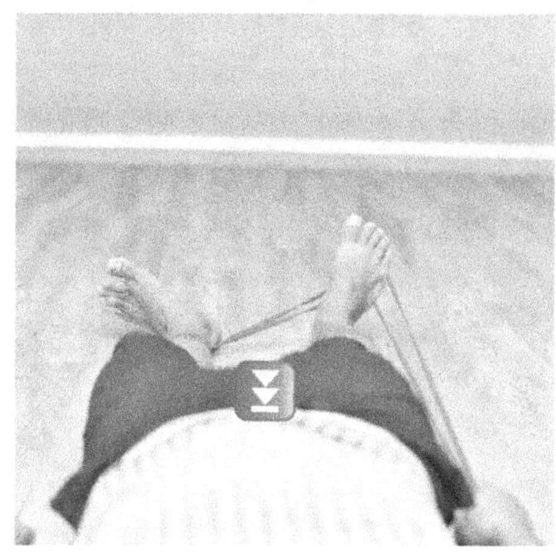

1- Allongez-vous, jambes tendues. Passez les 2, 3 et 4ème orteils du côté sollicité dans votre élastique. Passez les élastiques à l'extérieur de votre cheville puis dessous celle-ci. Mettez en tension l'élastique à l'aide de l'autre pied et réglez sa traction en tirant avec la main. Conservez votre colonne vertébrale allongée. Tandis que le tranchant de votre pied est tracté vers le sol, inspirez (double flèche).

2- Expirez en exerçant une force mécanique pour rapprocher votre pied de l'autre, en pivotant sur le talon. Vous tentez de toucher l'autre pied avec le gros orteil. Pensez à fermer votre genou simultanément pour accentuer l'action sur la hanche. En fin d'expir (flèche), effectuez le « relâchement immédiat » (triangle).

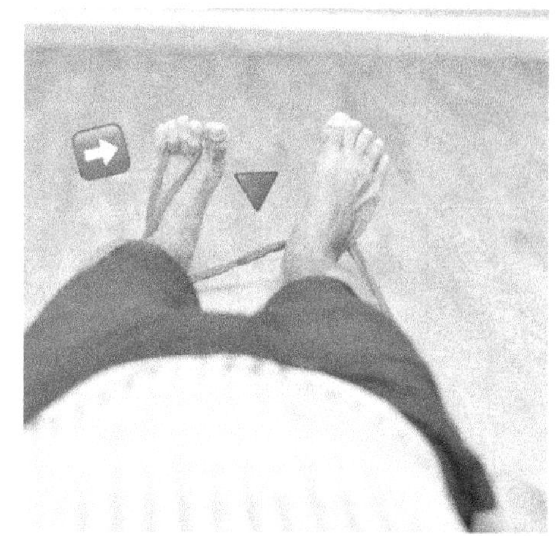

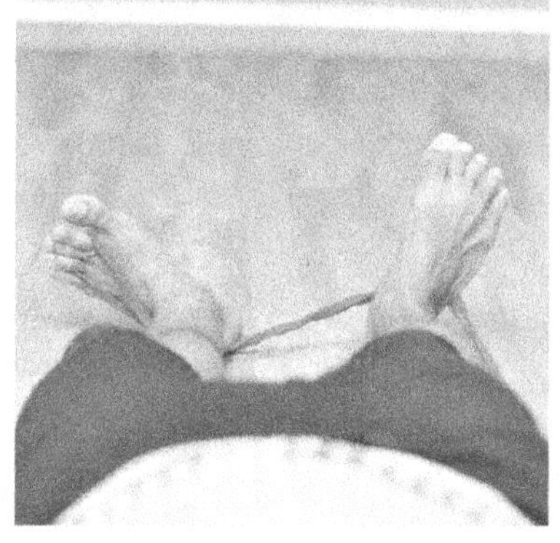

3- Laissez votre pied et votre genou s'ouvrir à nouveau avec l'élastique, naturellement. Vous pouvez observer que la rotation de votre hanche s'est quelque peu améliorée par rapport à la posture initiale.

# StM, ORTEILS

# Amélioration (StM) de la Flexion

Groupe ou faisceau musculaire principalement en cause :

Agoniste -> Fléchisseur commun des orteils, court fléchisseur du 1er orteil, court fléchisseur du 5e orteil, long fléchisseur propre du 1er orteil

Antagoniste -> Extenseur du gros orteil, extenseur commun des orteils, court extenseur des orteils (pédieux)

Indicateur : Debout, marche, assis, changement de position

Correction ou Amélioration : Difficulté à profiter des appuis de chaque orteil en position debout statique, à utiliser les orteils pendant la marche ou en montant les escaliers, à étaler les orteils en position assise ; douleur probable sous la plante des pieds, tension au niveau de la cheville ou de la jambe.

Visuel de mise en oeuvre

| 1 | 2 | 3 |
|---|---|---|

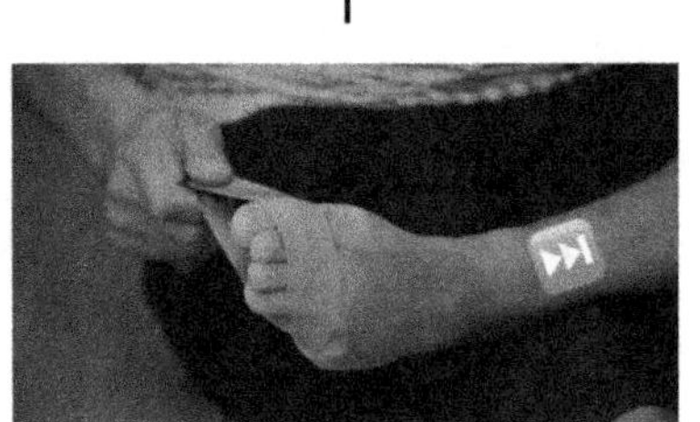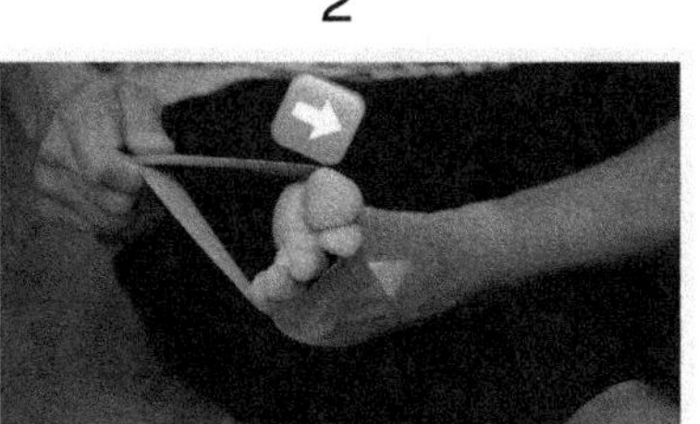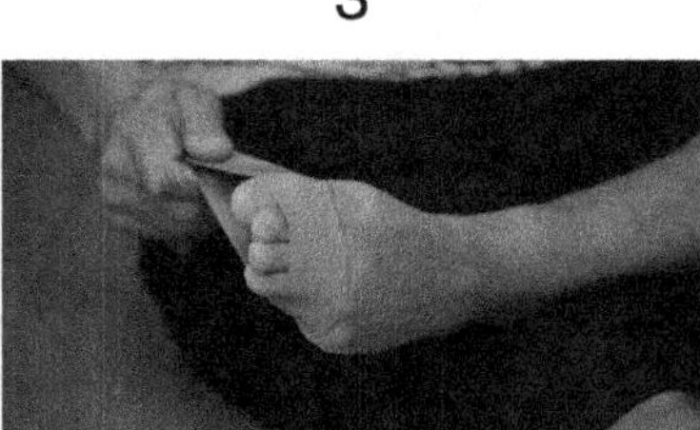

Répétez ce protocole à 3 reprises, 3 paliers, avec la même résistance au minimum.

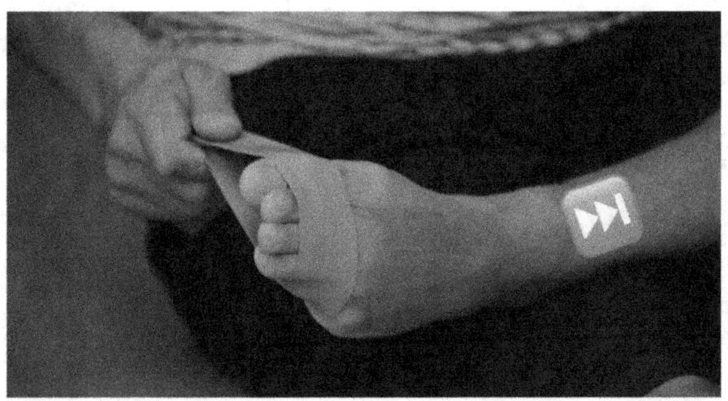

1- Petit élastique - Asseyez-vous au sol, 1 jambe tendue ; Placez la cheville du côté à solliciter sur le genou de la jambe tendue. Passez les orteils dans l'élastique que vous placerez bien à plat. Mettez-le en tension à l'aide de votre main opposée et réglez la traction en tirant progressivement. Vous pouvez maintenir votre genou fléchi avec l'autre main. Tandis que votre pied est perpendiculaire à votre jambe, inspirez (double flèche).

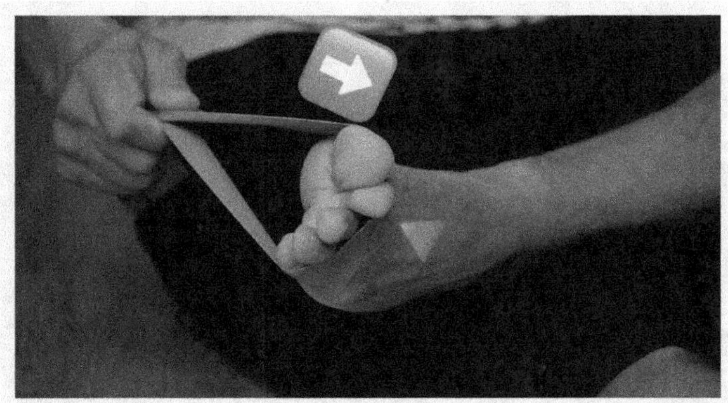

2- Expirez en exerçant une force mécanique pour relever vos orteils ; gardez bien votre pied perpendiculaire à la jambe qui travaille. La main qui tient l'élastique reste fixe. Relevez vos orteils le plus possible. En fin d'expir (flèche), effectuez le « relâchement immédiat » (triangle).

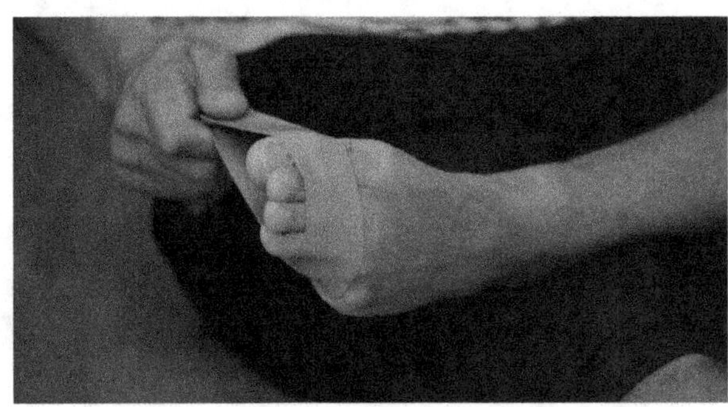

3- Laissez vos orteils revenir avec l'élastique, naturellement. Vous pouvez observer que la flexion de vos orteils s'est quelque peu améliorée par rapport à la posture initiale.

# Amélioration (StM) de l'Extension

<u>Groupe ou faisceau musculaire principalement en cause</u> :

Agoniste ->   Extenseur du gros orteil, extenseur commun des orteils, court extenseur des orteils (pédieux)

Antagoniste -> Fléchisseur commun des orteils, court fléchisseur du 1er orteil, court fléchisseur du 5e orteil, long fléchisseur propre du 1er orteil

<u>Indicateur</u> : Debout, marche, assis, changement de position

<u>Correction ou Amélioration</u> : Difficulté à étaler les orteils sur le sol, debout ou assis, à utiliser les orteils pour la marche ; douleur probable sur les orteils, sous le pied, dans la voûte plantaire,  au tendon d'Achille.

<u>Visuel de mise en oeuvre</u>

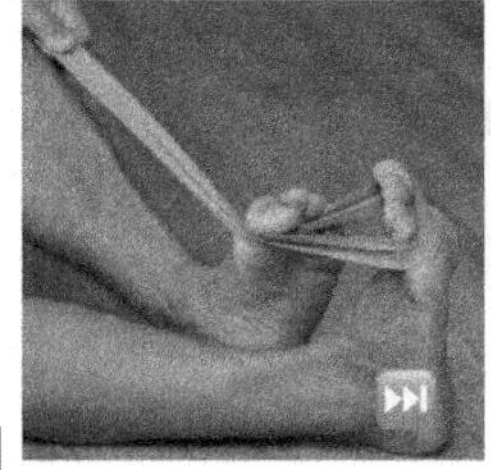 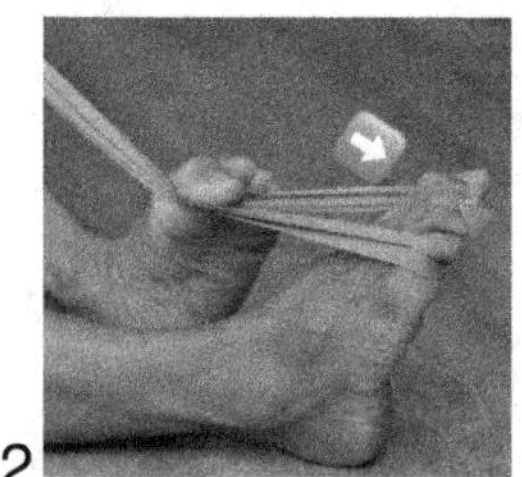 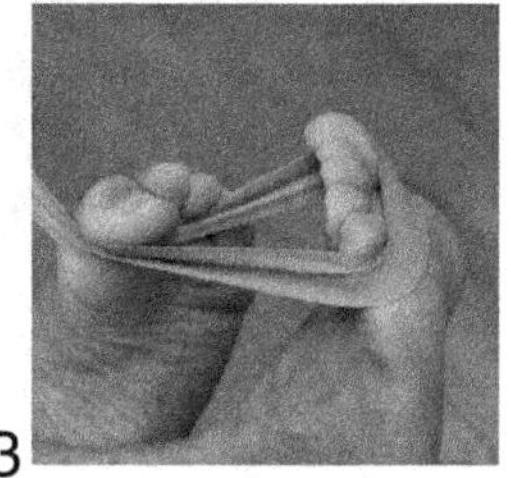

Répétez ce protocole à 3 reprises, 3 paliers, avec la même résistance au minimum.

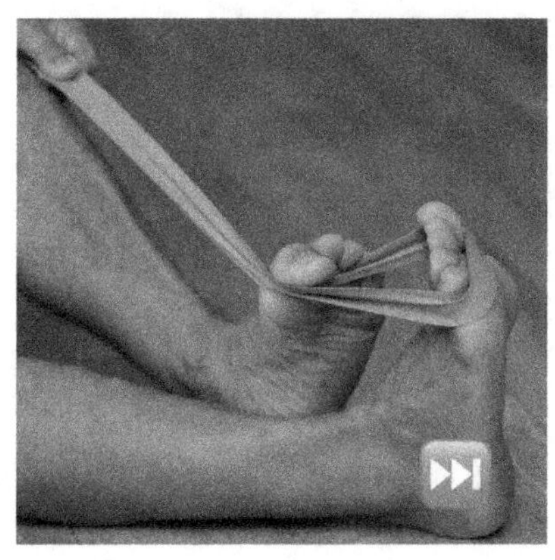

1- Petit élastique - Asseyez-vous au sol, 1 jambe tendue. Passez les orteils à solliciter dans l'élastique que vous placerez à plat autant que possible. Mettez-le en tension à l'aide de votre main opposée et réglez la traction de vos orteils en appuyant avec l'autre pied. Tandis que vous pointez votre talon aussi loin que possible, inspirez (double flèche).

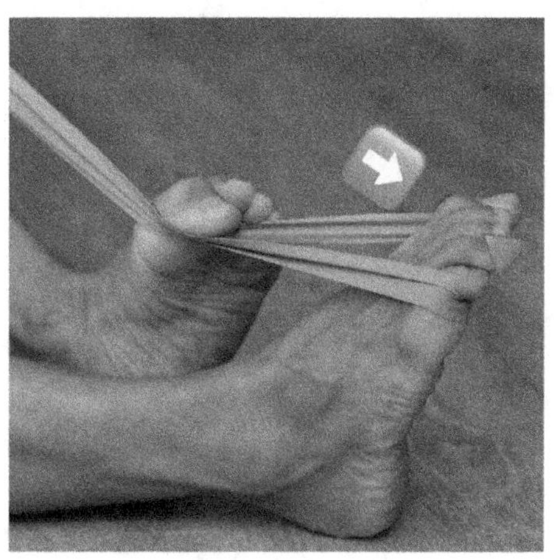

2- Expirez en exerçant une force mécanique pour fléchir vos orteils ; gardez au maximum votre pied perpendiculaire à la jambe qui travaille. La main qui tient l'élastique reste fixe. fléchissez vos orteils le plus possible. En fin d'expir (flèche), effectuez le « relâchement immédiat » (triangle).

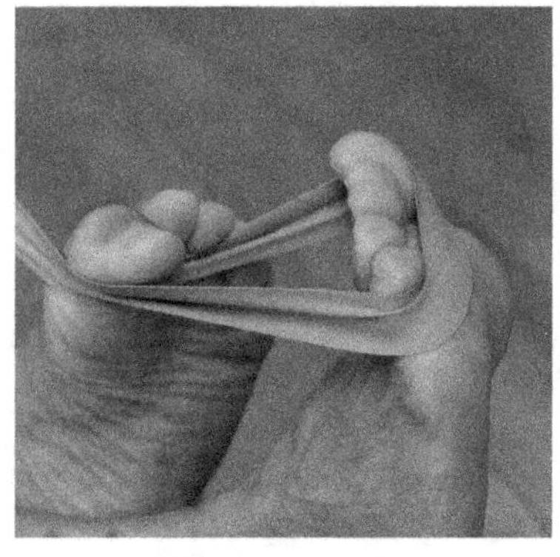

3- Laissez vos orteils revenir avec l'élastique, naturellement. Vous pouvez observer que l'extension de vos orteils s'est quelque peu améliorée par rapport à la posture initiale.

# StM, RACHIS LOMBAIRE

# Amélioration (StM) de la Flexion

<u>Groupe ou faisceau musculaire principalement en cause</u> :
Agoniste -> Psoas, grand droit de l'abdomen, grand oblique
Antagoniste -> Transversaire épineux, ilio-costal, long dorsal

<u>Indicateur</u> : Debout, marche, assis, changement de position

<u>Correction ou Amélioration</u> : Difficulté à se redresser, à anté-verser le bassin, à rester assis confortablement, à creuser le dos ; douleur probable au ventre, aux fessiers, au milieu du dos, aux cervicales, au coccyx, à l'avant de la hanche, absence de creux lombaire, poids sur l'arrière du pied.

<u>Visuel de mise en oeuvre</u>

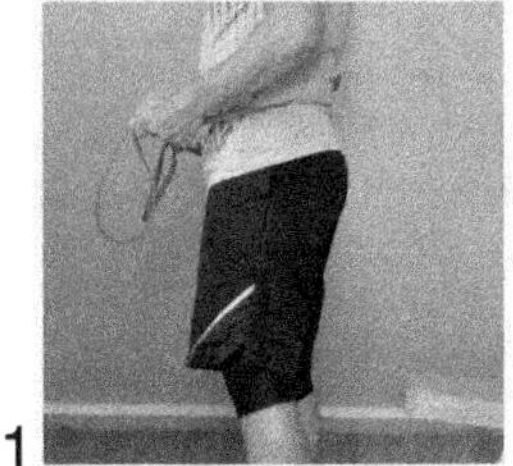
1

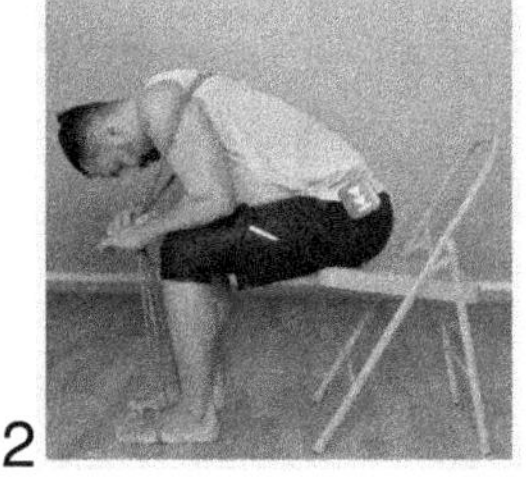
2

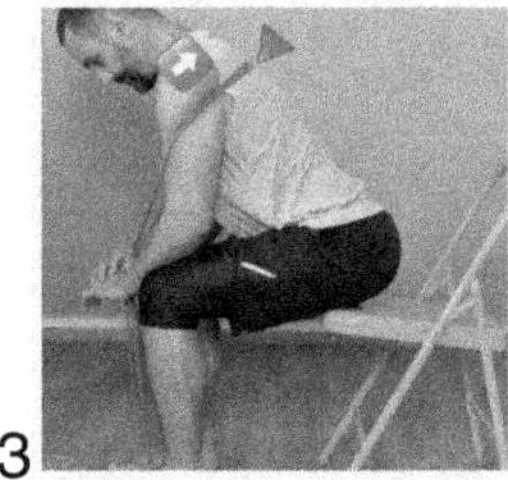
3

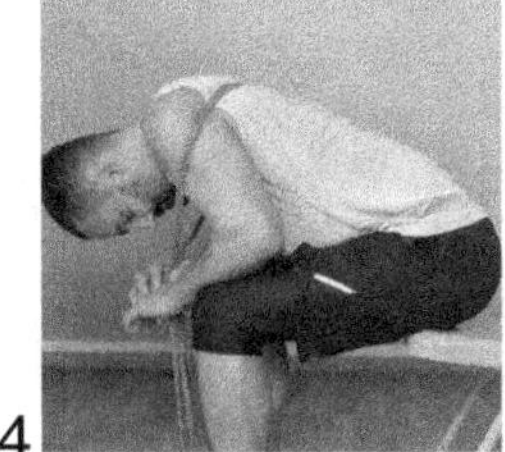
4

Répétez ce protocole à 3 reprises, 3 paliers, avec la même résistance au minimum.

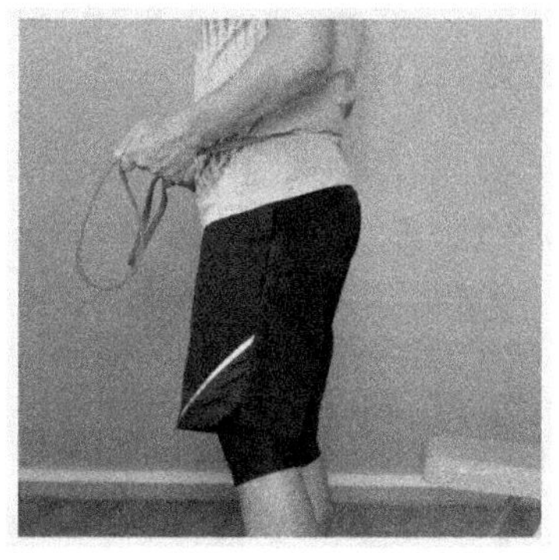

1- Debout devant une chaise, passez l'élastique derrière votre taille. Vous obtenez une boucle de chaque côté.

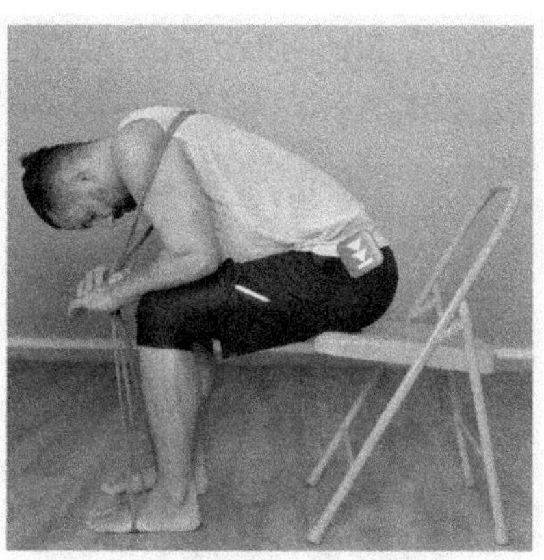

2- Asseyez-vous sur le bord de la chaise. Passez chacun de vos pieds dans sa boucle d'élastique. Placez-le sur vos omoplates. Profitez de la traction avant pour vous accouder sur vos genoux ; cela presse sur vos pieds et maintient l'élastique que vous serrez entre vos mains. Laissez votre dos s'arrondir, menton sur la poitrine. Inspirez en dirigeant votre coccyx vers la chaire (double flèche).

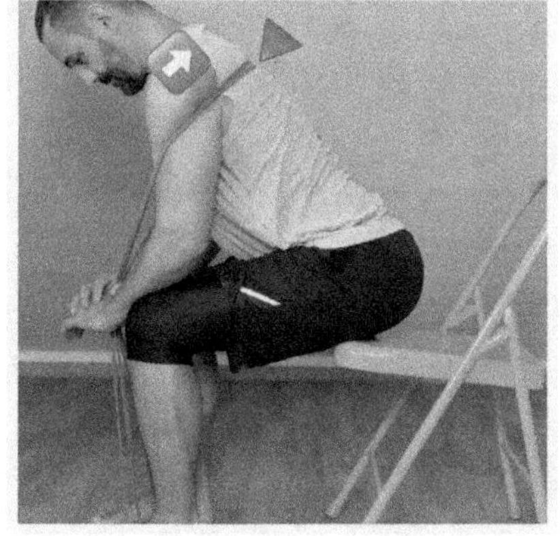

3- Expirez en exerçant une force mécanique pour allonger votre dos, y compris votre tête ; Simultanément, creusez au maximum le bas du dos. En fin d'expir (flèche), effectuez le « relâchement immédiat » (triangle).

4- Laissez votre dos revenir avec l'élastique. Veillez à replacer votre menton sur votre poitrine pour protéger votre nuque. Gardez vos coudes souples pour bien sentir le retour soudain. Vous pouvez observer que votre corps s'arrondit un peu plus loin par rapport à la posture initiale.

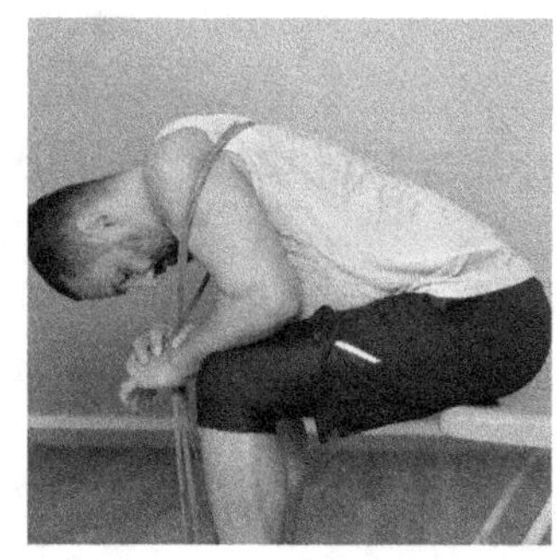

# Amélioration (StM) de l'Extension

<u>Groupe ou faisceau musculaire principalement en cause</u> :
Agoniste -> Transversaire épineux, ilio-costal, long dorsal
Antagoniste -> Psoas, grand droit de l'abdomen, grand oblique

<u>Indicateur</u> : Debout, marche, assis, changement de position

<u>Correction ou Amélioration</u> : Difficulté à rentrer le ventre, à baisser la tête aisément, à rentrer les fesses en marchant ; douleur probable au bas du dos, possible sciatique d'un côté, poids du corps sur l'avant du pied (plante de pied douloureuse).

<u>Visuel de mise en oeuvre</u>

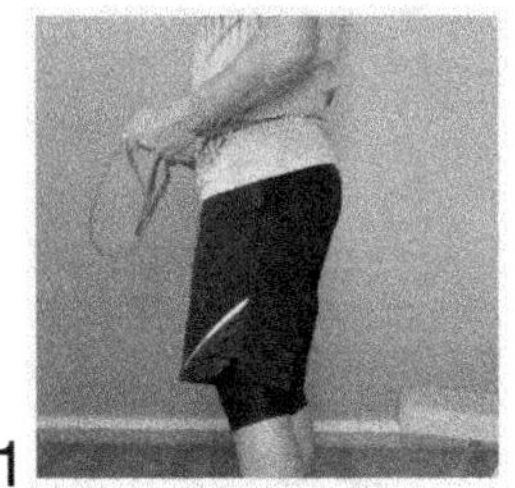

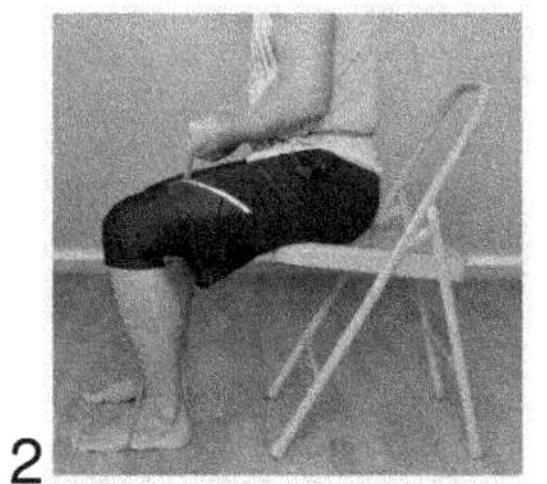

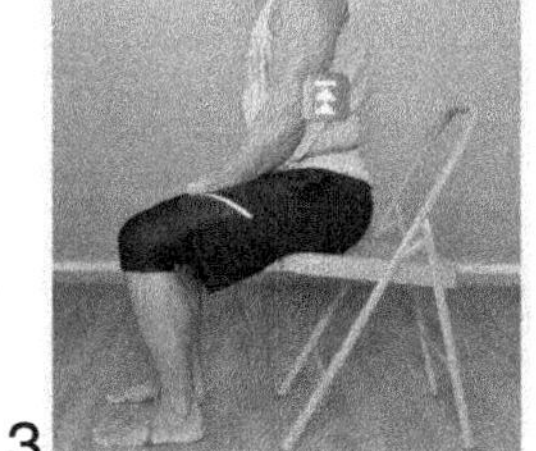

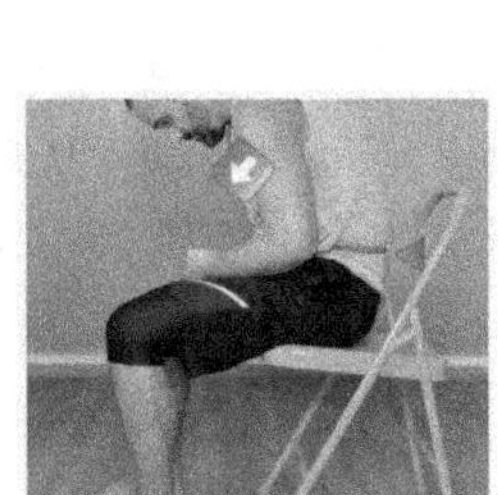

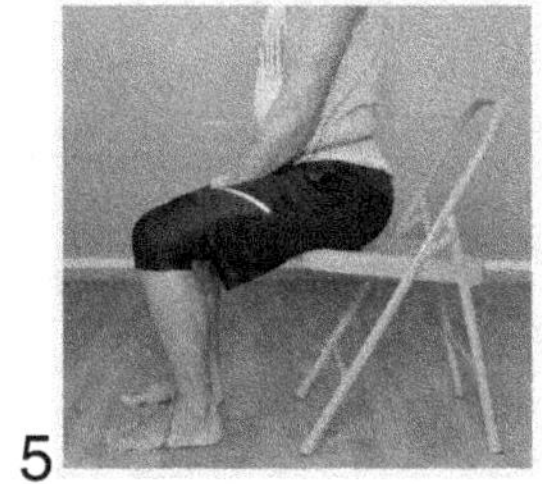

Répétez ce protocole à 3 reprises, 3 paliers, avec la même résistance au minimum.

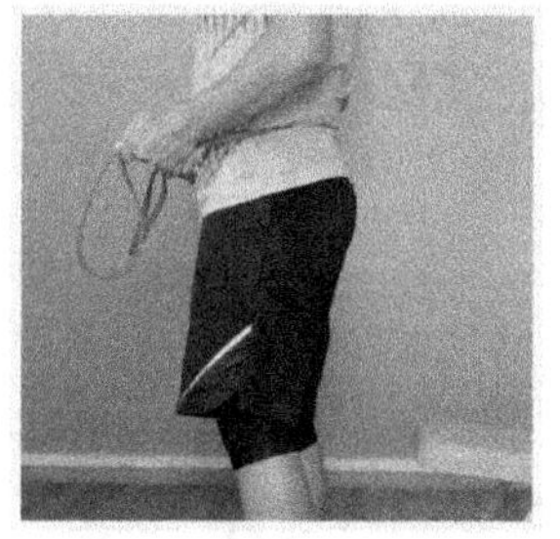

1- Debout devant une chaise, passez l'élastique derrière votre taille. Vous obtenez une boucle de chaque côté.

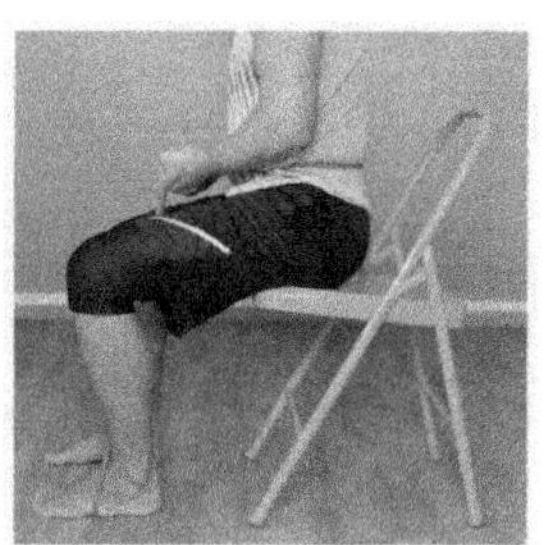

2- Asseyez-vous sur la chaise sans vous adosser. Passez chacun de vos pieds dans sa boucle d'élastique. Placez l'élastique juste au-dessus des os de votre bassin (crêtes iliaques). A l'aide de vos mains, mettez-le en tension. Laissez votre dos se creuser. Maintenez l'élastique en appuyant vos pieds dessus.

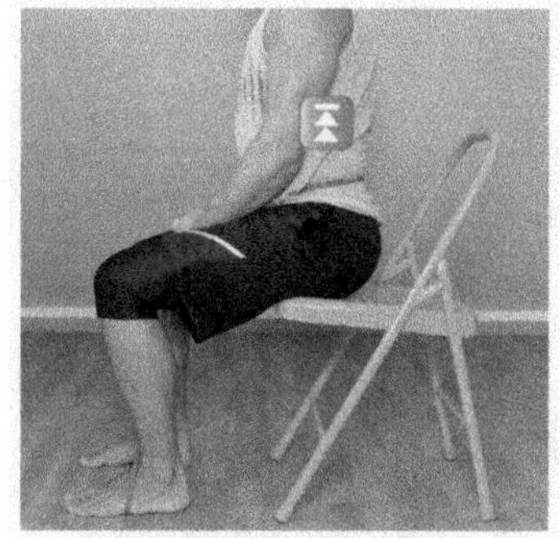

3- Inspirez en allongeant votre colonne vertébrale (double flèche). Profitez de cet instant pour creuser davantage vos lombaires. Vos mains maintiennent toujours l'élastique.

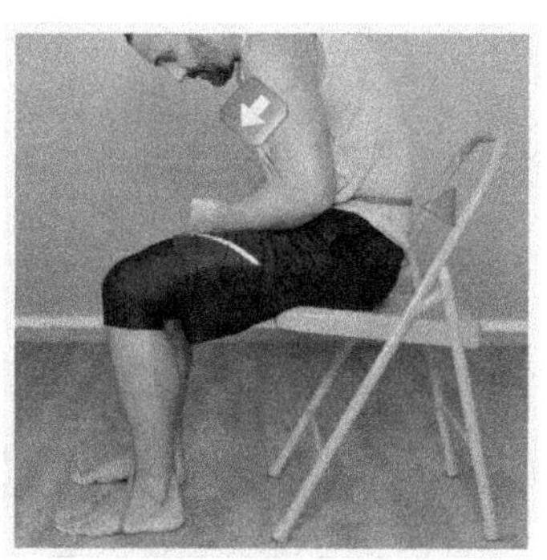

4- Expirez en exerçant une force mécanique pour arrondir votre dos, y compris votre tête dont le menton vient se rapprocher de votre poitrine ; Simultanément, creusez votre ventre pour accentuer la pression sur vos lombaires. En fin d'expir (flèche), effectuez le « relâchement immédiat » (triangle).

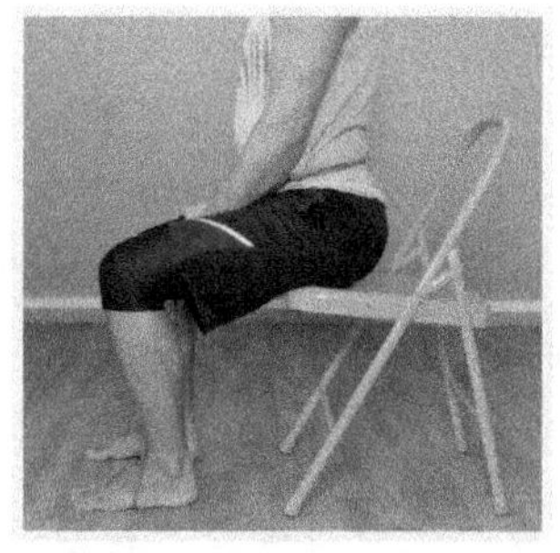

5- Laissez votre dos revenir avec l'élastique, en l'allongeant davantage. Vous pouvez observer que l'extension de votre dos est un peu plus creux par rapport à la posture initiale.

# Amélioration (StM) de l'Inclinaison Latérale

<u>Groupe ou faisceau musculaire principalement en cause</u> :
Agoniste -> Ilio-costal, Psoas, carré des lombes, petit  et grand oblique
Antagoniste -> Les mêmes du côté opposé

<u>Indicateur</u> : Debout, marche, assis, changement de position

<u>Correction ou Amélioration</u> : Difficulté à se redresser (sensation d'être penché d'un côté) ; douleur probable au bas du dos, aux cervicales du côté opposé, à l'arrière de l'épaule, à une hanche, à un genou.

<u>Visuel de mise en oeuvre</u>

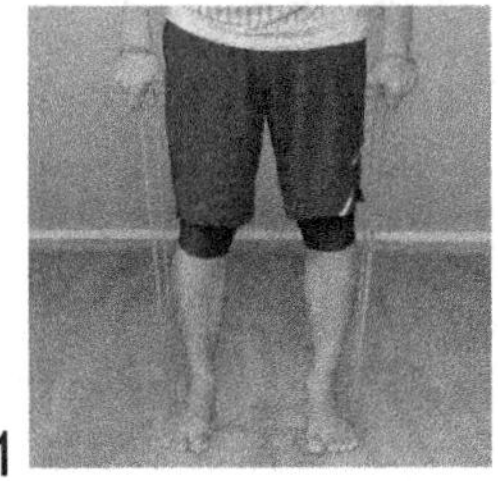 1

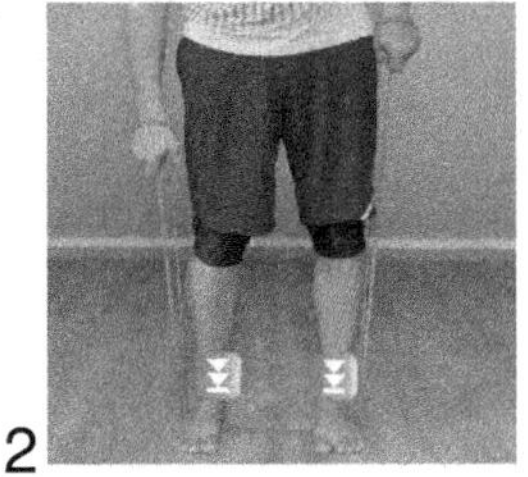 2

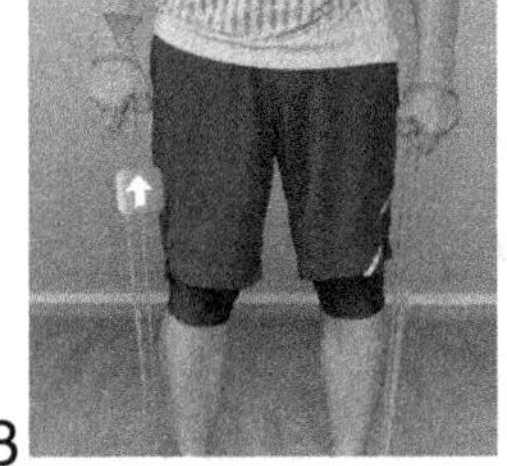 3

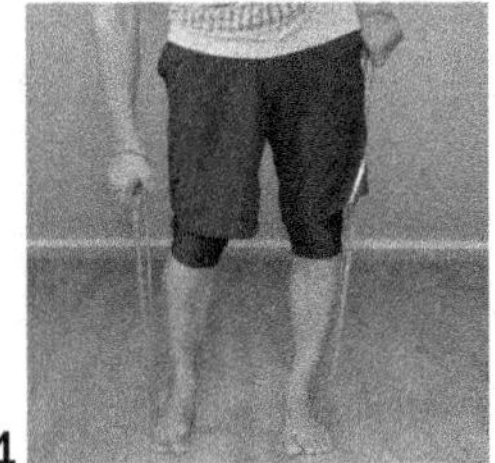 4

Répétez ce protocole à 3 reprises, 3 paliers, avec la même résistance au minimum.

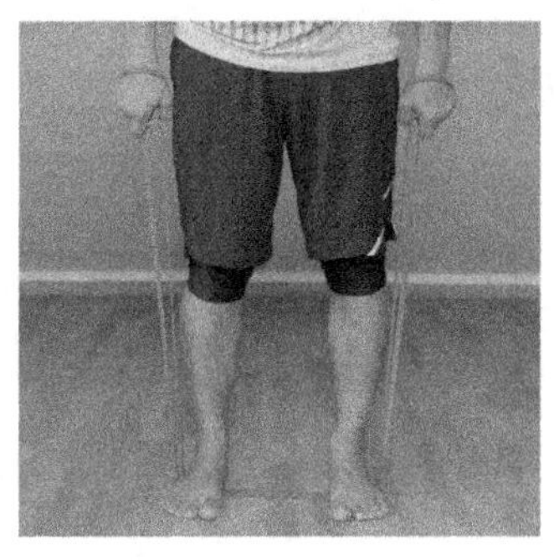

1- Debout, passez vos 2 mains dans l'élastique, à chacune de ses extrémités, puis attrapez-en les parties de façon à ce qu'il repose sur vos poignets (photo ci-contre). Laisser l'élastique trainer sur le sol et mettez vos 2 pieds parallèles dessus. Vous obtenez une boucle de chaque côté.

2- Réglez la tension de l'élastique en déplaçant vos pieds vers le côté opposé à solliciter. Vous devez sentir que la traction penche votre corps vers le côté opposé. Laissez votre dos s'incliner latéralement. Inspirez en pointant vos talons dans le sol (doubles flèches).

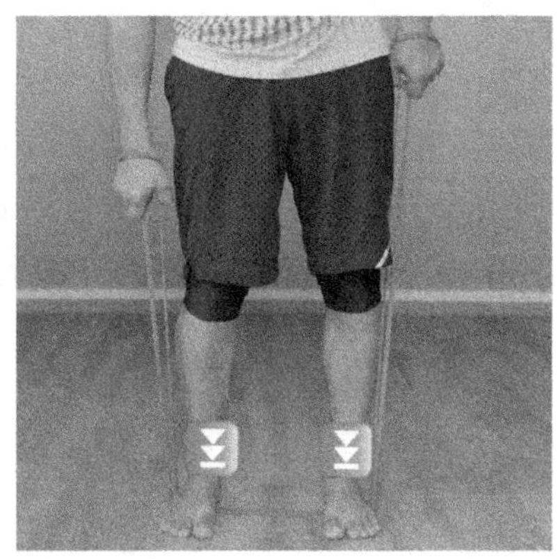

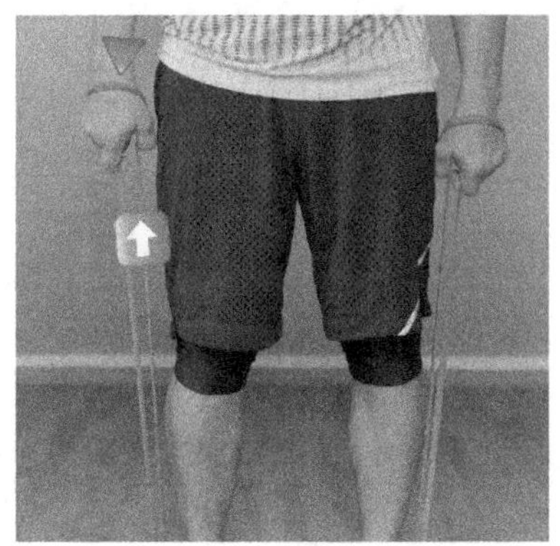

3- Expirez en exerçant une force mécanique de traction pour amener vos mains au moins au même niveau, voire plus. Veillez à basculer vos 2 épaules simultanément. En fin d'expir (flèche), effectuez le « relâchement immédiat » (triangle).

4- Laisser votre corps revenir avec l'élastique, sans retenir le retour. Veillez à garder vos 2 épaules sur le même plan. Vous pouvez observer que votre inclinaison a quelque peu progressé par rapport à la posture initiale.

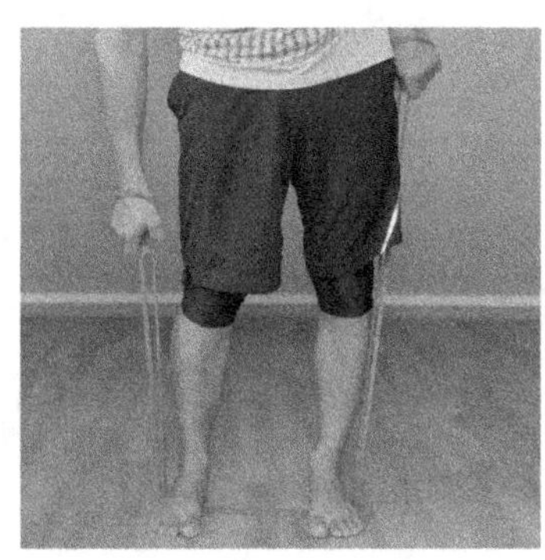

# Amélioration (StM) de la Rotation

<u>Groupe ou faisceau musculaire principalement en cause</u> :
Agoniste -> Psoas, petit et grand oblique
Antagoniste -> Les mêmes du côté opposé

<u>Indicateur</u> : Debout, marche, assis, changement de position

<u>Correction ou Amélioration</u> : Difficulté à se retourner en position assise ou debout, à rester assis confortablement, à garder les épaules sur le même plan frontal, creux lombaire absent d'un côté ; douleur probable au ventre, à une fesse en position assise, à une épaule, aux cervicales, à la tête.

<u>Visuel de mise en oeuvre</u>

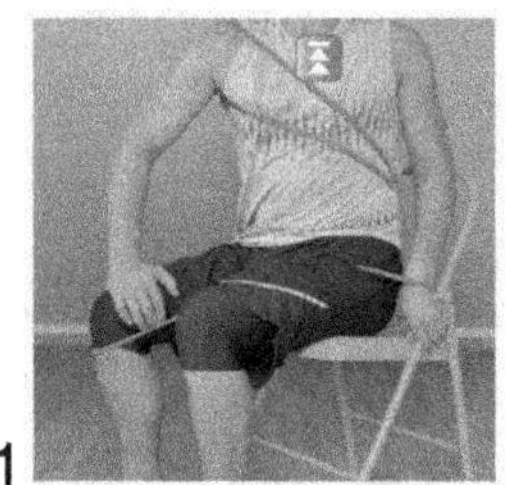 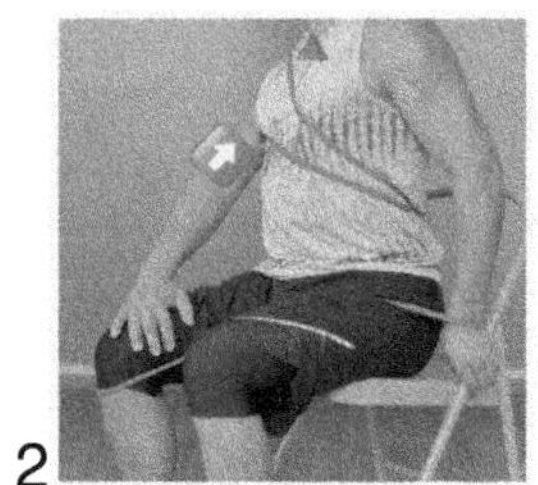 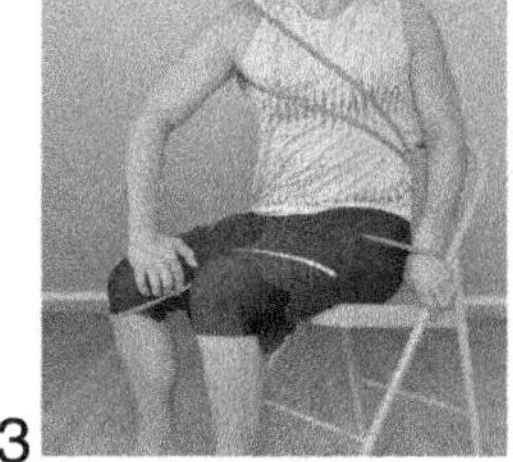

Répétez ce protocole à 3 reprises, 3 paliers, avec la même résistance au minimum.

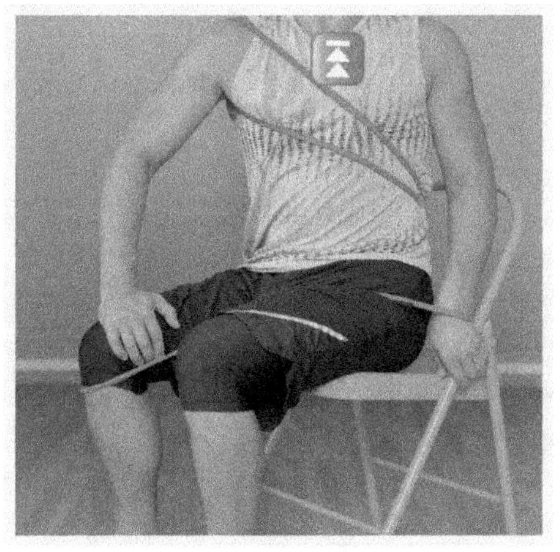

1- Asseyez-vous sur une chaise. Passez le bras opposé  au côté à solliciter dans l'élastique, jusqu'à l'épaule. L'élastique contourne votre corps ; il croise devant la poitrine, passe derrière vous et rejoint votre genou. Passez enfin la main du côté sollicité dans la boucle et saisissez la base du dossier de votre chaise. Inspirez en allongeant votre colonne vertébrale (double flèche).

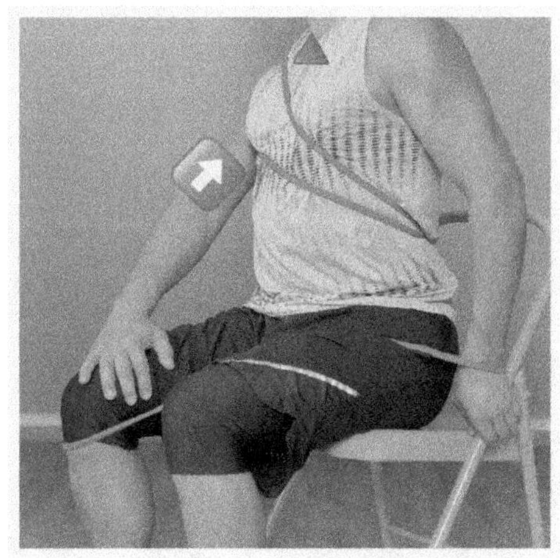

2- Expirez en exerçant une force mécanique pour ramener vos épaules de face, au moins. Votre tête suit le mouvement ; Poussez sur votre bras dont la main repose sur votre cuisse. En fin d'expir (flèche), effectuez le « relâchement immédiat » (triangle).

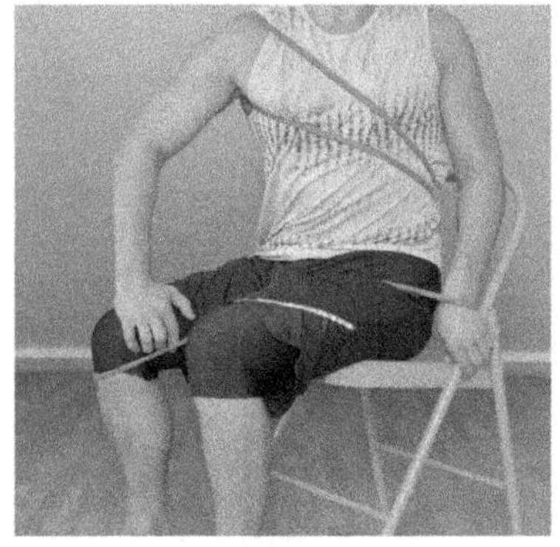

3- Laisser votre corps revenir avec l'élastique  ; votre tête suit le mouvement.  Auto grandissez-vous le plus possible, vous gagnerez davantage d'amplitude. Vous pouvez observer que votre rotation a quelque peu progressé par rapport à la posture initiale.

# StM, RACHIS THORACIQUE

# Amélioration (StM) de la Flexion

<u>Groupe ou faisceau musculaire principalement en cause</u> :
Agoniste -> Grand droit de l'abdomen, grand oblique
Antagoniste -> Transversaire épineux, long dorsal, ilio-costal

<u>Indicateur</u> : Debout, marche, assis, changement de position

<u>Correction ou Amélioration</u> : Difficulté à relâcher les épaules (omoplates), à arrondir le dos pour le détendre, à mouvoir les épaules sans effort, à baisser la tête sans gêne musculaire ; douleur probable entre les omoplates, aux épaules sur certains mouvements vers l'arrière.

<u>Visuel de mise en oeuvre</u>

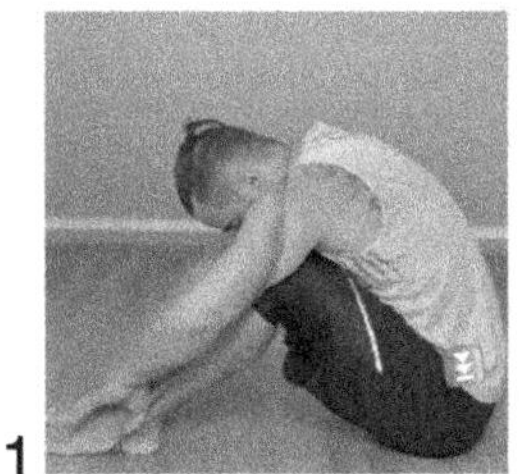 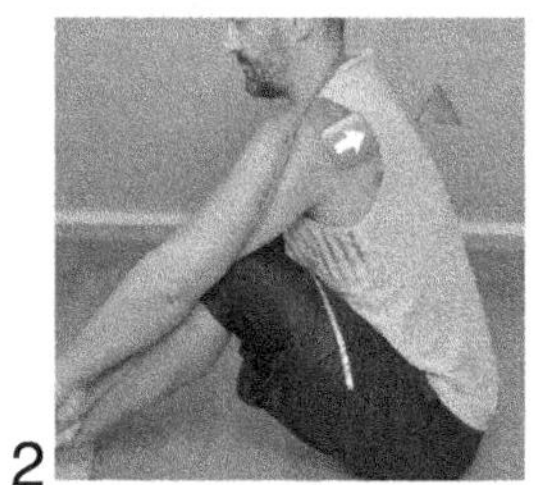 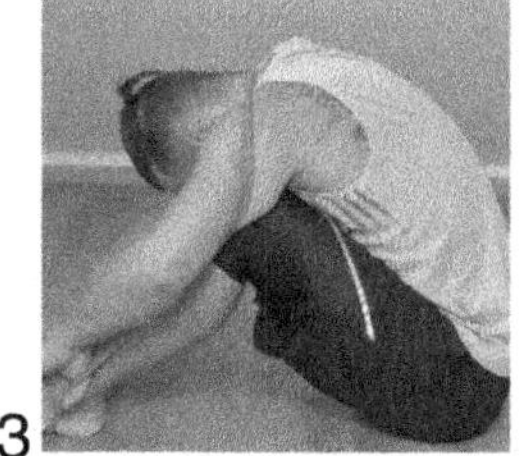

1  2  3

Répétez ce protocole à 3 reprises, 3 paliers, avec la même résistance au minimum.

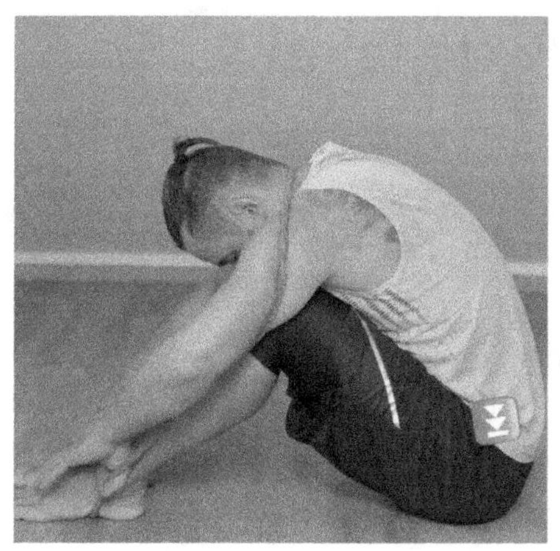

1- Elastique doublé - Asseyez-vous sur le sol et passez votre tête et vos épaules dans l'élastique. Placez-le à l'arrière des épaules et au plus bas possible de votre nuque. Il se peut qu'il roule un peu. Passez ensuite vos 2 pieds dans l'élastique, au niveau des voûtes plantaires. Sécurisez l'élastique en le crochetant à l'aide de vos pouces. Votre corps est tracté en avant. Inspirez par le thorax en fixant vos fesses sur le sol (double flèche).

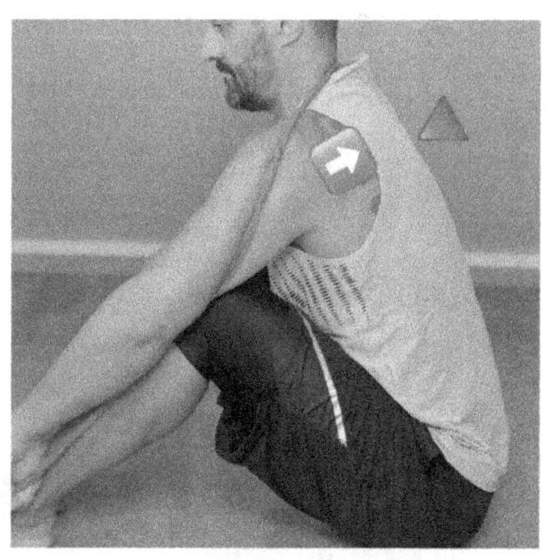

2- Expirez en exerçant une force mécanique pour allonger votre dos, y compris votre tête ; Simultanément, rentrez votre ventre et abaissez vos omoplates. Allez le plus loin possible. En fin d'expir (flèche), effectuez le « relâchement immédiat » (triangle).

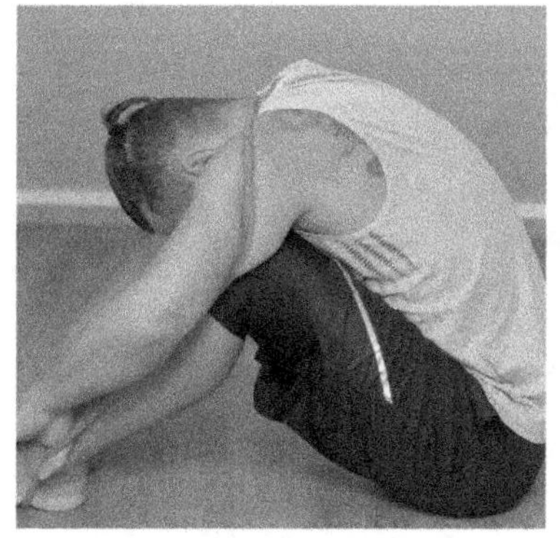

3- Laissez votre corps revenir avec l'élastique ; la tête suit le mouvement, menton sur la poitrine. Vous pouvez observer que votre dos s'arrondit un peu plus par rapport à la posture initiale.

# Amélioration (StM) de l'Extension

<u>Groupe ou faisceau musculaire principalement en cause</u> :

Agoniste -> Transversaire épineux, long dorsal, ilio-costal, épi-épineux, grand dorsal

Antagoniste -> Grand droit de l'abdomen, grand oblique

<u>Indicateur</u> : Debout, marche, assis, changement de position

<u>Correction ou Amélioration</u> : Difficulté à redresser le haut du dos en marchant ou debout statique, à respirer ou à avoir une amplitude respiratoire confortable, à rester allongé sur le dos, à rester assis le dos droit, à aligner le sommet du crâne sur la colonne vertébrale ; douleur probable au dos (milieu et haut), aux épaules, aux cervicales, au crâne, aux côtes, essoufflement rapide.

<u>Visuel de mise en oeuvre</u>

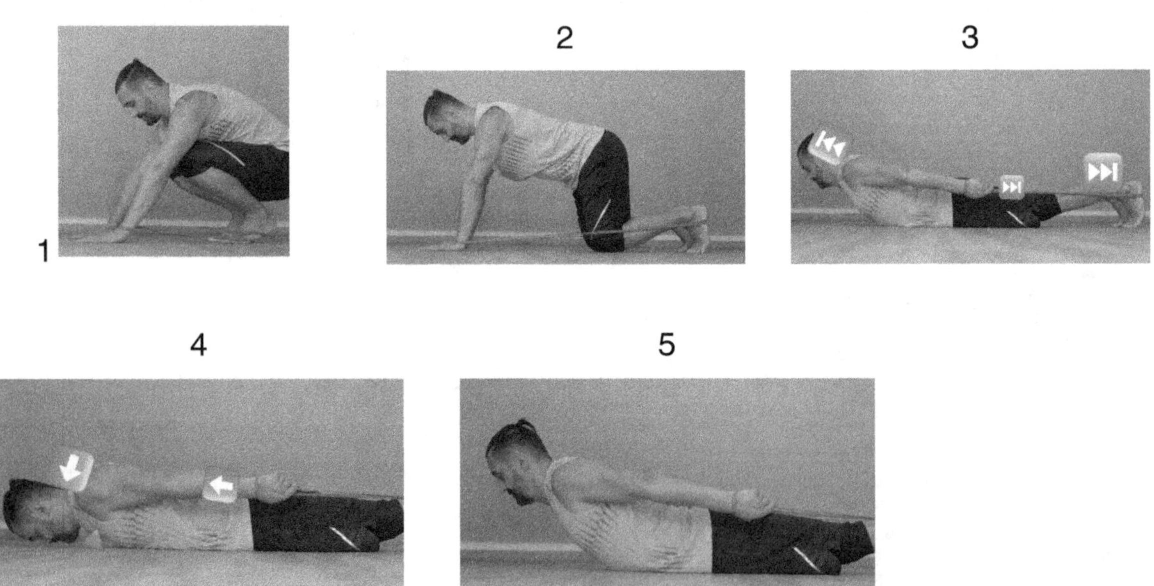

Répétez ce protocole à 3 reprises, 3 paliers, avec la même résistance au minimum.

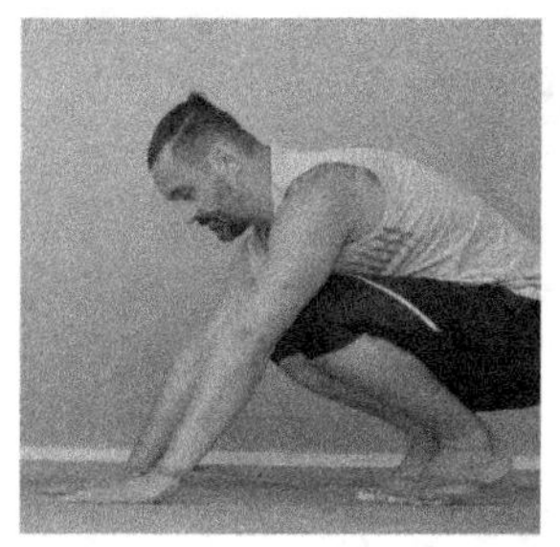

1- Passez vos 2 poignets dans l'élastique. Laissez-le trainer au sol puis mettez vos 2 pieds dessus. Accroupissez-vous en plaçant vos bras sur vos genoux. Tendez-les et posez les mains à plat sur le sol. Si vos talons se soulèvent, veillez à ce que l'élastique soit bien en arrière de vos plantes de pieds. Cela préparera l'étape suivante.

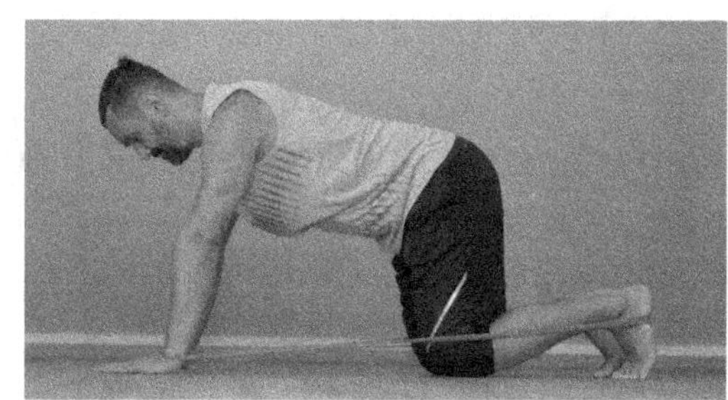

2- Avancez vos mains pour vous retrouver à 4 pattes. Veillez à ce que l'élastique garde bien sa place. Continuez d'avancer jusqu'à ce que vous soyez allongé sur le ventre.

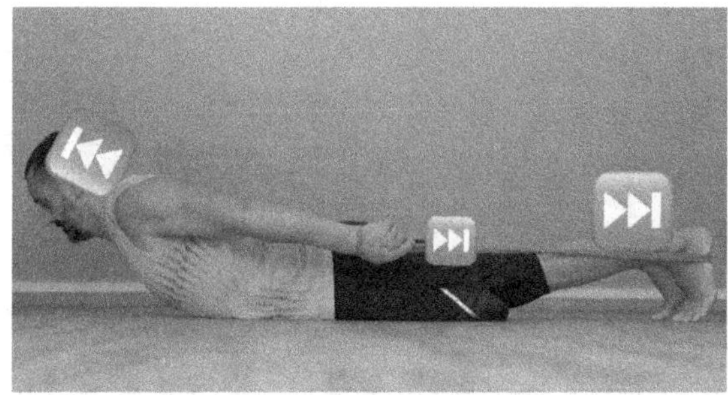

3- Laisser l'élastique sur vos poignets et saisissez-le fermement. Inspirez en allongeant votre colonne vertébrale, en pointant les talons en arrière et laissant la traction élastique tirer vos poignets vers vos talons (doubles flèches).

4- Expirez en exerçant une force mécanique pour approcher votre poitrine et le bout de votre nez du sol. Gardez la tête dans le prolongement du haut du dos et les épaules basses. En fin d'expir (flèches), effectuez le « relâchement immédiat » (triangle).

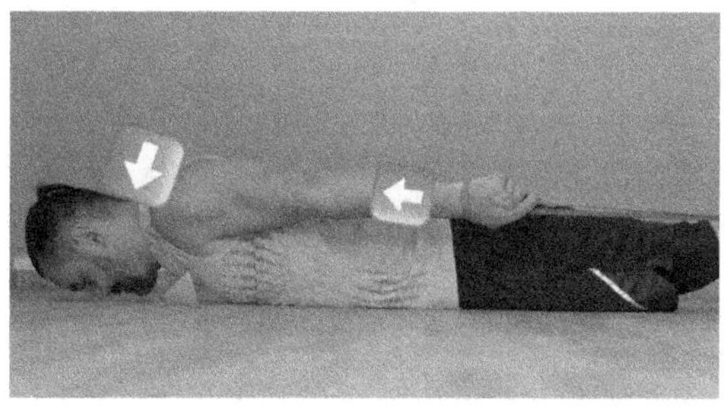

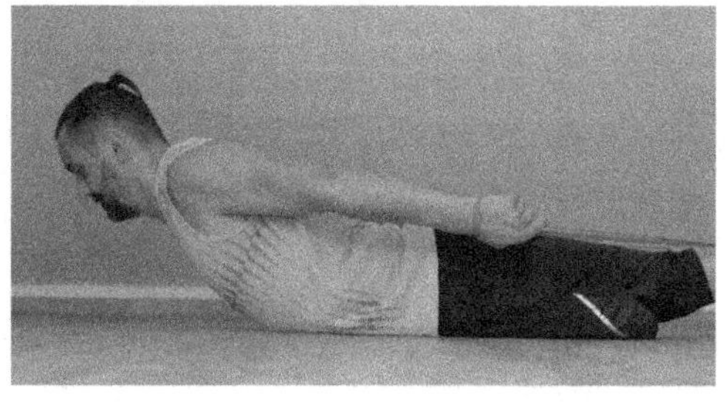

5- Laissez votre dos revenir avec l'élastique. Accompagnez, si possible, le retour pour accentuer l'extension. Vous pouvez observer que votre poitrine s'est quelque peu relevée par rapport à la posture initiale.

# Amélioration (StM) de l'Inclinaison

<u>Groupe ou faisceau musculaire principalement en cause</u> :
Agoniste -> Grand dorsal, transversaire épineux, trapèze
Antagoniste -> Les mêmes du côté opposé

<u>Indicateur</u> : Debout, assis, changement de position

<u>Correction ou Amélioration</u> : Difficulté à se retourner pour attraper quelque chose en arrière, à tourner la tête pour regarder derrière (debout ou assis) ; douleur probable au milieu du dos, aux cervicales, au crâne, à l'avant de l'épaule.

<u>Visuel de mise en oeuvre</u>

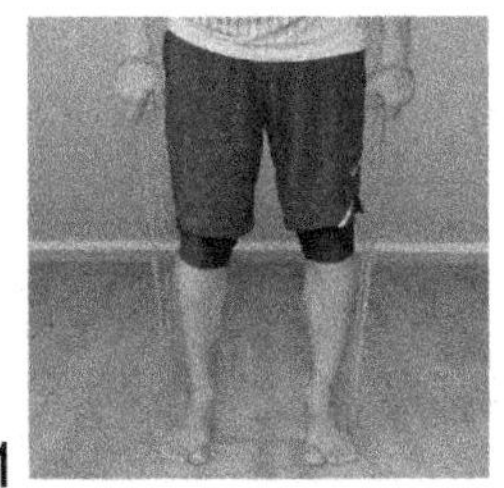
1

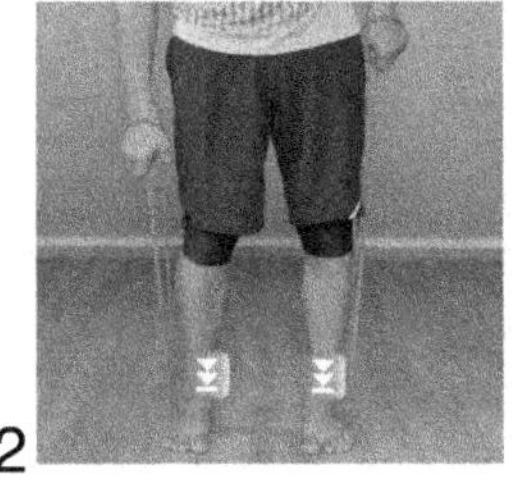
2

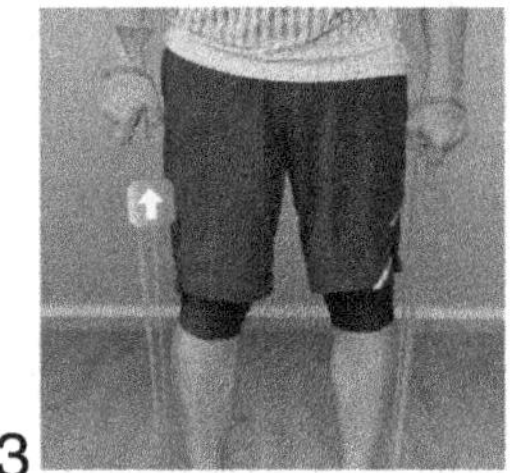
3

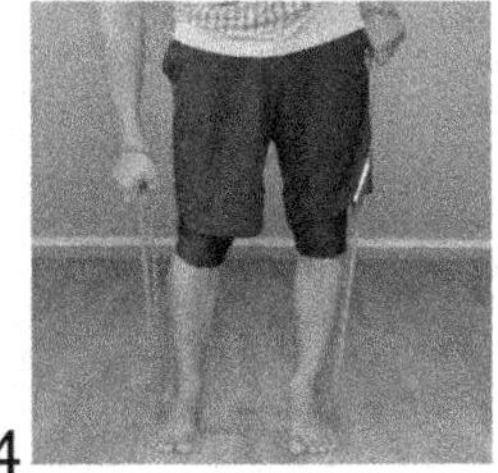
4

Répétez ce protocole à 3 reprises, 3 paliers, avec la même résistance au minimum.

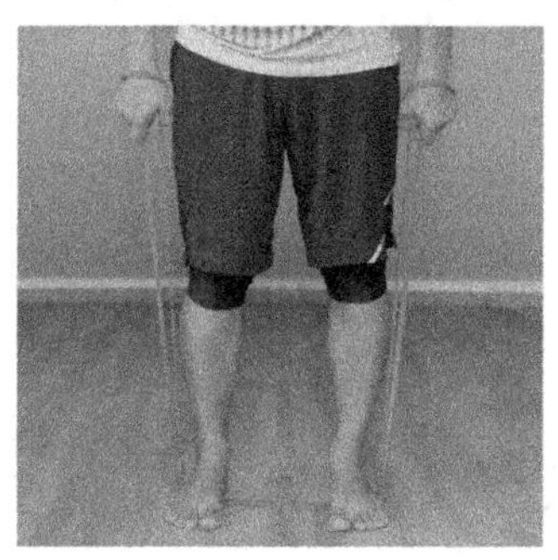

1- Debout, passez vos 2 mains dans l'élastique, à chacune de ses extrémités, puis attrapez-en les parties de façon à ce qu'il repose sur vos poignets (photo ci-contre). Laisser l'élastique trainer sur le sol et mettez vos 2 pieds parallèles dessus. Vous obtenez une boucle de chaque côté.

2- Réglez la tension de l'élastique en déplaçant vos pieds vers le côté opposé à solliciter. Vous devez sentir que la traction penche votre corps vers le côté opposé. Laissez votre dos s'incliner latéralement. Inspirez en pointant vos talons dans le sol (doubles flèches).

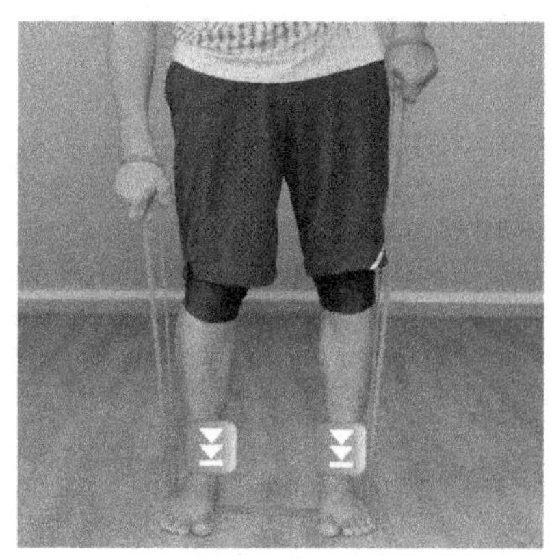

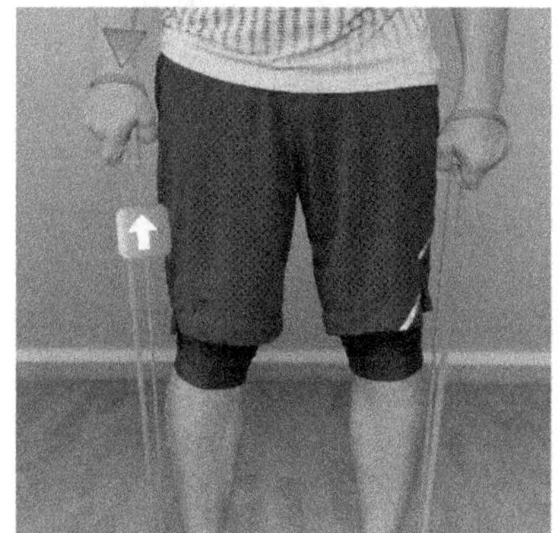

3- Expirez en exerçant une force mécanique de traction pour amener vos mains au moins au même niveau, voire plus. Veillez à basculer vos 2 épaules simultanément. En fin d'expir (flèche), effectuez le « relâchement immédiat » (triangle).

4- Laisser votre corps revenir avec l'élastique, sans retenir le retour. Veillez à garder vos 2 épaules sur le même plan. Vous pouvez observer que votre inclinaison a quelque peu progressé par rapport à la posture initiale.

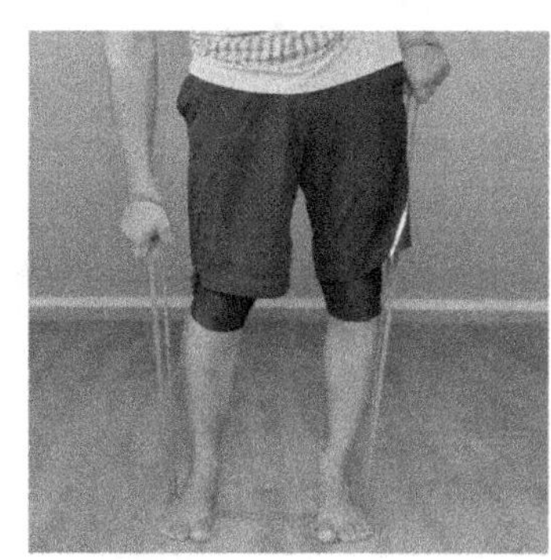

# Amélioration (StM) de la Rotation

<u>Groupe ou faisceau musculaire principalement en cause</u> :
Agoniste -> Grand dorsal, oblique, transversaire épineux
Antagoniste -> Les mêmes du côté opposé

<u>Indicateur</u> : Debout, assis, marche, changement de position

<u>Correction ou Amélioration</u> : Difficulté à se redresser latéralement, à marcher droit sans effort, à se pencher d'un côté, à tourner la tête du côté opposé à l'inclinaison ; douleur probable aux côtes du côté incliné, aux cervicales, au crâne, aux épaules.

<u>Visuel de mise en oeuvre</u>

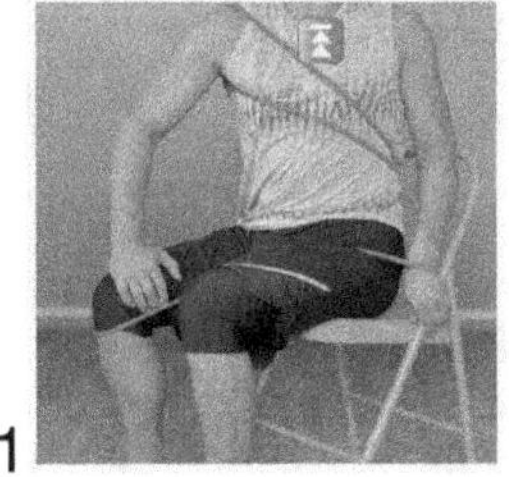 1
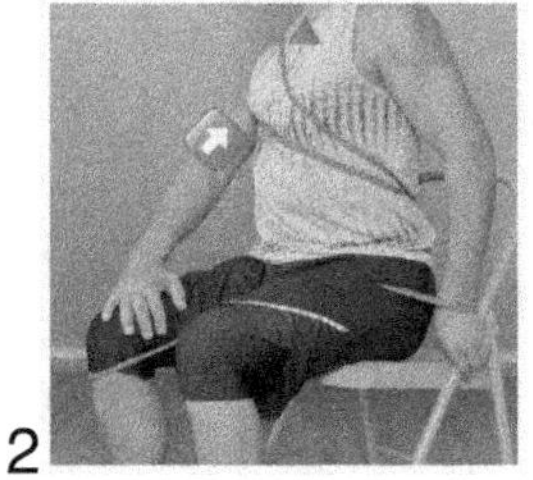 2
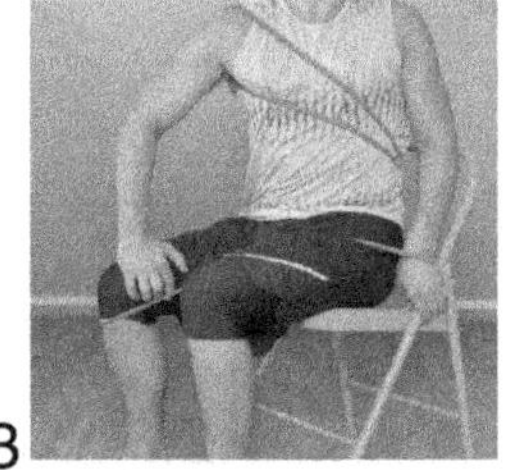 3

Répétez ce protocole à 3 reprises, 3 paliers, avec la même résistance au minimum.

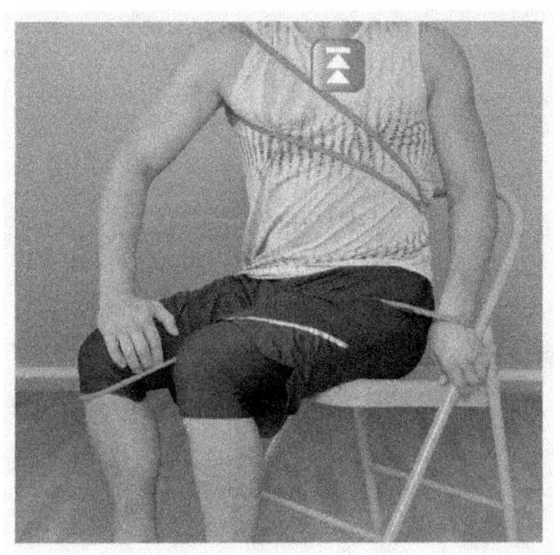

1- Asseyez-vous sur une chaise. Passez le bras opposé au côté à solliciter dans la boucle élastique, jusqu'à l'épaule. L'élastique contourne votre corps ; il croise devant la poitrine, passe derrière vous et rejoint votre genou. Passez enfin la main du côté sollicité dans la boucle et saisissez la base du dossier de votre chaise. Inspirez en allongeant votre colonne vertébrale (double flèche).

2- Expirez en exerçant une force mécanique pour ramener vos épaules de face, au moins. Votre tête suit le mouvement ; Poussez sur votre bras dont la main repose sur votre cuisse. En fin d'expir (flèche), effectuez le « relâchement immédiat » (triangle).

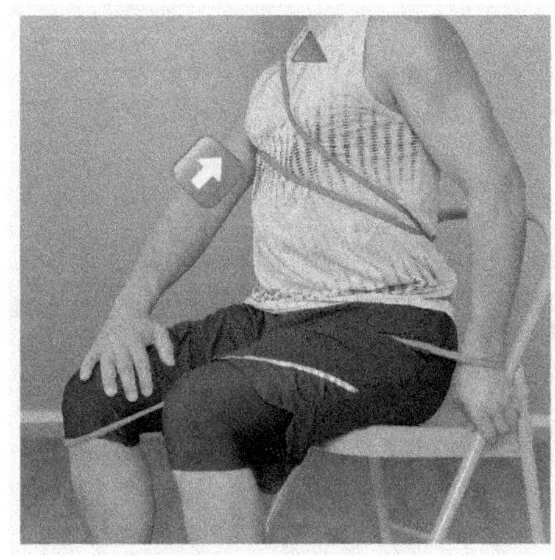

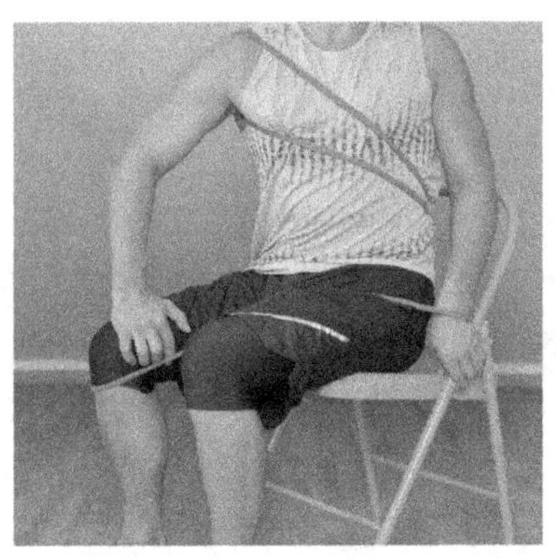

3- Laisser votre corps revenir avec l'élastique  ; votre tête suit le mouvement. Auto grandissez-vous le plus possible, vous gagnerez davantage. Vous pouvez observer que votre rotation a quelque peu progressé par rapport à la posture initiale.

# StM, RACHIS CERVICAL

# Amélioration (StM) de la Flexion

<u>Groupe ou faisceau musculaire principalement en cause</u> :
Agoniste -> Long du cou, droit latéral, grand droit antérieur
Antagoniste -> Transversaire épineux et du cou, petit et grand droit postérieur, petit oblique, petit complexus

<u>Indicateur</u> : Debout, marche, assis, changement de position

<u>Correction ou Amélioration</u> : Difficulté à pencher la tête en avant, à mettre le menton sur la poitrine, à regarder par terre debout statique, à travailler assis sans dérangement ; douleur probable de la nuque, entre les omoplates, à la base du crâne, aux épaules, aux mâchoires.

<u>Visuel de mise en oeuvre</u>

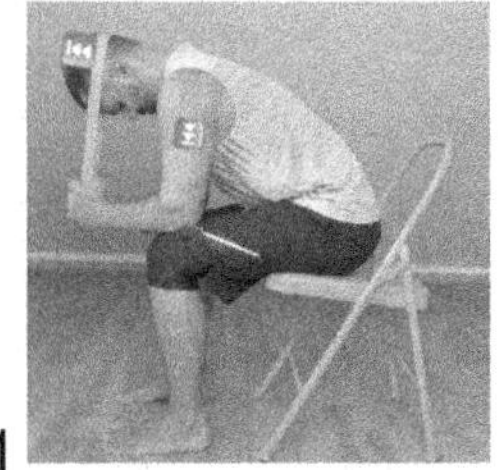 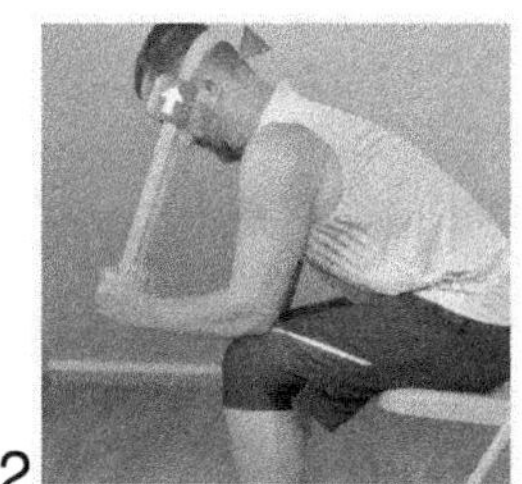 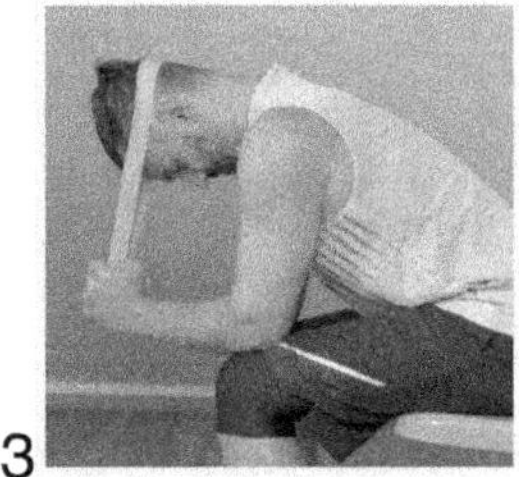

Répétez ce protocole à 3 reprises, 3 paliers, avec la même résistance au minimum.

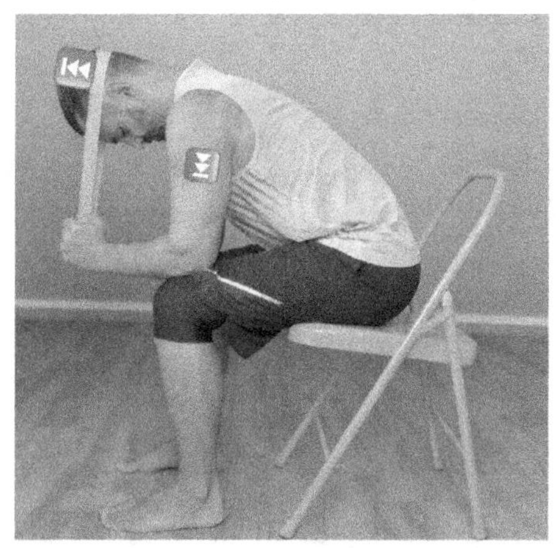

1- Petit élastique - Asseyez-vous sur une chaise. Passez l'arrière de votre tête dans l'élastique, bien à plat. Accoudez-vous sur vos genoux et mettez l'élastique en tension en l'étirant progressivement vers le sol. Votre menton s'approche de votre poitrine. Inspirez en abaissant vos épaules vers vos genoux et allongeant le sommet du crâne en avant, le plus possible (doubles flèches).

2- Expirez en exerçant une force mécanique pour dérouler les cervicales. Le sommet de votre crâne s'aligne sur votre colonne vertébrale. En fin d'expir (flèche), effectuez le « relâchement immédiat » (triangle).

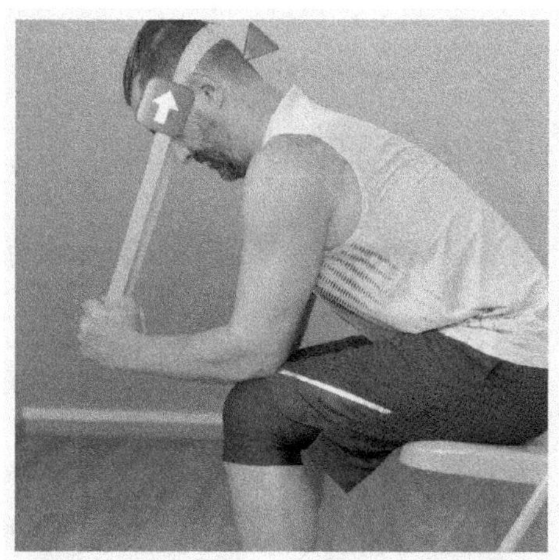

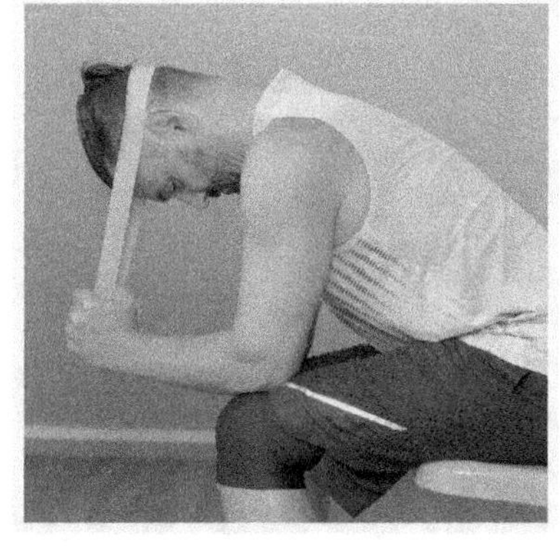

3- Laisser votre tête revenir avec l'élastique, prudemment ; allongez le sommet du crâne davantage. Vous pouvez observer que votre menton a quelque peu progressé vers votre poitrine par rapport à la posture initiale.

# Amélioration (StM) de l'Extension

<u>Groupe ou faisceau musculaire principalement en cause</u> :
Agoniste -> Transversaire épineux et du cou, petit complexus, splénius du cou, trapèze, sterno-cléido-occipito-mastoidien
Antagoniste -> Long du cou, droit latéral, grand droit antérieur

<u>Indicateur</u> : Debout, marche, assis, changement de position

<u>Correction ou Amélioration</u> : Difficulté à lever la tête pour regarder vers le ciel, à ouvrir la bouche, à regarder devant en marchant ou assis, à creuser le dos ; douleur probable aux mâchoires, aux yeux, au cou, aux cervicales, aux épaules.

<u>Visuel de mise en oeuvre</u>

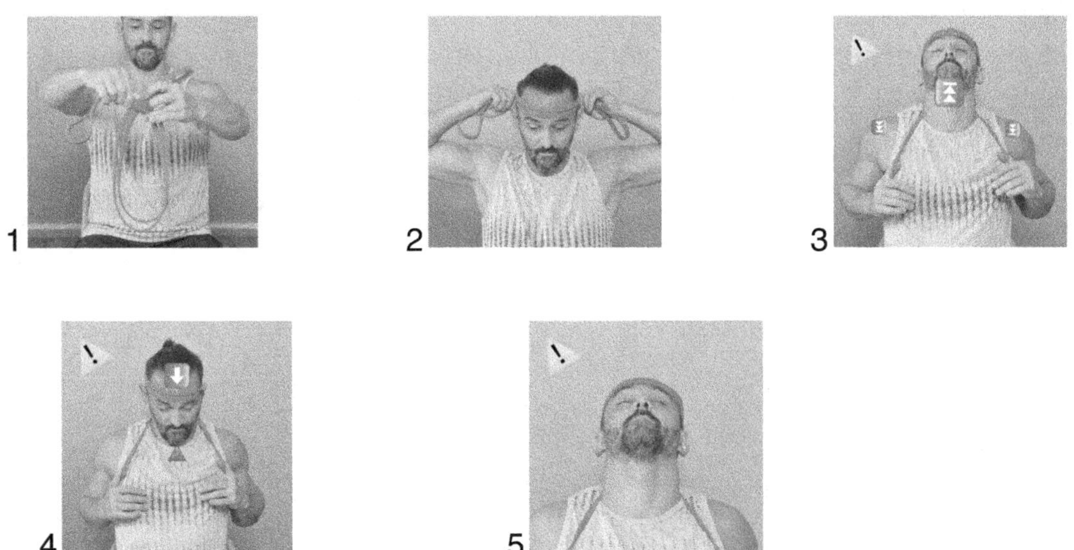

Répétez ce protocole à 3 reprises, 3 paliers, avec la même résistance au minimum.

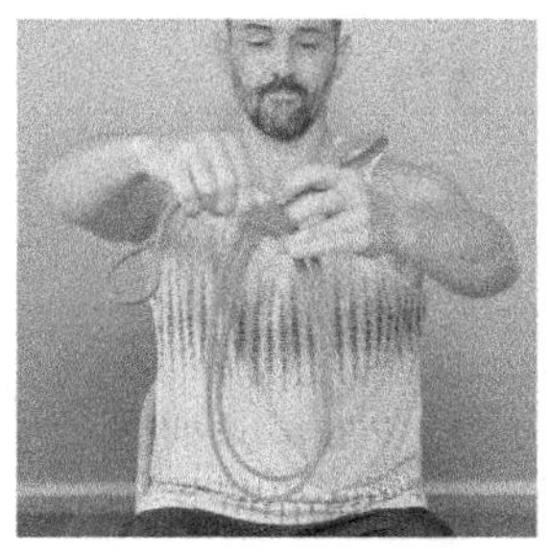

1- Asseyez-vous sur une chaise. Faites une grande boucle en superposant les 2 extrémités de votre élastique. Vous pouvez prévoir un foulard pour protéger votre front.

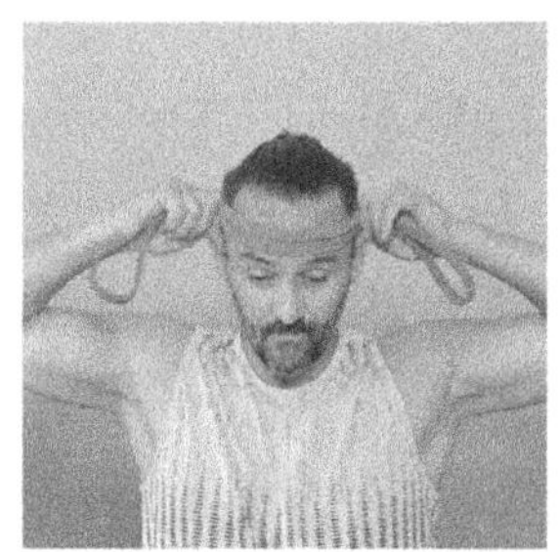

2- Passez votre tête dans l'élastique, de façon à avoir les 2 extrémités de celui-ci dans chaque main. Placez bien votre élastique juste au-dessus de vos sourcils.

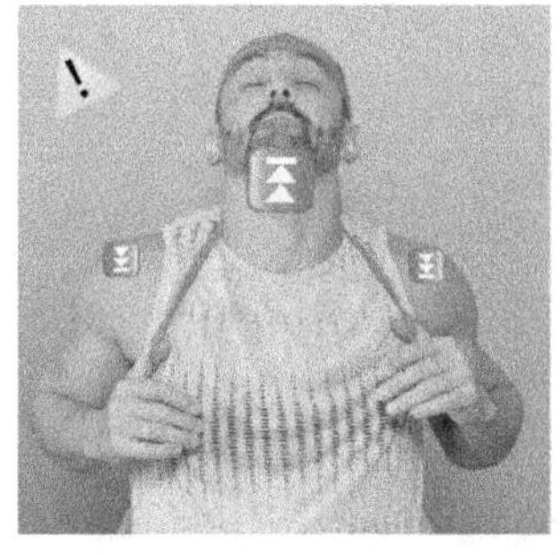

3- Passez chacun de vos bras dans la boucle qui correspond à son côté. Vos pouces viennent écarter l'élastique de vos aisselles et vous permettent de régler la tension. Inspirez en amenant votre menton vers l'avant et le haut. Abaissez simultanément vos épaules (doubles flèches).

4- Expirez en exerçant une force mécanique pour approcher votre menton de votre poitrine. Durant cette étape, prenez garde de bien allonger le front vers le haut pour protéger vos vertèbres cervicales.Il est préférable de tester avec un élastique de faible résistance avant d'aller plus loin. En fin d'expir (flèches), effectuez prudemment le « relâchement immédiat » (triangle).

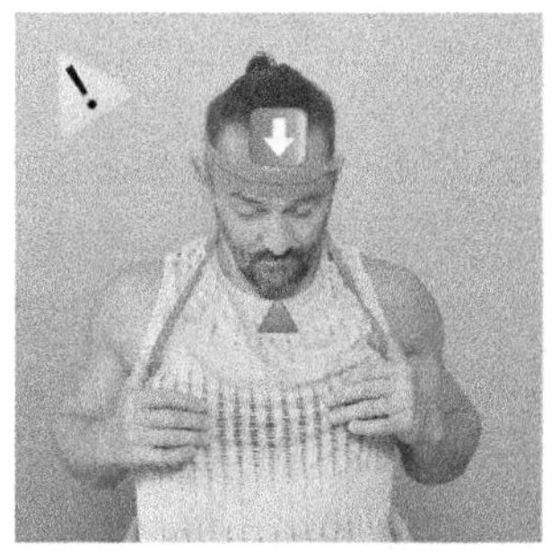

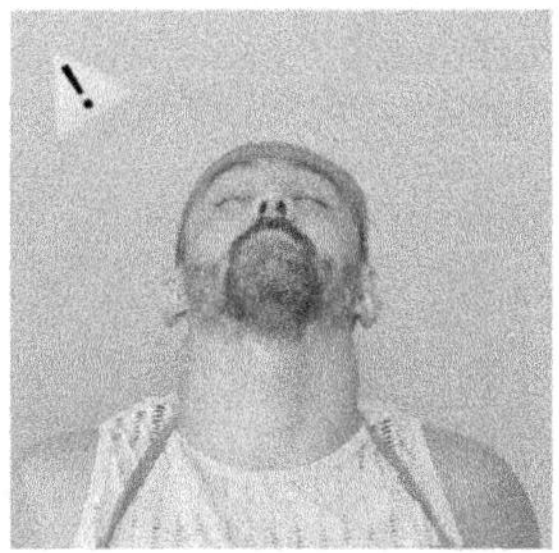

5- Laissez votre tête revenir avec l'élastique en gardant votre attention sur votre menton (vers l'avant et le haut durant tout ce protocole). Vous pouvez observer que votre menton a quelque peu avancé et que votre tête peut basculer, pas forcément plus loin, mais plus facilement par rapport à la posture initiale.

# Amélioration (StM) de l'Inclinaison

<u>Groupe ou faisceau musculaire principalement en cause</u> :
Agoniste -> Grand oblique de la tête, Grand complexus, trapèze, long du cou, scalènes, sterno-cléido-occipito-mastoïdien
Antagoniste -> Les mêmes du côté opposé

<u>Indicateur</u> : Debout, assis, changement de position

<u>Correction ou Amélioration</u> : Difficulté à garder la tête droite ; douleur probable à une oreille, aux yeux, aux cervicales, à une épaule.

<u>Visuel de mise en oeuvre</u>

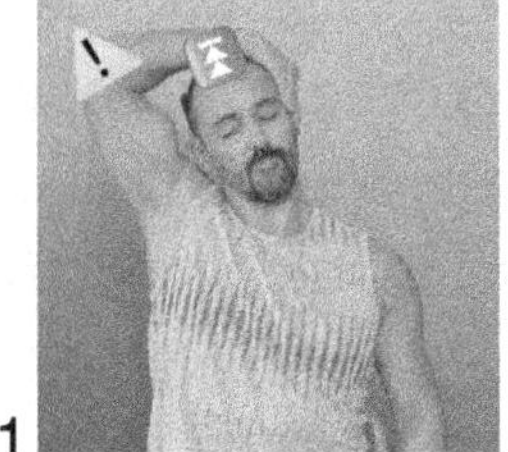 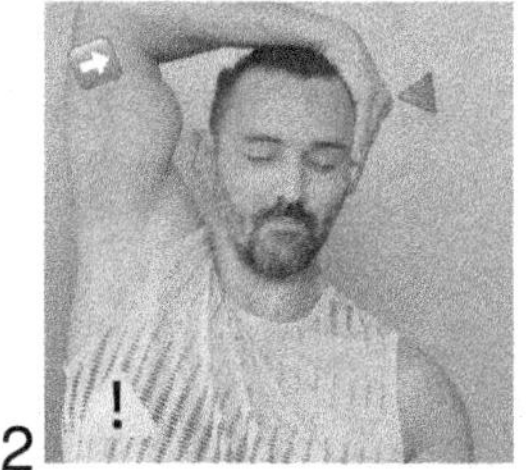 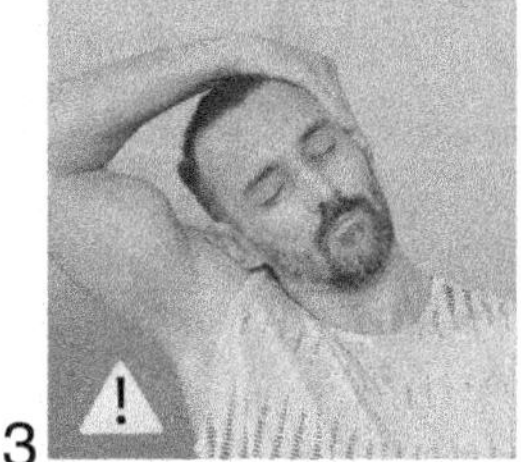

1  2  3

Répétez ce protocole à 3 reprises, 3 paliers, avec la même résistance au minimum.

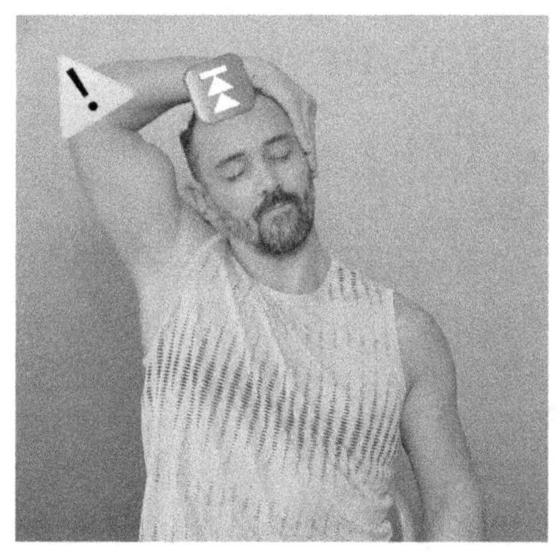

1- Asseyez-vous sur une chaise. Passez le bras du côté à solliciter par-dessus votre tête. Recouvrez votre oreille de vos doigts. Posez l'autre main sur votre cuisse et relâchez vos épaules. La résistance est imposée par le poids de votre bras qui tombe vers le sol. Laissez votre tête suivre prudemment votre bras. Inspirez en montant le sommet de votre crâne au-delà de votre poignet (double flèche).

2- Expirez en exerçant une force mécanique contre votre main. Votre bras est tracté par le mouvement de la tête. ATTENTION ! En fin d'expir (flèche), effectuez le « relâchement immédiat » (triangle) ET relâchez sensiblement la pression de votre main, juste avant l'étape suivante.

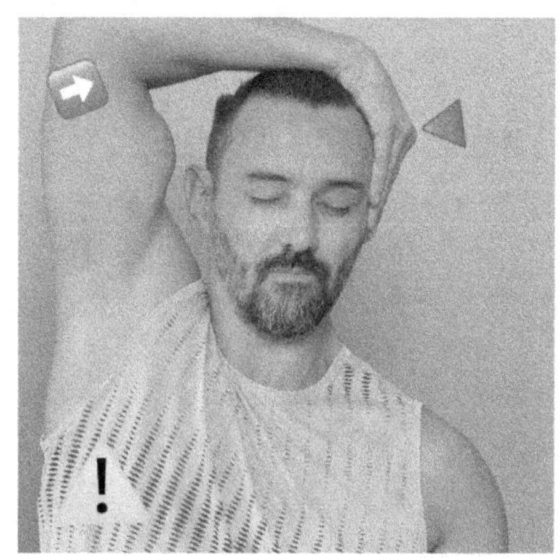

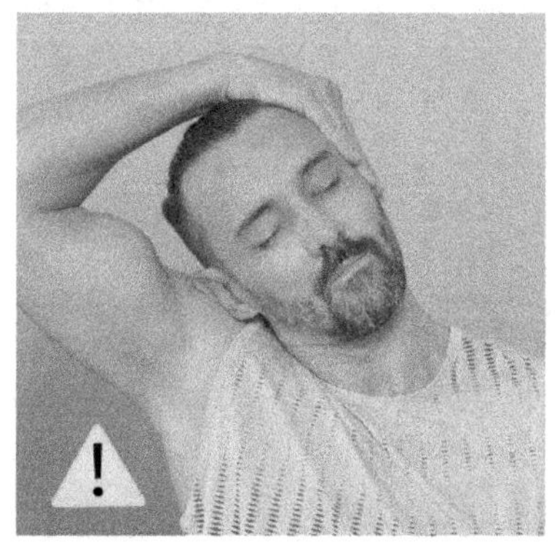

3- Laisser votre tête revenir avec le poids de votre bras, prudemment ; allongez le sommet du crâne davantage. Votre tête peut tourner légèrement. Vous pouvez observer que votre oreille a quelque peu progressé vers votre bras par rapport à la posture initiale.

# Amélioration (StM) de la Rotation

<u>Groupe ou faisceau musculaire principalement en cause</u> :
Agoniste -> Grand oblique de la tête, trapèze, sterno-cléido-occipito-mastoidien
Antagoniste -> Les mêmes du côté opposé

<u>Indicateur</u> : Debout, assis, changement de position

<u>Correction ou Amélioration</u> : Difficulté à tourner la tête d'un côté, à regarder par-dessus son épaule en arrière ; douleur probable à la base du crâne, aux cervicales, à une épaule en particulier, à une mâchoire, à une oreille.

<u>Visuel de mise en oeuvre</u>

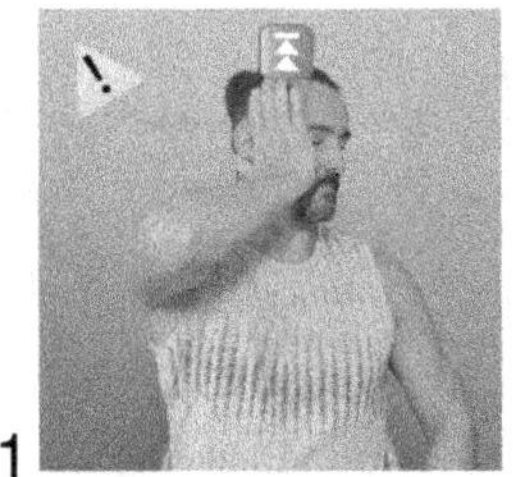 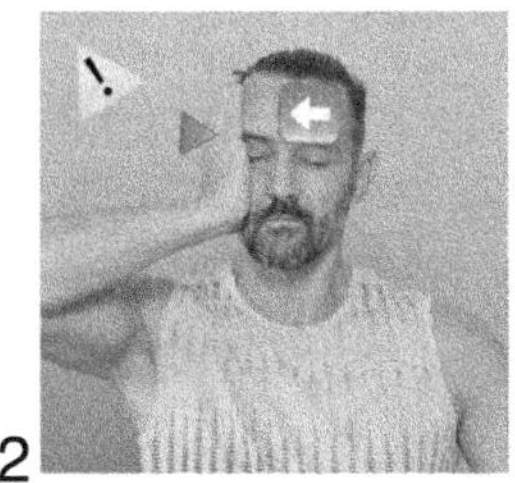 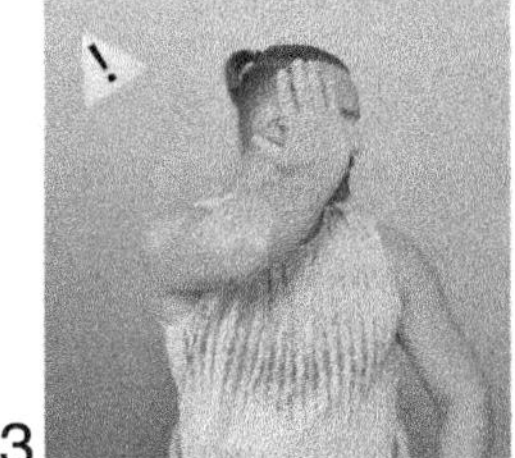

1    2    3

Répétez ce protocole à 3 reprises, 3 paliers, avec la même résistance au minimum.

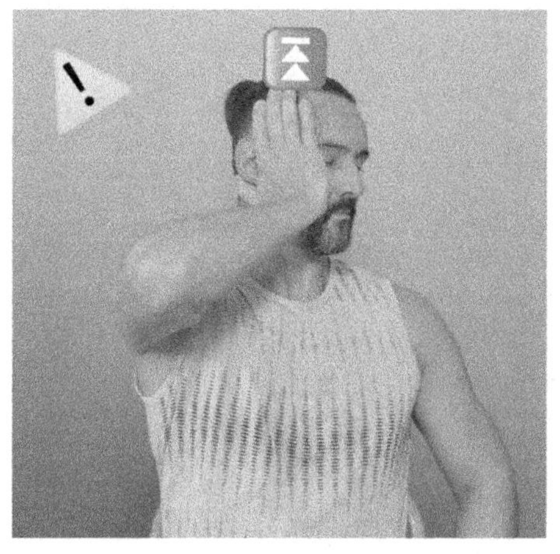

1- Asseyez-vous sur une chaise. Placez la main du côté à solliciter à plat sur le côté de votre visage. Le pouce passe sous votre oreille. Exercez une pression suffisante de la main, pour amener votre tête au maximum de sa rotation. L'autre main est posée sur votre cuisse. Inspirez en allongeant votre  colonne vertébrale (double flèche).

2- Expirez en exerçant une force mécanique contre votre main. Ne bloquez pas votre tête dès la premier palier.  Elle pousse votre main  mais se déplace tout de même. Le sommet de votre crâne s'allonge continuellement sur votre colonne vertébrale. ATTENTION ! En fin d'expir (flèche), effectuez le « relâchement immédiat » (triangle) ET relâchez sensiblement la pression de votre main, juste avant l'étape suivante.

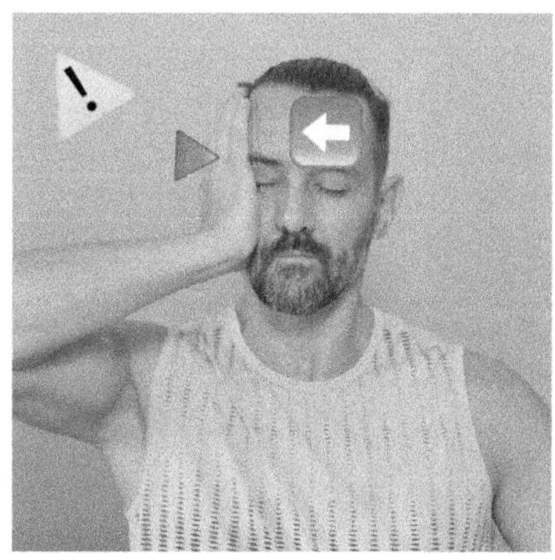

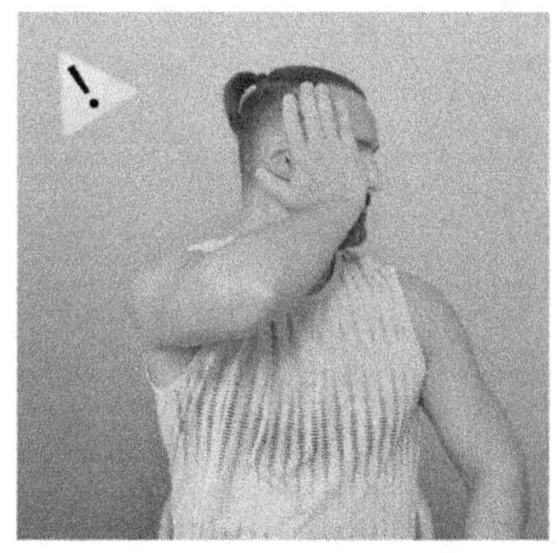

3- Laisser votre tête revenir avec la pression de votre main, prudemment ; allongez le sommet du crâne davantage. Vous pouvez observer que la rotation de votre tête a quelque peu progressé vers l'épaule opposée, par rapport à la posture initiale.

# StM, TÊTE - ARTICULATIONS LIEES AU CRÂNE ET AU VISAGE

# Amélioration (StM) de la Flexion du crâne

<u>Groupe ou faisceau musculaire principalement en cause</u> :
Agoniste -> Long du cou, droit latéral, grand droit antérieur
Antagoniste -> Petit et grand oblique de la tête, petit et grand droit postérieur du cou, splénius de la tête, sterno-cléido-occipito-mastoïdien

<u>Indicateur</u> : Changement de position

<u>Correction ou Amélioration</u> : Difficulté à garder la tête droite (dans l'axe), à avoir le regard dirigé vers l'avant en position naturelle ; douleur probable à une oreille, à un mandibule maxillaire, à la base du crâne, aux yeux.

<u>Visuel de mise en oeuvre</u>

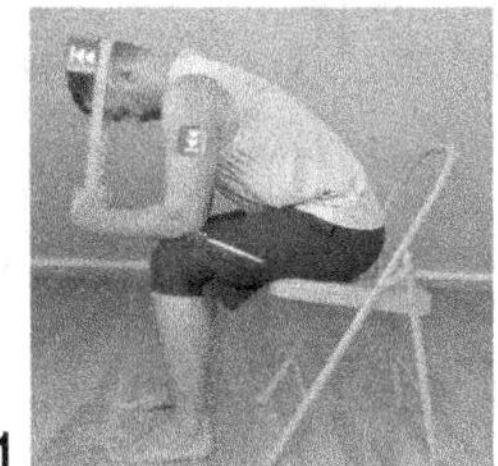 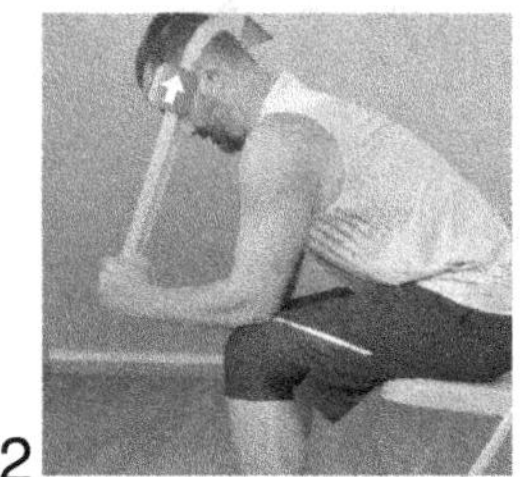 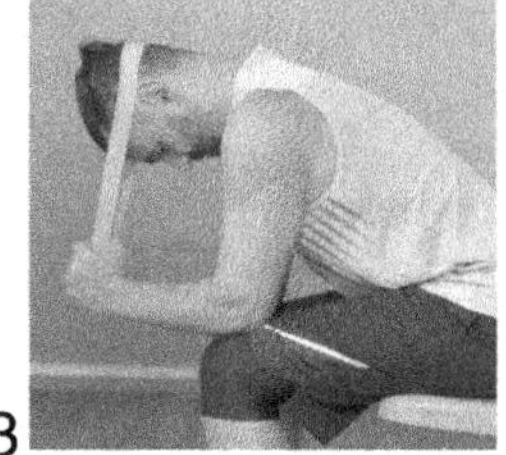

1  2  3

Répétez ce protocole à 3 reprises, 3 paliers, avec la même résistance au minimum.

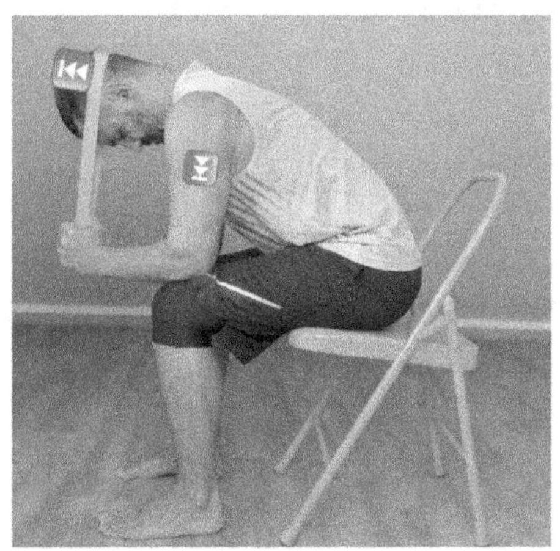

1- Petit élastique - Asseyez-vous sur une chaise. Passez l'arrière de votre tête dans l'élastique, bien à plat. Accoudez-vous sur vos genoux et mettez l'élastique en tension en l'étirant progressivement vers le sol. Votre menton s'approche de votre poitrine. Inspirez en abaissant vos épaules vers vos genoux et allongeant le sommet du crâne en avant, le plus possible (doubles flèches).

2- Expirez en exerçant une force mécanique pour dérouler les cervicales. Le sommet de votre crâne s'aligne sur votre colonne vertébrale. En fin d'expir (flèche), effectuez le « relâchement immédiat » (triangle).

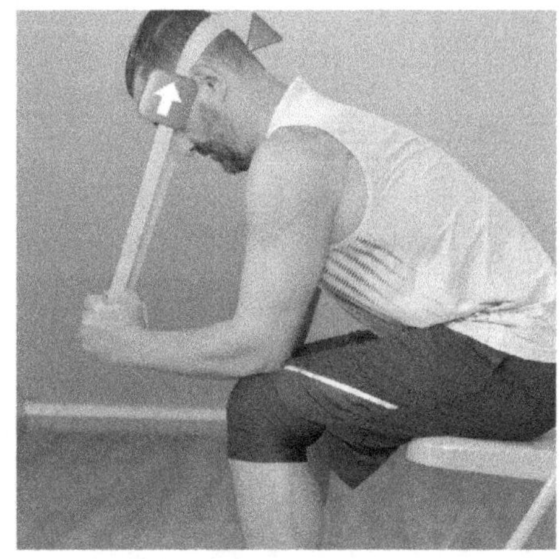

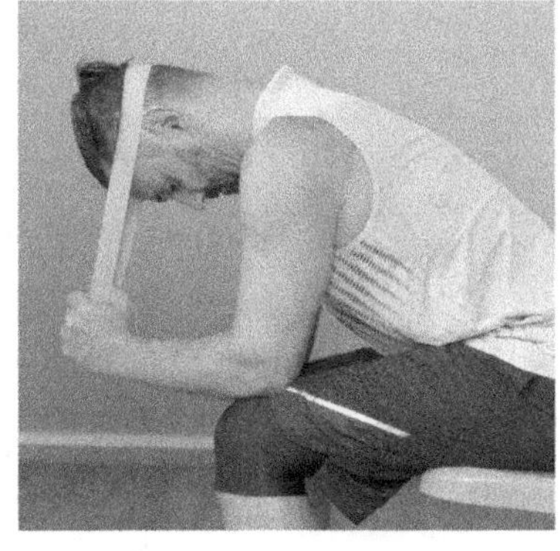

3- Laisser votre tête revenir avec l'élastique, prudemment ; allongez le sommet du crâne davantage. Vous pouvez observer que votre menton a quelque peu progressé vers votre poitrine par rapport à la posture initiale.

# Amélioration (StM) de l'Extension du crâne

<u>Groupe ou faisceau musculaire principalement en cause</u> :
Agoniste -> Petit et grand oblique de la tête, petit et grand droit postérieur du cou, splénius de la tête, sterno-cléido-occipito-mastoïdien
Antagoniste -> Long du cou, droit latéral, grand droit antérieur

<u>Indicateur</u> : Changement de position

<u>Correction ou Amélioration</u> : Difficulté à garder la tête droite (dans l'axe), à avoir le regard dirigé vers l'avant en position naturelle ; douleur probable à une oreille, à un mandibule maxillaire, à la base du crâne, aux yeux.

<u>Visuel de mise en oeuvre</u>

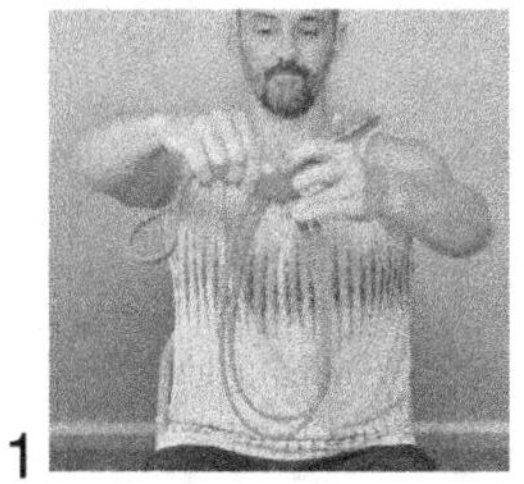
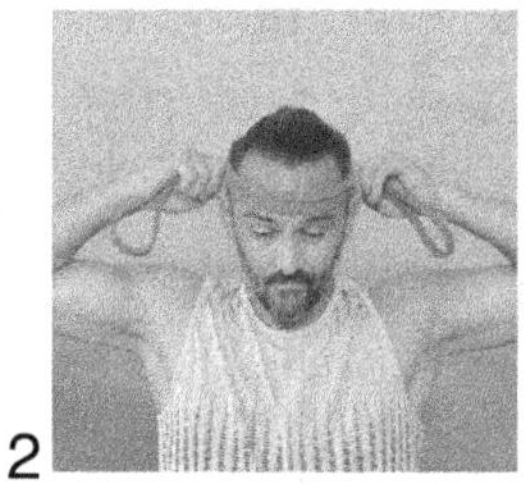
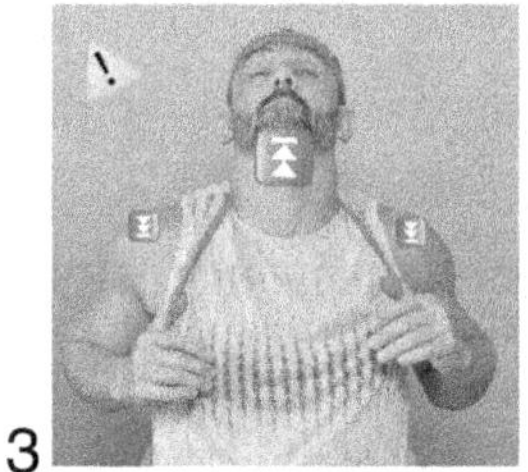
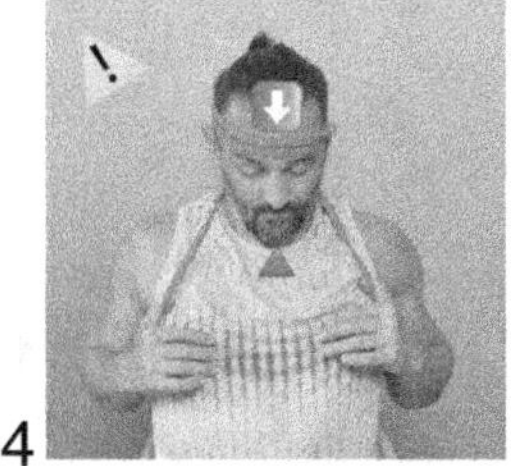
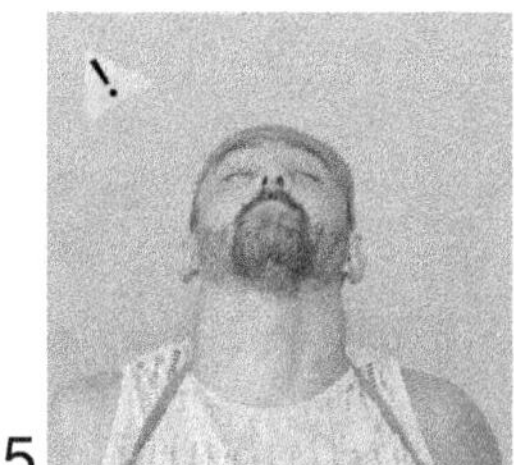

Répétez ce protocole à 3 reprises, 3 paliers, avec la même résistance au minimum.

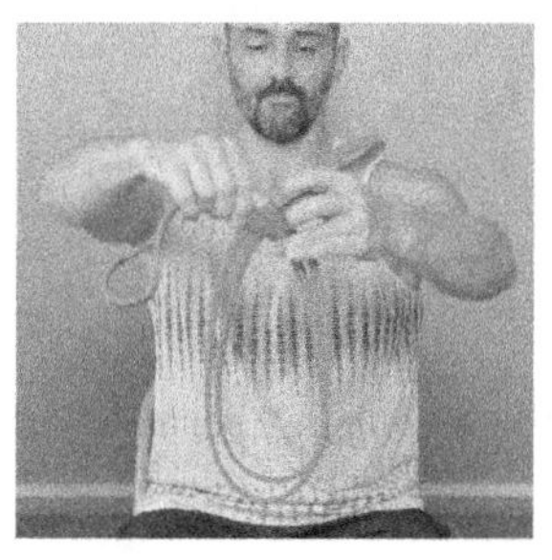

1- Asseyez-vous sur une chaise. Faites une grande boucle en superposant les 2 extrémités de votre élastique. Vous pouvez prévoir un foulard pour protéger votre front.

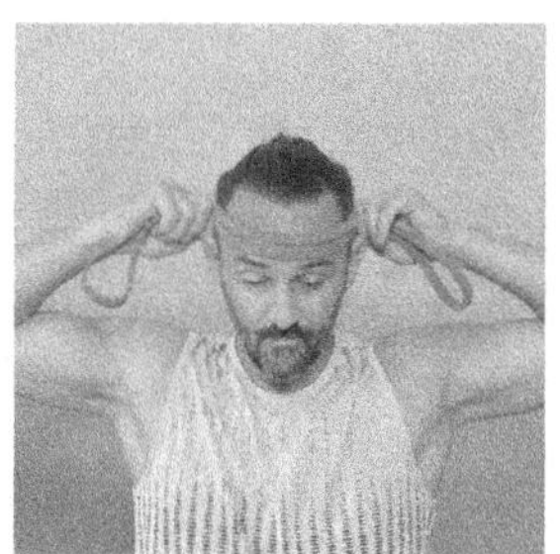

2- Passez votre tête dans l'élastique, de façon à avoir les 2 extrémités de celui-ci dans chaque main. Placez bien votre élastique juste au-dessus de vos sourcils.

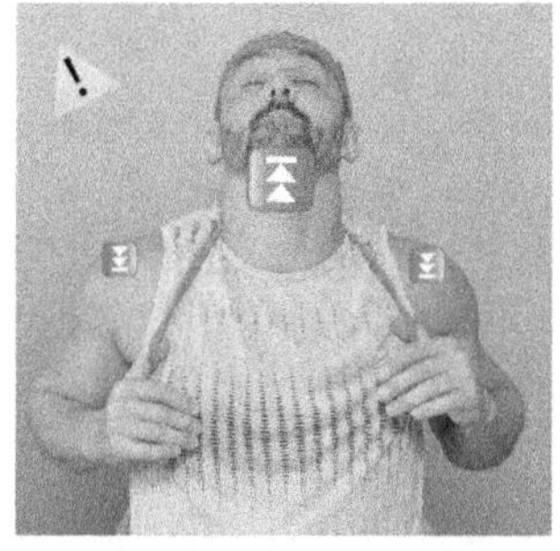

3- Passez chacun de vos bras dans la boucle qui correspond à son côté. Vos pouces viennent écarter l'élastique de vos aisselles et vous permettent de régler la tension. Inspirez en amenant votre menton vers l'avant et le haut. Abaissez simultanément vos épaules (doubles flèches).

4- Expirez en exerçant une force mécanique pour approcher votre menton de votre poitrine. Durant cette étape, prenez garde de bien allonger le front vers le haut pour protéger vos vertèbres cervicales.Il est préférable de tester avec un élastique de faible résistance avant d'aller plus loin. En fin d'expir (flèches), effectuez prudemment le « relâchement immédiat » (triangle).

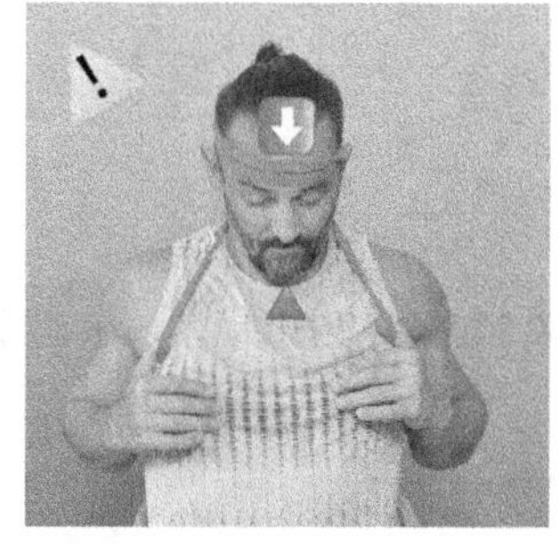

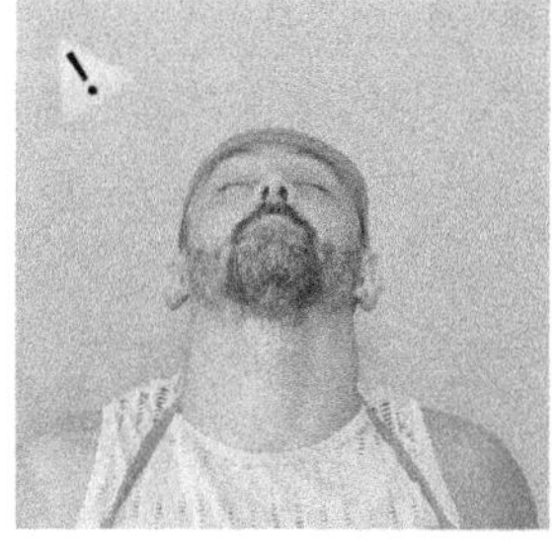

5- Laissez votre tête revenir avec l'élastique en gardant votre attention sur votre menton (vers l'avant et le haut durant tout ce protocole). Vous pouvez observer que votre menton a quelque peu avancé et que votre tête peut basculer, pas forcément plus loin, mais plus facilement par rapport à la posture initiale.

# Amélioration (StM) de l'Inclinaison du Crâne

<u>Groupe ou faisceau musculaire principalement en cause</u> :
Agoniste -> Petit et grand oblique de la tête, petit et grand droit postérieur du cou, sterno-cléido-occipito-mastoïdien, droit latéral, grand droit antérieur
Antagoniste -> Les mêmes du côté opposé

<u>Indicateur</u> : Debout, assis, changement de position

<u>Correction ou Amélioration</u> : Difficulté à garder la tête axée, à avoir une posture verticale correcte en position assise ou debout statique, sensation d'avoir la tête penchée ; douleur probable à une oreille, à un mandibule maxillaire, à la base du crâne, aux yeux.

<u>Visuel de mise en oeuvre</u>

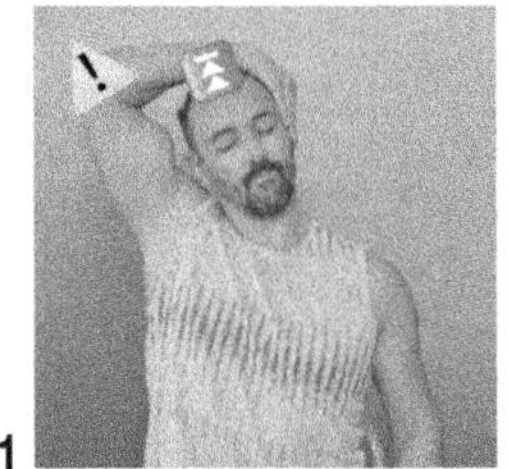
1

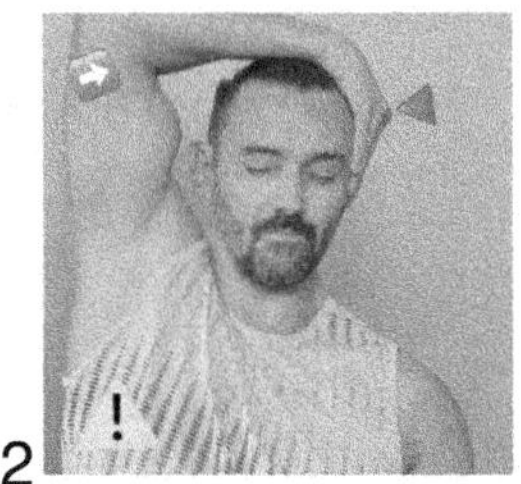
2

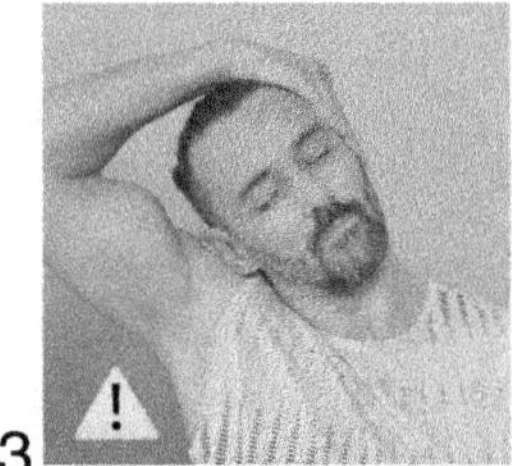
3

Répétez ce protocole à 3 reprises, 3 paliers, avec la même résistance au minimum.

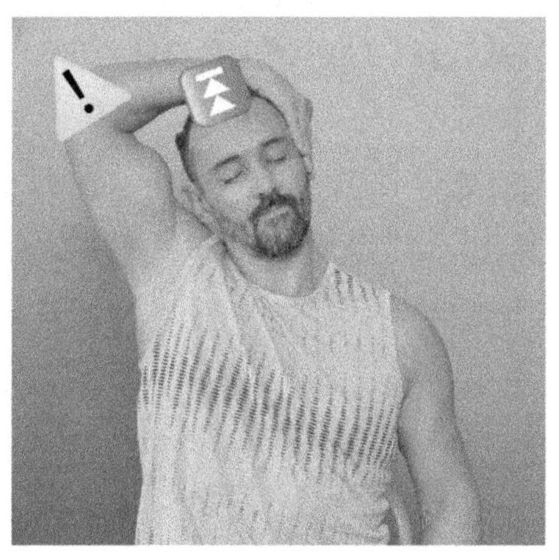

1- Asseyez-vous sur une chaise. Passez le bras du côté à solliciter par-dessus votre tête. Recouvrez votre oreille de vos doigts. Posez l'autre main sur votre cuisse et relâchez vos épaules. La résistance est imposée par le poids de votre bras qui tombe vers le sol. Laissez votre tête suivre prudemment votre bras. Inspirez en montant le sommet de votre crâne au-delà de votre poignet (double flèche).

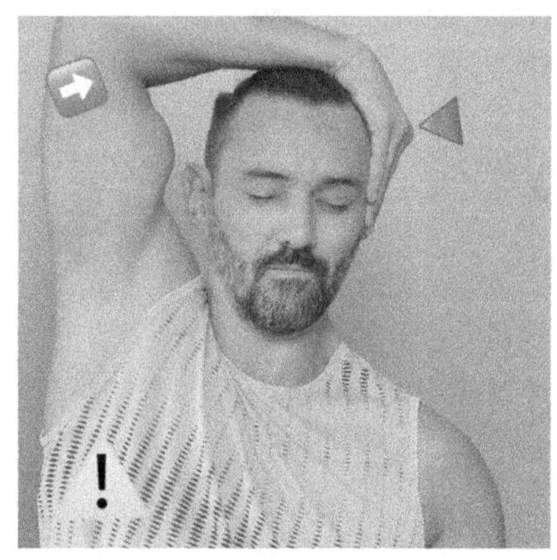

2- Expirez en exerçant une force mécanique contre votre main. Votre bras est tracté par le mouvement de la tête. ATTENTION ! En fin d'expir (flèche), effectuez le « relâchement immédiat » (triangle) ET relâchez sensiblement la pression de votre main, juste avant l'étape suivante.

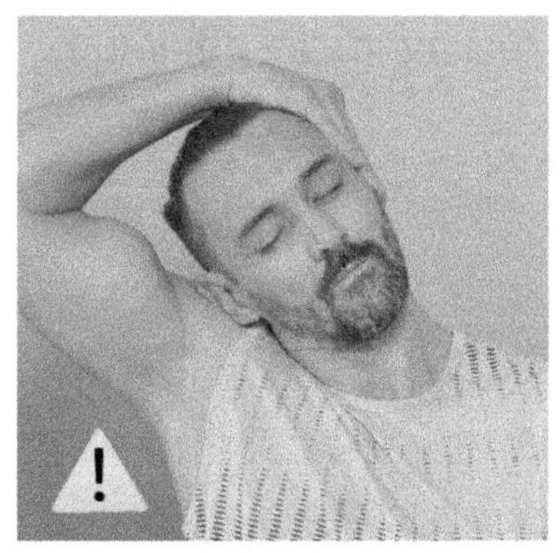

3- Laisser votre tête revenir avec le poids de votre bras, prudemment ; allongez le sommet du crâne davantage. Votre tête peut tourner légèrement. Vous pouvez observer que votre oreille a quelque peu progressé vers votre bras par rapport à la posture initiale.

# Amélioration (StM) de la Rotation du crâne

<u>Groupe ou faisceau musculaire principalement en cause</u> :
Agoniste -> Petit et grand oblique de la tête, petit et grand droit postérieur du cou, sterno-cléido-occipito-mastoïdien, scalènes
Antagoniste -> Les mêmes du côté opposé

<u>Indicateur</u> : Changement de position

<u>Correction ou Amélioration</u> : Difficulté à garder la tête droite (dans l'axe), à avoir le regard dirigé vers l'avant en position naturelle ; douleur probable à une oreille, à un mandibule maxillaire, à la base du crâne, aux yeux.

<u>Visuel de mise en oeuvre</u>

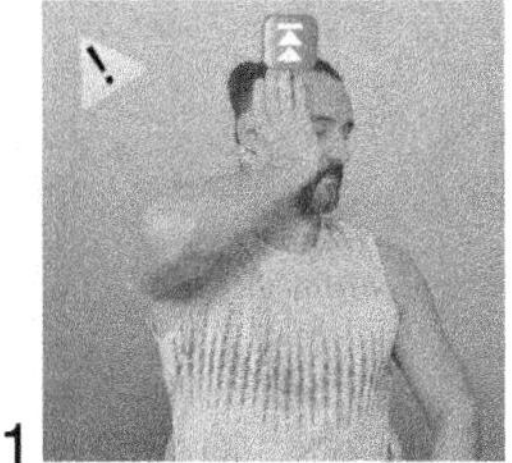

1

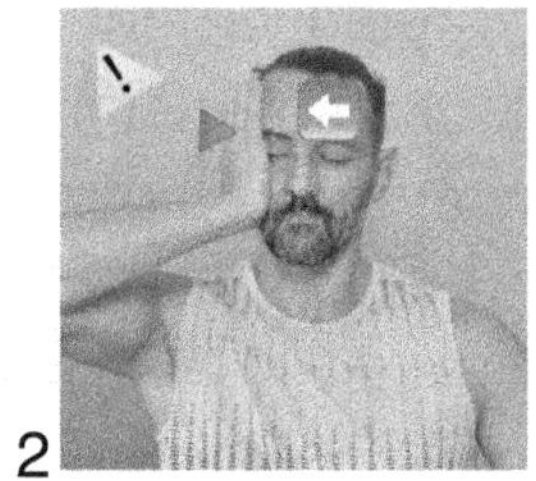

2

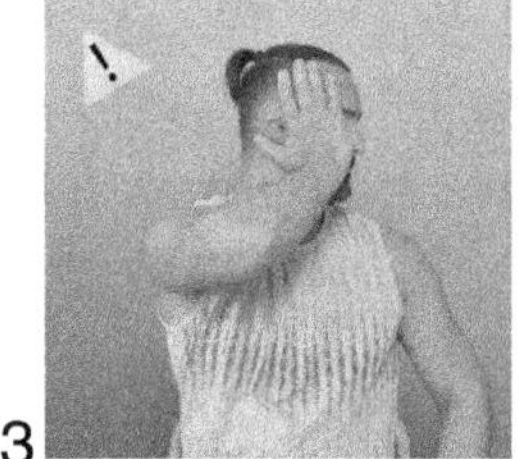

3

Répétez ce protocole à 3 reprises, 3 paliers, avec la même résistance au minimum.

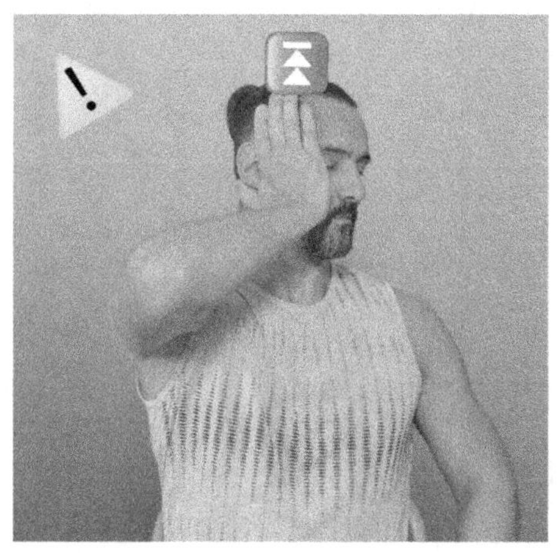

1- Asseyez-vous sur une chaise. Placez la main du côté à solliciter à plat sur le côté de votre visage. Le pouce passe sous votre oreille. Exercez une pression suffisante de la main pour amener votre tête au maximum de sa rotation. L'autre main est posée sur votre cuisse. Inspirez en allongeant votre  colonne vertébrale (double flèche).

2- Expirez en exerçant une force mécanique contre votre main. Ne bloquez pas votre tête dès le premier palier. Elle pousse votre main  mais se déplace tout de même. Le sommet de votre crâne s'allonge continuellement sur votre colonne vertébrale. ATTENTION ! En fin d'expir (flèche), effectuez le « relâchement immédiat » (triangle) ET relâchez sensiblement la pression de votre main, juste avant l'étape suivante.

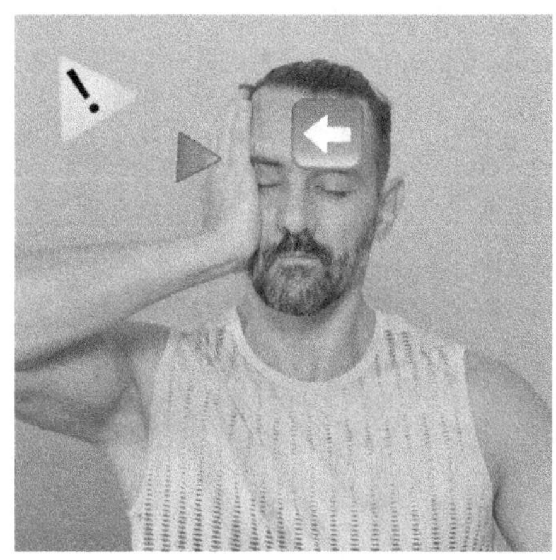

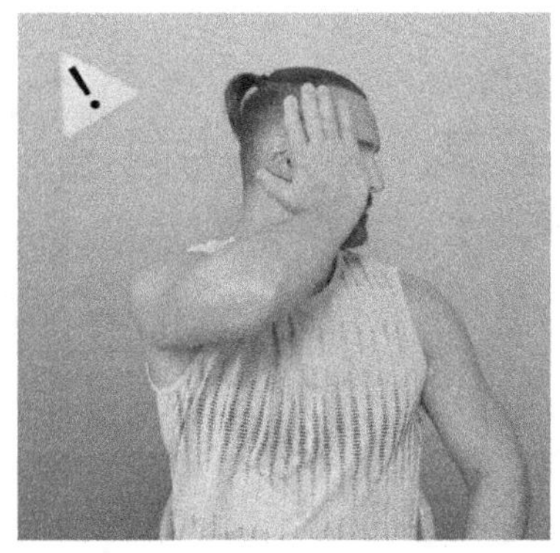

3- Laisser votre tête revenir avec la pression de votre main, prudemment ; allongez le sommet du crâne davantage. Vous pouvez observer que la rotation de votre tête a quelque peu progressé vers l'épaule opposée, par rapport à la posture initiale.

# StM, EPAULES

# Amélioration (StM) de l'Antépulsion

<u>Groupe ou faisceau musculaire principalement en cause</u> :

Agoniste -> Grand pectoral, grand dorsal, coraco-brachial, biceps brachial, deltoïde antérieur

Antagoniste -> Sous-épineux, grand dorsal, deltoïde postérieur

<u>Indicateur</u> : Marche

<u>Correction ou Amélioration</u> : Difficulté à laisser osciller le bras à la marche, à laisser les mains posées sur une table longuement, à fermer un coffre de voiture par exemple ; douleur probable à l'épaule, perte de force possible.

<u>Visuel de mise en oeuvre</u>

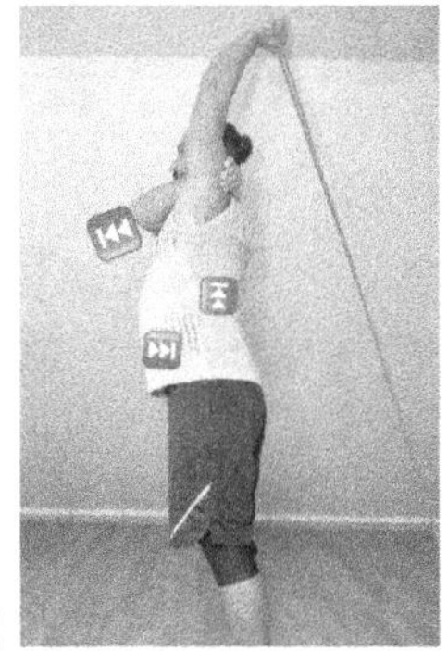
1

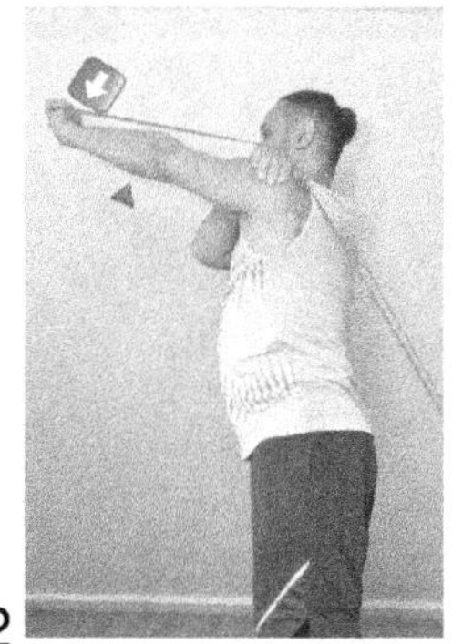
2

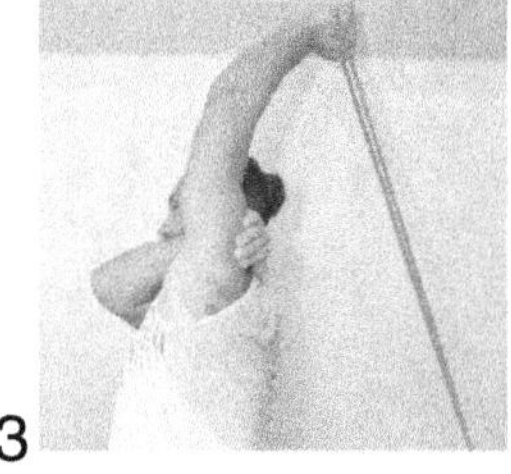
3

Répétez ce protocole à 3 reprises, 3 paliers, avec la même résistance au minimum.

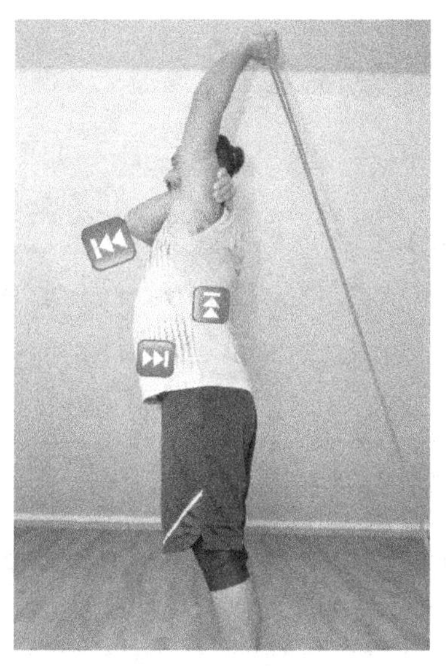

1- A partir d'un point d'accroche d'une extrémité de votre élastique, tenez-le dans la main du côté à solliciter. Avancez plus ou moins pour régler la tension de l'élastique. L'idéal étant qu'il soit ancré au niveau de la taille. Pour plus de sensation, préférez le point d'ancrage plus bas. Inspirez en allongeant votre colonne vertébrale en abaissant l'épaule et absorbez votre abdomen (doubles flèches).

2- Expirez en exerçant une force mécanique pour descendre votre main vers le sol. L'élastique est pris en levier sur l'épaule pour plus de traction du bras. Stabilisez bien vos appuis au sol. En fin d'expir (flèche), effectuez le « relâchement immédiat » (triangle).

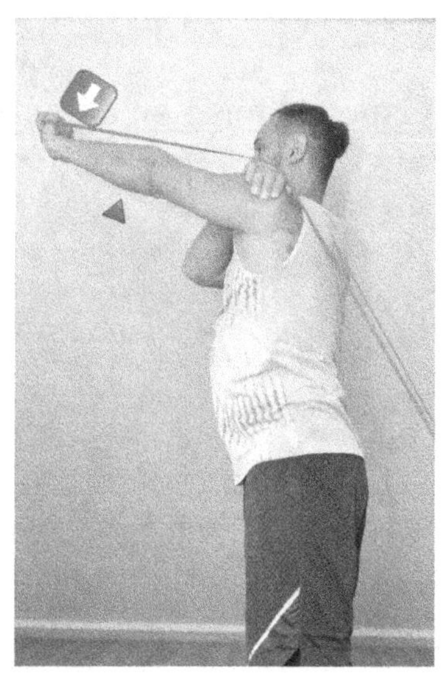

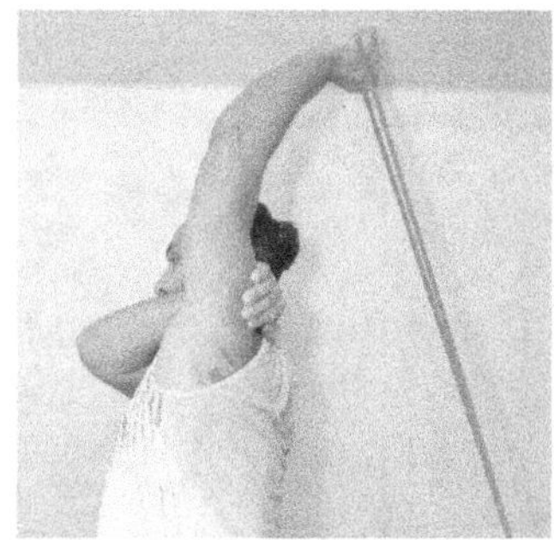

3- Laisser votre bras revenir avec l'élastique. Appuyez bien votre main opposée sur votre épaule pour sécuriser l'articulation. Vous pouvez observer que votre bras a quelque peu progressé du haut sur l'arrière, par rapport à la posture initiale.

# Amélioration (StM) de la Rétropulsion

<u>Groupe ou faisceau musculaire principalement en cause</u> :

Agoniste -> Sous-épineux, grand dorsal, deltoïde postérieur

Antagoniste -> Grand pectoral, grand dorsal, coraco-brachial, biceps brachial, deltoïde antérieur

<u>Indicateur</u> : Marche, changement de position

<u>Correction ou Amélioration</u> : Difficulté à lever le bras, à attraper quelque chose en hauteur, à se brosser les cheveux, à passer un t-shirt, à ouvrir un coffre de voiture ; douleur probable à l'épaule, au coude, au dos d'un côté.

<u>Visuel de mise en oeuvre</u>

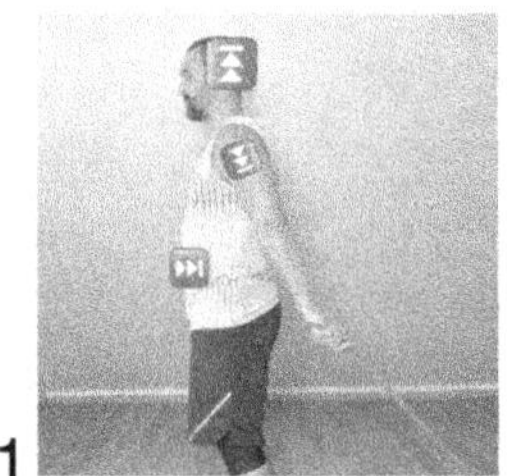 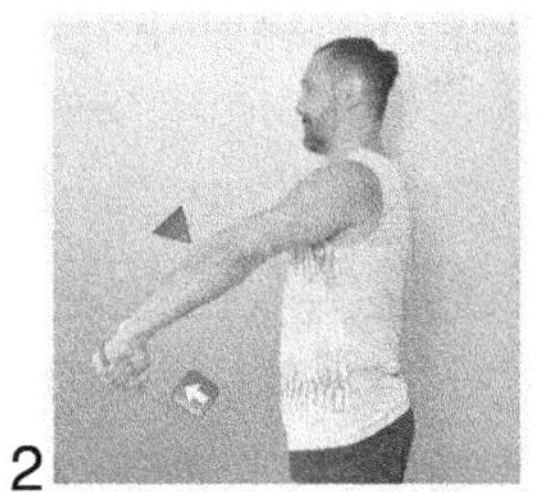 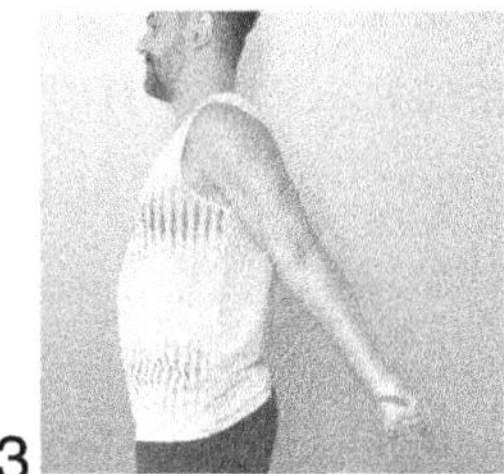

Répétez ce protocole à 3 reprises, 3 paliers, avec la même résistance au minimum.

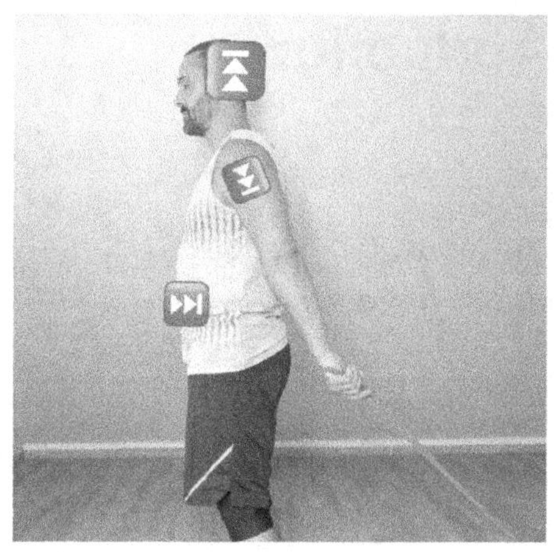

1- A partir d'un point d'accroche d'une extrémité de votre élastique, tenez-le dans la main du côté à solliciter. Avancez plus ou moins pour régler la tension de l'élastique. L'idéal étant qu'il soit ancré au niveau de la taille. Pour plus de sensation, préférez le point d'ancrage plus bas. Inspirez en allongeant votre colonne vertébrale, en abaissant l'épaule et absorbez votre abdomen (doubles flèches).

2- Expirez en exerçant une force mécanique pour monter votre main le plus possible au niveau de votre épaule. En fin d'expir (flèche), effectuez le « relâchement immédiat » (triangle).

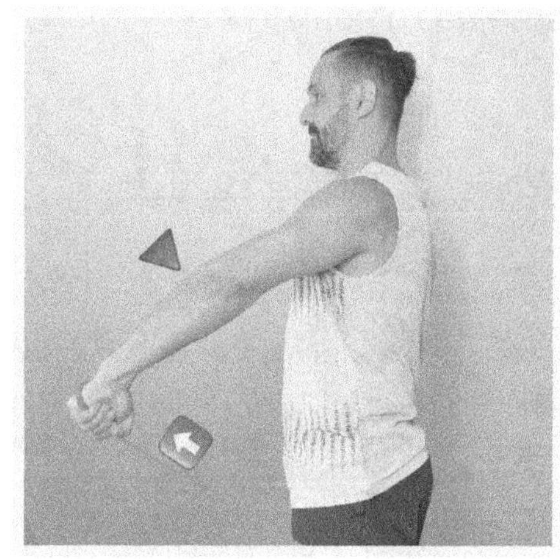

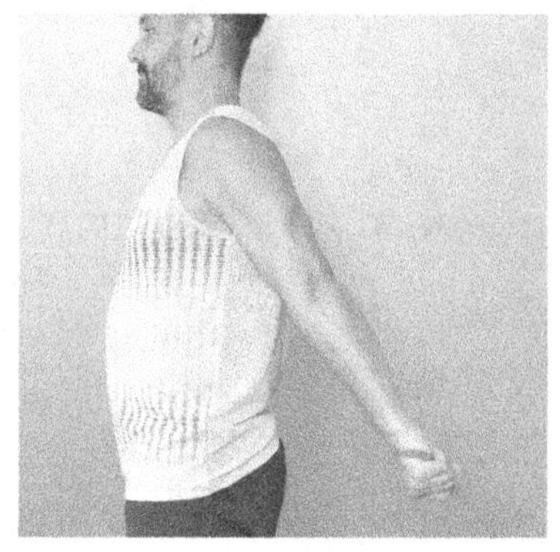

3- Laisser votre bras revenir avec l'élastique, sans le retenir ; veillez de ne pas désaxer votre corps. Vous pouvez observer que votre bras a quelque peu progressé du bas sur l'arrière, par rapport à la posture initiale.

# Amélioration (StM) de l'Abduction

<u>Groupe ou faisceau musculaire principalement en cause</u> :
Agoniste -> Grand pectoral, Coraco-brachial, trapèze, court biceps, grand dorsal
Antagoniste -> Sus-épineux, sous-épineux, long biceps, deltoïde moyen

<u>Indicateur</u> : Changement de position

<u>Correction ou Amélioration</u> : Difficulté à fermer un tiroir situé côté opposé, à rapprocher les omoplates, à passer sa main dans le dos arranger une chemise dans le pantalon par exemple ; douleur probable à l'épaule, aux cervicales, sur le bord interne de l'omoplate.

<u>Visuel de mise en oeuvre</u>

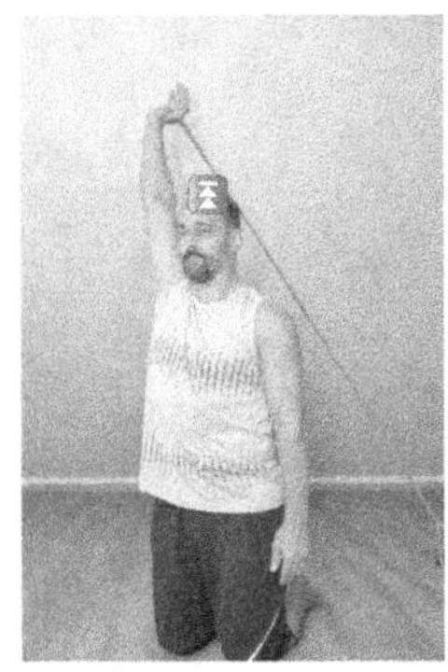

1

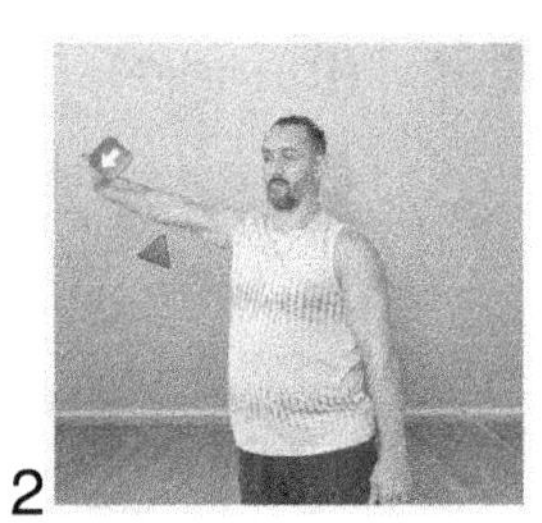

2

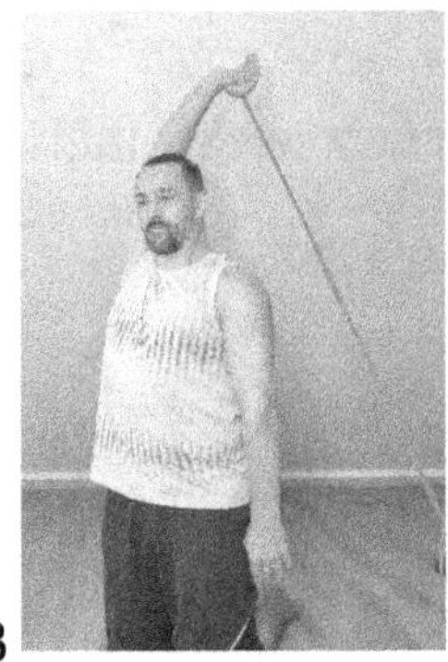

3

Répétez ce protocole à 3 reprises, 3 paliers, avec la même résistance au minimum.

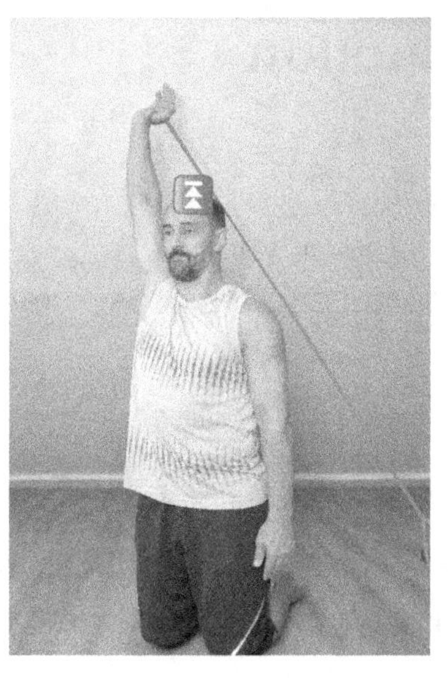

1- A partir d'un point d'accroche d'une extrémité de votre élastique, tenez-le dans la main du côté à solliciter. Décalez-vous plus ou moins pour régler la tension de l'élastique. L'idéal étant qu'il soit ancré au niveau de la taille. Placez-vous de profil par rapport à votre point d'ancrage. Inspirez en allongeant votre colonne vertébrale, en abaissant l'épaule et absorbez votre abdomen (double flèche).

2- Expirez en exerçant une force mécanique pour descendre votre main vers le sol, sur un mouvement circulaire. Allez le plus loin possible en fixant bien votre ceinture scapulaire (ligne des épaules). En fin d'expir (flèche), effectuez le « relâchement immédiat » (triangle).

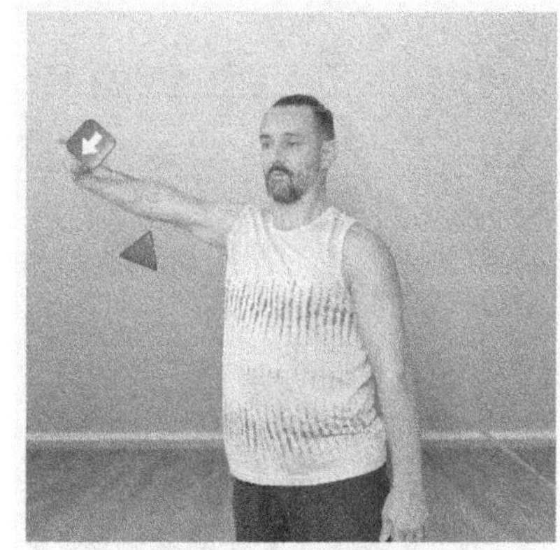

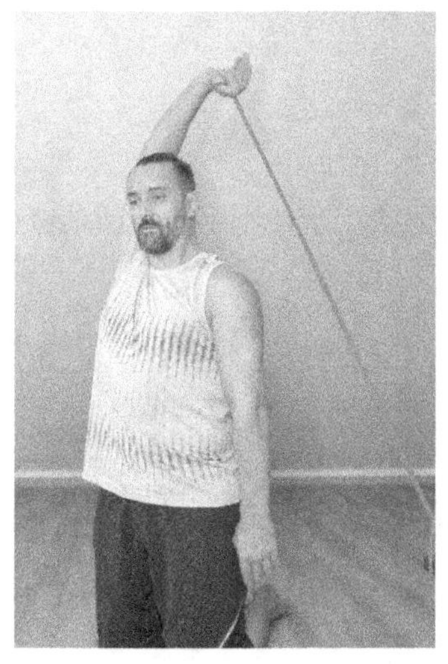

3- Laisser votre bras revenir latéralement, avec l'élastique. Vous pouvez observer que votre bras a quelque peu progressé vers l'épaule opposée, par rapport à la posture initiale.

# Amélioration (StM) de l'Adduction

<u>Groupe ou faisceau musculaire principalement en cause</u> :
Agoniste -> Sus-épineux, sous-épineux, long biceps, deltoïde moyen
Antagoniste -> Grand pectoral, Coraco-brachial, trapèze, court biceps, grand dorsal

<u>Indicateur</u> : Assis, changement de position

<u>Correction ou Amélioration</u> : Difficulté à ouvrir un tiroir situé du côté opposé de l'épaule ; douleur probable à l'épaule, sur le bord interne ou externe de l'omoplate.

<u>Visuel de mise en oeuvre</u>

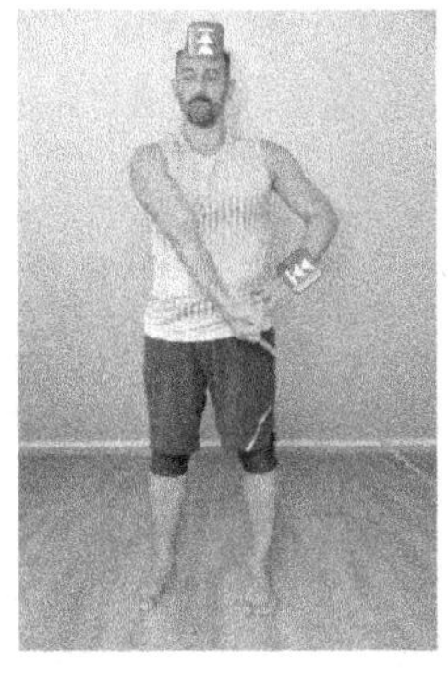
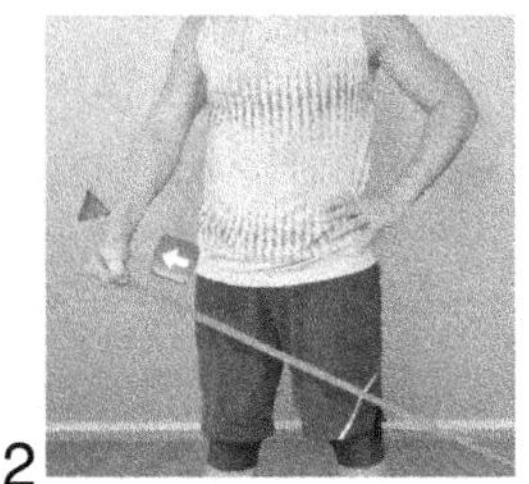
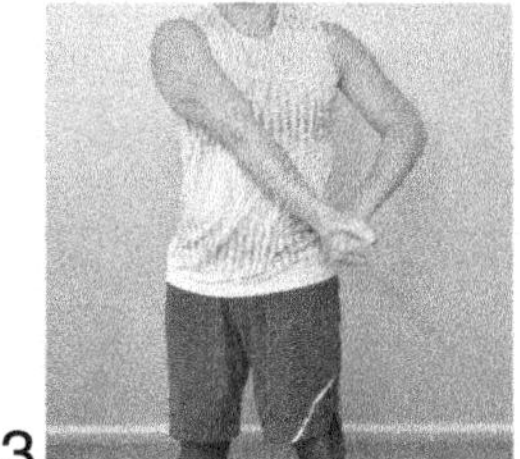

Répétez ce protocole à 3 reprises, 3 paliers, avec la même résistance au minimum.

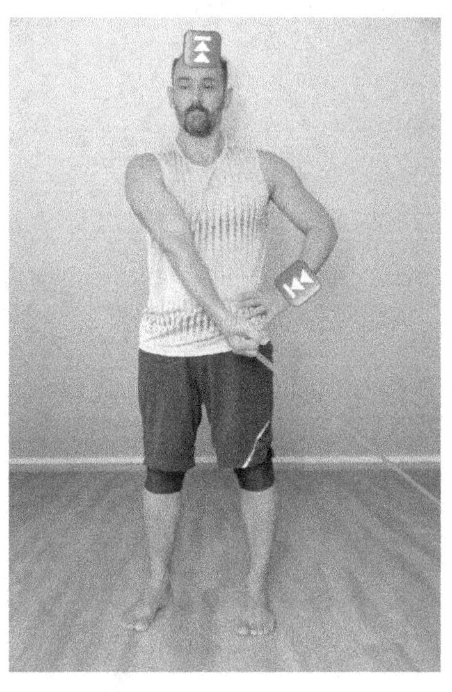

1- A partir d'un point d'accroche d'une extrémité de votre élastique, tenez-le dans la main du côté à solliciter. Décalez-vous plus ou moins pour régler la tension de l'élastique. L'idéal étant qu'il soit ancré sous le niveau de la taille. Pour plus de sensation, préférez le point d'ancrage plus bas. Placez-vous de profil par rapport à votre point d'ancrage. Attrapez votre élastique, main orientée avec les doigts vers le haut. Inspirez en allongeant votre colonne vertébrale, en pressant la main opposée sur votre taille pour conserver l'axe de travail (doubles flèches).

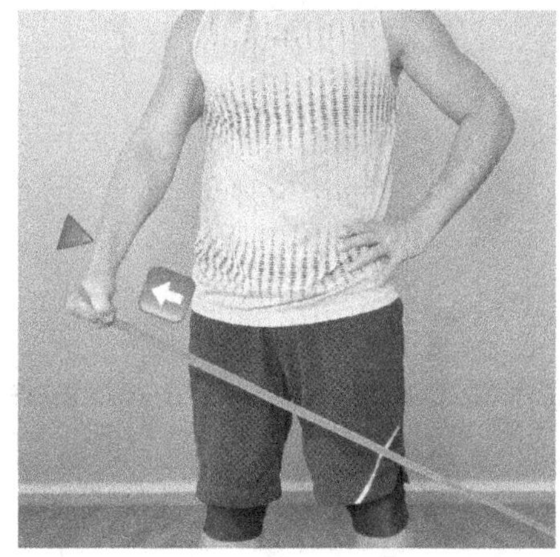

2- Expirez en exerçant une force mécanique pour amener votre main vers l'extérieur et le haut. En fin d'expir (flèche), effectuez le « relâchement immédiat » (triangle).

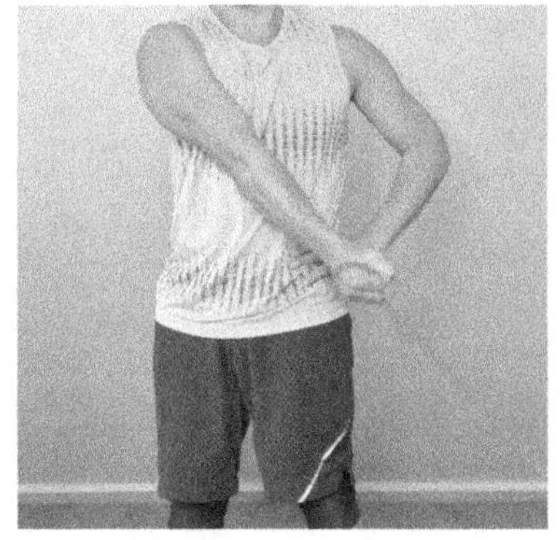

3- Laisser votre bras revenir avec l'élastique, aussi loin que possible. Vous pouvez observer que votre bras a quelque peu progressé vers la hanche opposée, par rapport à la posture initiale.

# Amélioration (StM) de la Rotation Interne

<u>Groupe ou faisceau musculaire principalement en cause</u> :
Agoniste -> Grand pectoral, Sous-scapulaire, grand dorsal, deltoïde antérieur
Antagoniste -> Sous-épineux, petit rond

<u>Indicateur</u> : Marche, changement de position

<u>Correction ou Amélioration</u> : Difficulté à éloigner les omoplates pour s'étirer en arrondissant le dos, à passer la main derrière la taille ; douleur probable à l'avant ou à l'arrière de l'épaule.

<u>Visuel de mise en oeuvre</u>

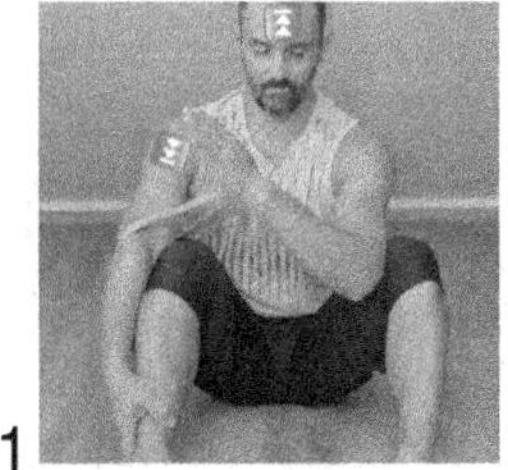 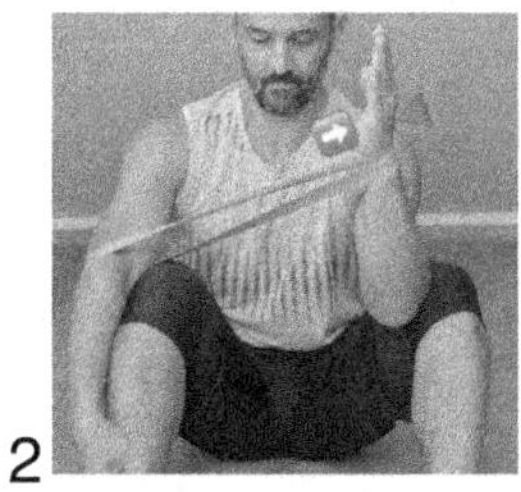 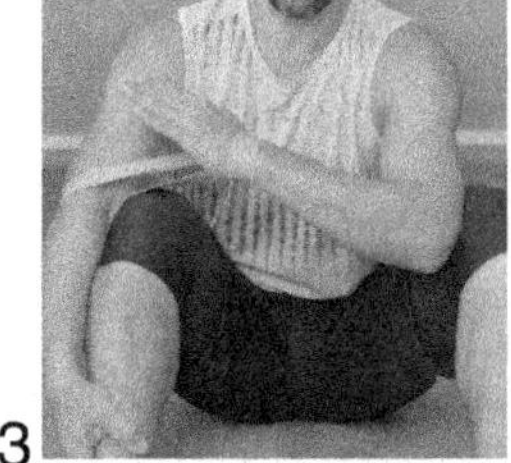

1    2    3

Répétez ce protocole à 3 reprises, 3 paliers, avec la même résistance au minimum.

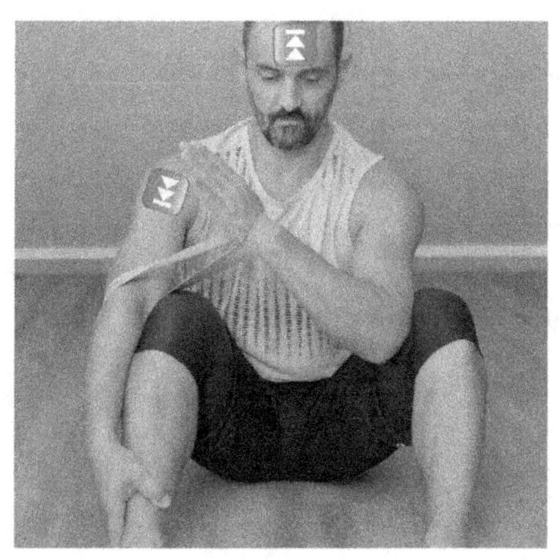

1- Petit élastique - Asseyez-vous sur le sol. Entrez la main du côté à solliciter dans l'élastique, bien sur votre poignet. Appuyez votre coude à l'intérieur du genou ; celui-ci joue un rôle de renfort au moment de la rotation. L'autre bout de l'élastique est fixé par l'autre bras, inséré dedans et bien en contact avec la jambe opposée. Inspirez en allongeant votre colonne vertébrale et en abaissant l'épaule de maintien (doubles flèches).

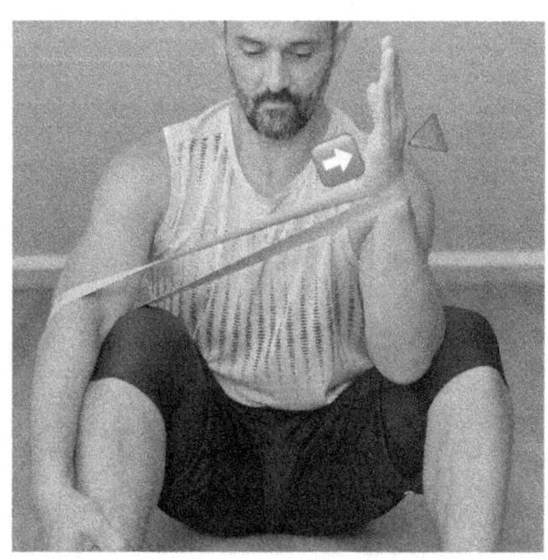

2- Expirez en exerçant une force mécanique pour éloigner votre main de l'autre bras. En fin d'expir (flèche), effectuez le « relâchement immédiat » (triangle).

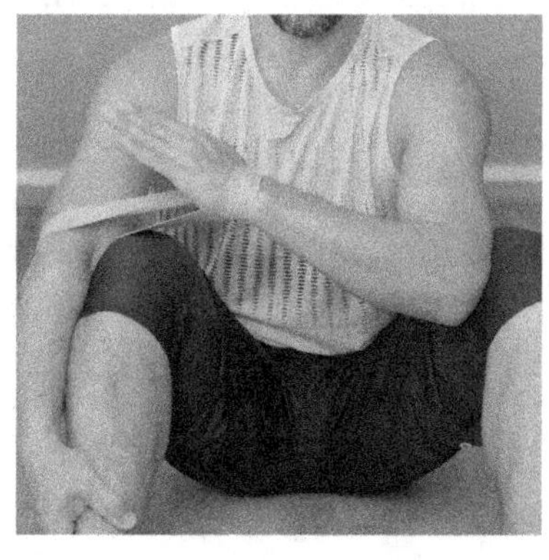

3- Laisser votre main revenir avec l'élastique ; maintenez bien le point d'appui entre votre coude pivot et votre genou de maintien. Vous pouvez observer que votre main s'est quelque peu rapprochée du coude et du genou opposés, par rapport à la posture initiale.

# Amélioration (StM) de la Rotation Externe

<u>Groupe ou faisceau musculaire principalement en cause</u> :
Agoniste -> Sous-épineux, petit rond
Antagoniste -> Grand pectoral, Sous-scapulaire, grand dorsal, deltoïde antérieur

<u>Indicateur</u> : Marche, changement de position

<u>Correction ou Amélioration</u> : Difficulté à resserrer les omoplates, à ouvrir une fenêtre, à supporter quelque chose qui est au-dessus de la tête ; douleur probable à l'avant ou l'arrière de l'épaule.

<u>Visuel de mise en oeuvre</u>

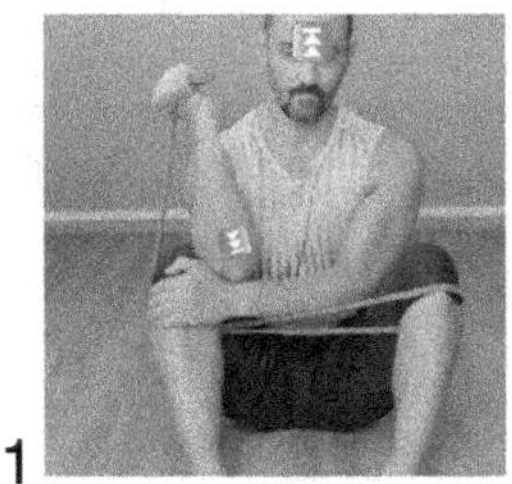 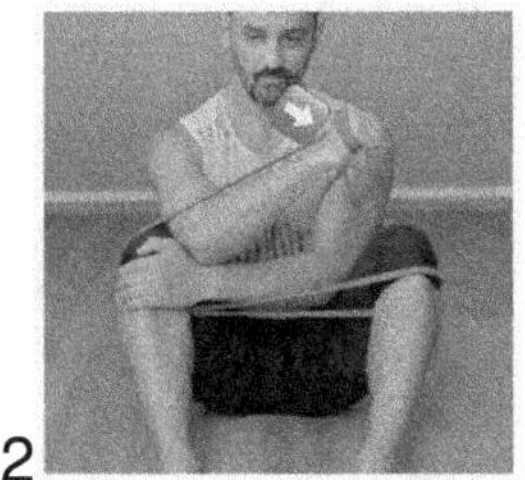 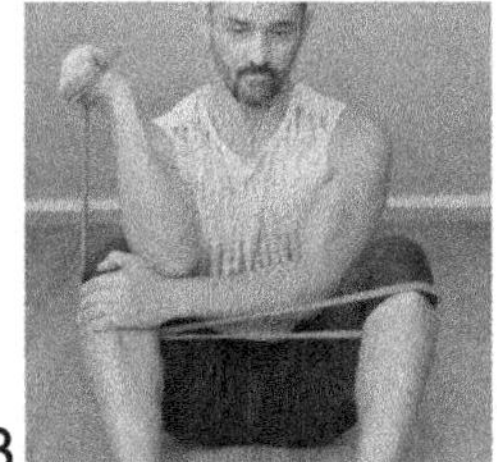

1        2        3

Répétez ce protocole à 3 reprises, 3 paliers, avec la même résistance au minimum.

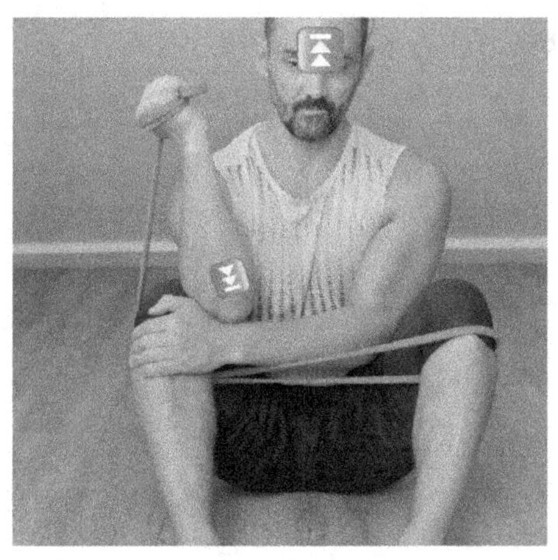

1- Asseyez-vous sur le sol. Passez une jambe dans l'élastique. Passez ensuite celui-ci sous le genou du côté à solliciter, puis saisissez-le fermement avec la main qui va travailler. L'autre main vient se poser sur l'avant du genou, pour stabiliser les contacts avec le coude pivot. Inspirez en allongeant votre colonne vertébrale et en appuyant votre coude sur le poignet opposé (doubles flèches).

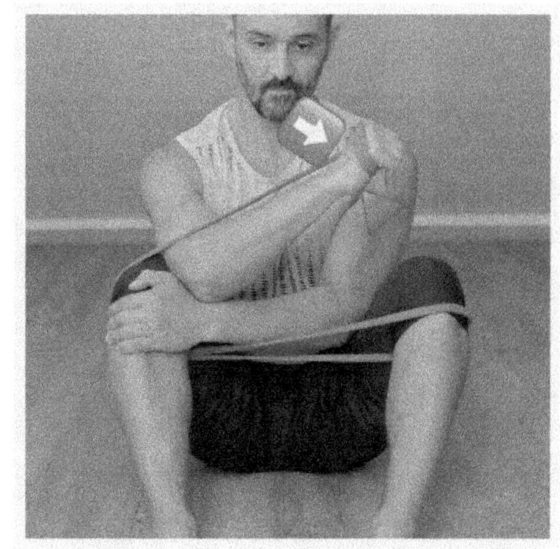

2- Expirez en exerçant une force mécanique comme pour faire un bras de fer, le plus loin possible. En fin d'expir (flèche), effectuez le « relâchement immédiat » (triangle).

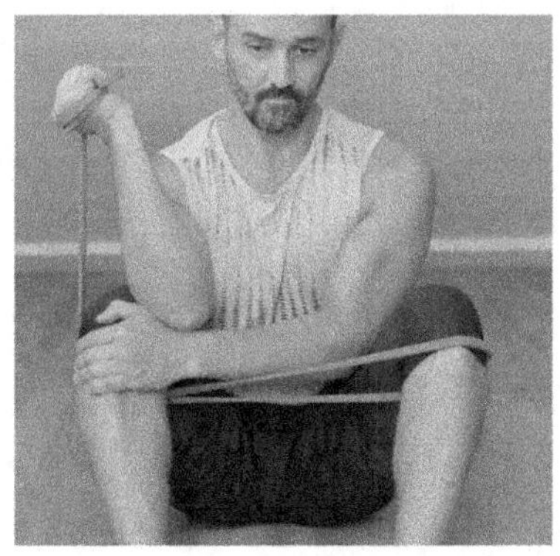

3- Laisser votre avant-bras revenir avec l'élastique. Vous pouvez observer que la rotation externe a quelque peu progressé et que votre main va un peu plus loin vers l'extérieur, par rapport à la posture initiale.

# Amélioration (StM) de l'Elévation

<u>Groupe ou faisceau musculaire principalement en cause</u> :
Agoniste -> Angulaire
Antagoniste -> Petit pectoral, sous clavier

<u>Indicateur</u> : Marche

<u>Correction ou Amélioration</u> : Difficulté à aligner les 2 épaules sur la ceinture scapulaire, une épaule plus haute que l'autre ou plus en avant ; douleur probable à l'épaule, au haut du dos d'un côté, au bas du dos d'un côté.

<u>Visuel de mise en oeuvre</u>

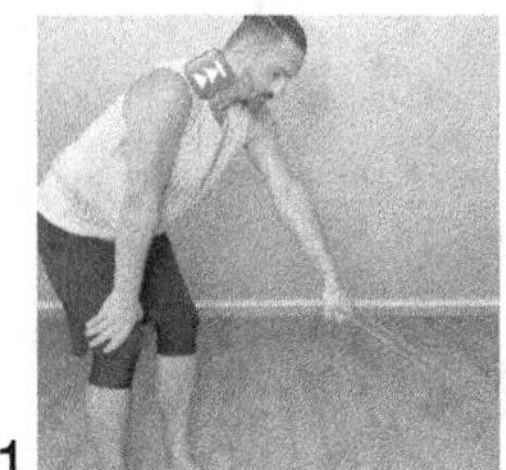
1
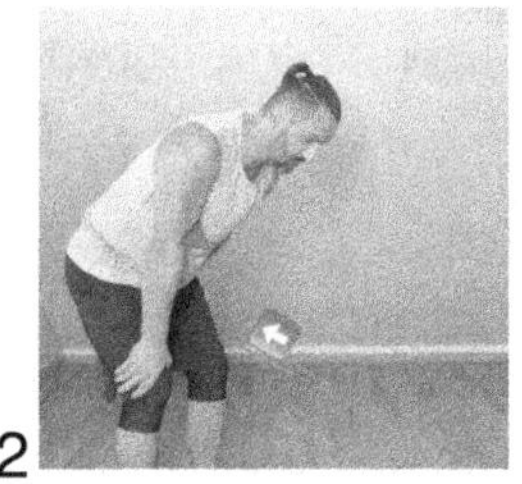
2
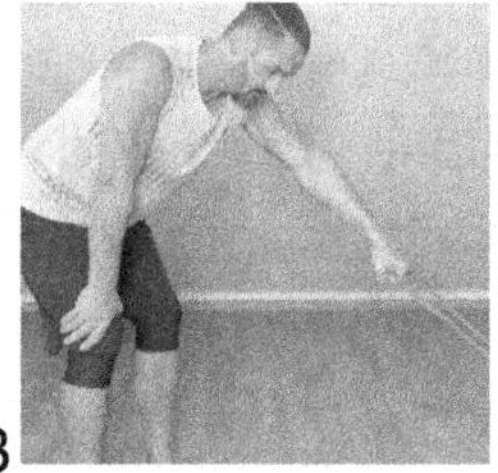
3

Répétez ce protocole à 3 reprises, 3 paliers, avec la même résistance au minimum.

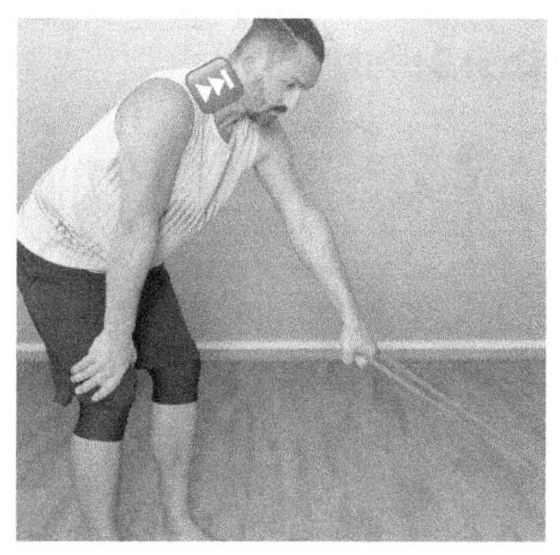

1- A partir d'un point d'accroche d'une extrémité de votre élastique, tenez-le dans la main du côté à solliciter. L'idéal étant qu'il soit ancré sous le niveau de la taille. Votre main opposée est en appui sur votre genou opposé pour stabiliser la posture. Inspirez en allongeant votre colonne vertébrale (double flèche).

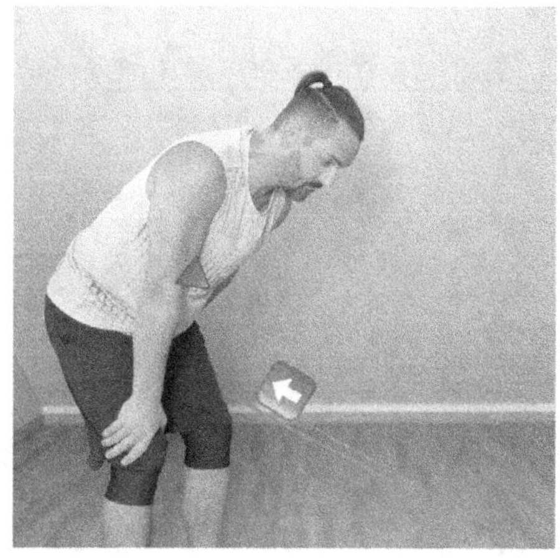

2- Expirez en exerçant une force mécanique pour tirer votre main vers l'arrière, sur l'axe élastique. En fin d'expir (flèche), effectuez le « relâchement immédiat » (triangle).

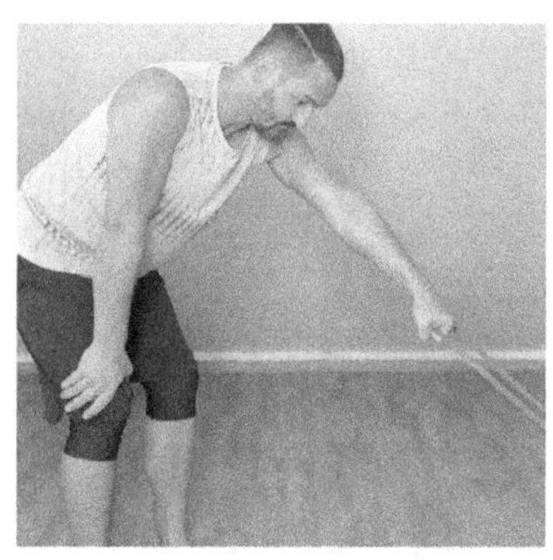

3- Laisser votre bras revenir avec l'élastique. Vous pouvez observer que votre bras a quelque peu progressé vers l'avant, par rapport à la posture initiale. Renouvelez en reculant davantage ou en élevant le point d'ancrage.

# Amélioration (StM) de l'Abaissement

<u>Groupe ou faisceau musculaire principalement en cause</u> :
Agoniste -> Petit pectoral, sous clavier
Antagoniste -> Angulaire

<u>Indicateur</u> : Marche, changement de position

<u>Correction ou Amélioration</u> : Difficulté à faire glisser l'omoplate vers le bas pour se redresser ; douleur probable à l'épaule, à la nuque, au haut du dos.

<u>Visuel de mise en oeuvre</u>

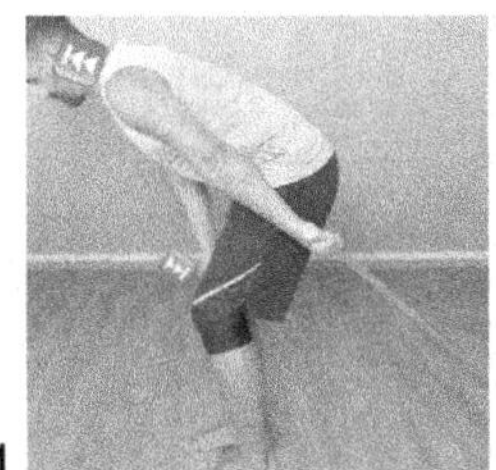 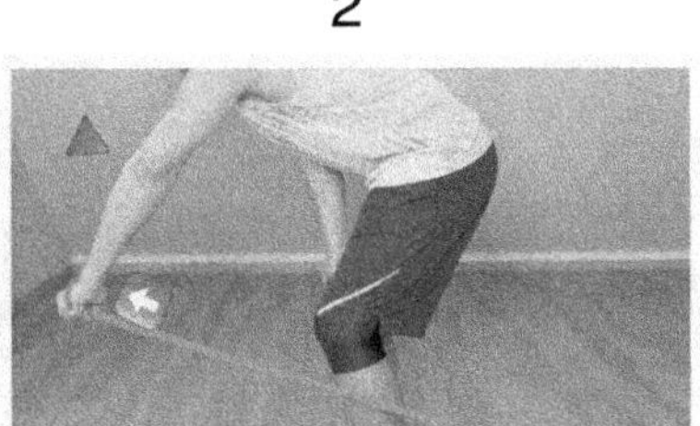 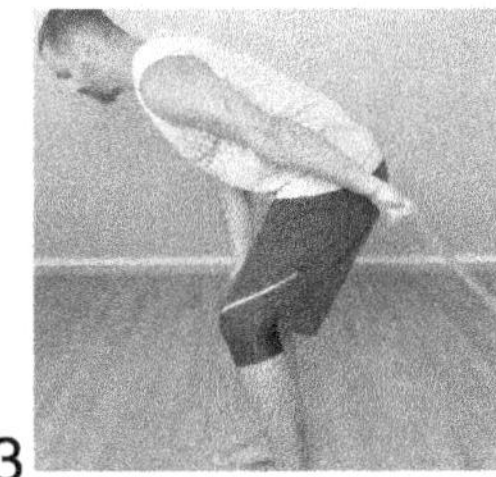

Répétez ce protocole à 3 reprises, 3 paliers, avec la même résistance au minimum.

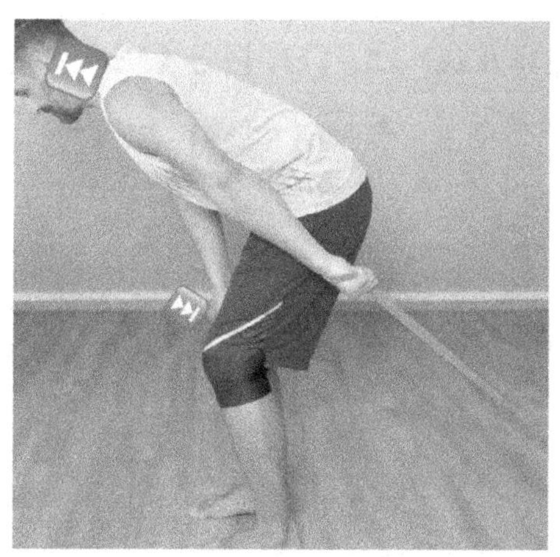

1- A partir d'un point d'accroche d'une extrémité de votre élastique, tenez-le dans la main du côté à solliciter. L'idéal étant qu'il soit ancré sous le niveau de la taille. Votre main opposée est en appui sur votre genou opposé pour stabiliser la posture. Inspirez en allongeant votre colonne vertébrale et en pressant la main opposée sur son genou correspondant (doubles flèches).

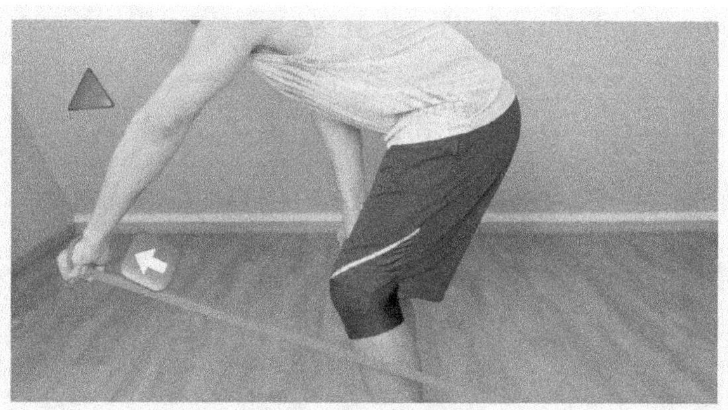

2- Expirez en exerçant une force mécanique pour diriger votre main vers l'avant, le plus loin possible. Fixez bien vos épaules. En fin d'expir (flèche), effectuez le « relâchement immédiat » (triangle).

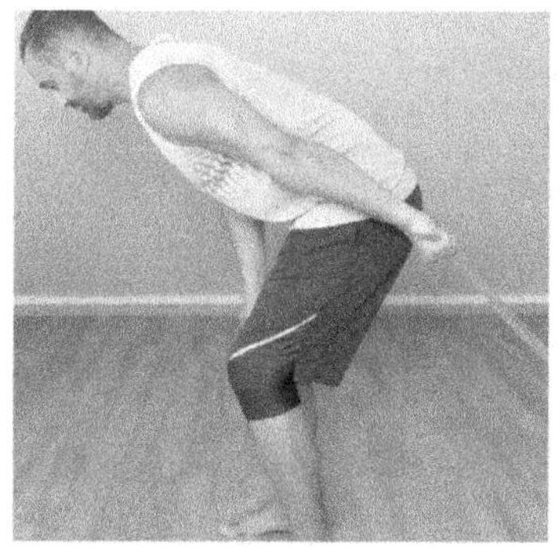

3- Laisser votre le bras revenir avec l'élastique. Vous pouvez observer que votre épaule a quelque peu progressé vers votre bassin et qu'elle s'est abaissée davantage, par rapport à la posture initiale.

# Amélioration (StM) de la Sonnette Externe de l'omoplate

<u>Groupe ou faisceau musculaire principalement en cause</u> :
Agoniste -> Grand dentelé, faisceau inférieur du trapèze
Antagoniste -> Angulaire, rhomboïde

<u>Indicateur</u> : Changement de position

<u>Correction ou Amélioration</u> : Difficulté à maintenir en planche (exemple : position pompe), à pousser quelque chose de lourd et gros ; douleur probable à l'épaule, au trapèze, au dos niveau supérieur de l'omoplate.

<u>Visuel de mise en oeuvre</u>

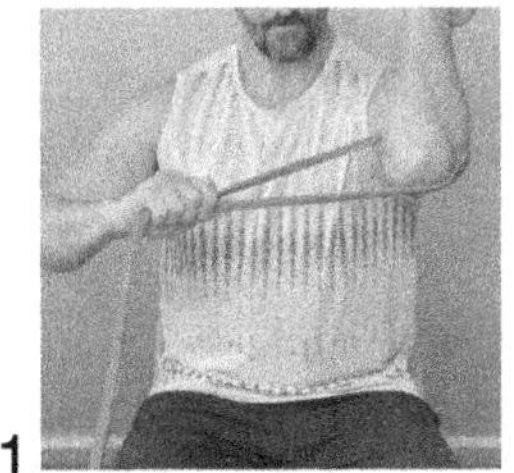
1

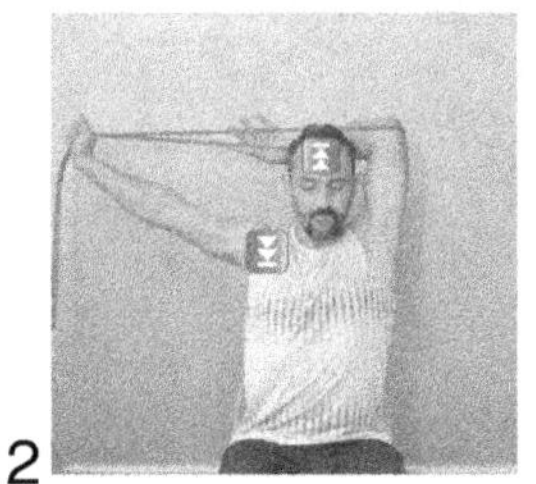
2

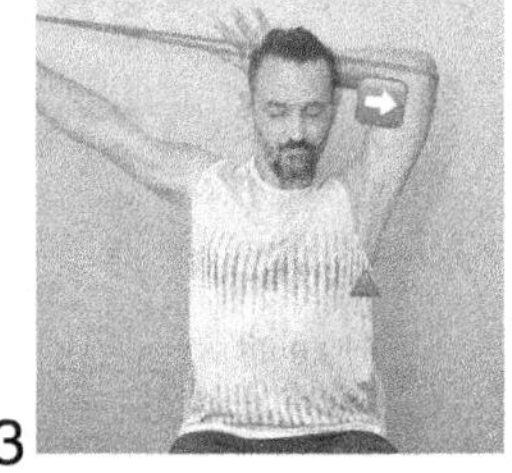
3

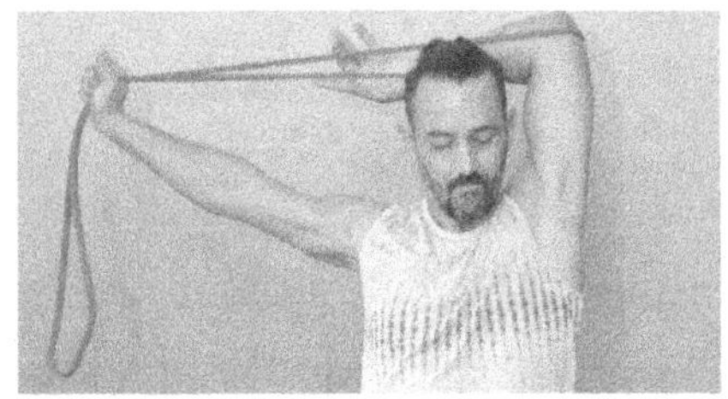
4

Répétez ce protocole à 3 reprises, 3 paliers, avec la même résistance au minimum.

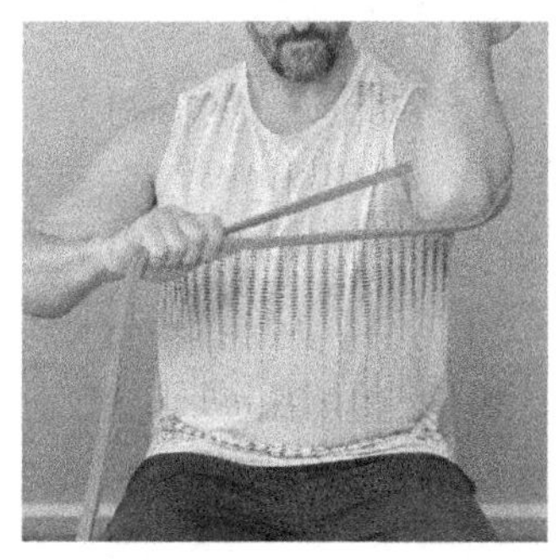

1- Asseyez-vous sur une chaise. Passez le bras à solliciter dans l'élastique, jusqu'au coude.

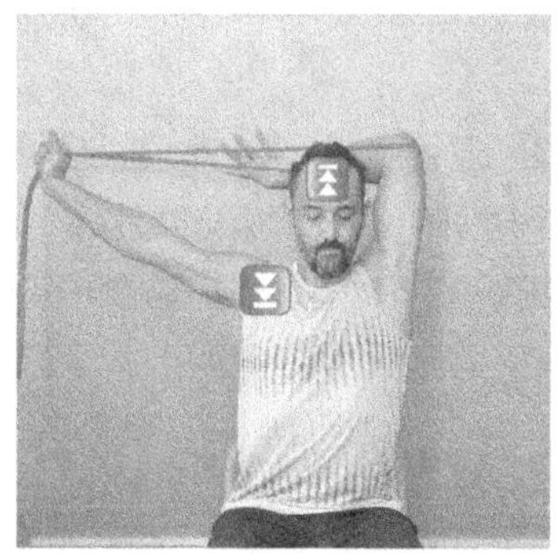

2- Tandis que vous avez l'autre extrémité de l'élastique dans votre main opposée, montez votre bras à la verticale, dans le prolongement de votre dos. Maintenez la traction de l'autre main et veillez à ce que l'élastique garde bien sa place. Inspirez en allongeant votre colonne vertébrale et en abaissant l'épaule du bras tendu, pour stabiliser l'ensemble (doubles flèches).

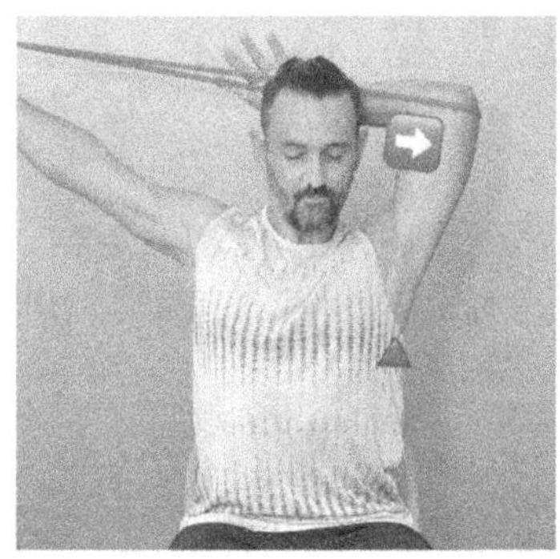

3- Expirez en exerçant une force mécanique pour éloigner votre coude de votre tête mais surtout en pointant l'angle inférieur de votre omoplate vers l'axe vertébral. En fin d'expir (flèche), effectuez le « relâchement immédiat » (triangle).

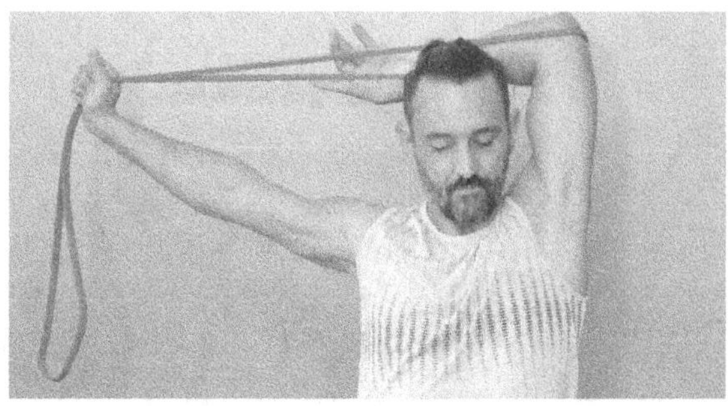

4- Laissez votre bras revenir avec l'élastique, ainsi que votre omoplate. Vous pouvez observer que celle-ci a quelque peu progressé vers l'extérieure.

# Amélioration (StM) de la Sonnette Interne de l'omoplate

<u>Groupe ou faisceau musculaire principalement en cause</u> :

Agoniste -> Angulaire, rhomboïde

Antagoniste -> Grand dentelé, faisceau inférieur du trapèze

<u>Indicateur</u> : Changement de position

<u>Correction ou Amélioration</u> : Difficulté à se retourner aisément assis ou debout, à tendre le bras pour prendre quelque chose situé en arrière ; douleur probable à l'épaule, sous le bras, entre les omoplates.

<u>Visuel de mise en oeuvre</u>

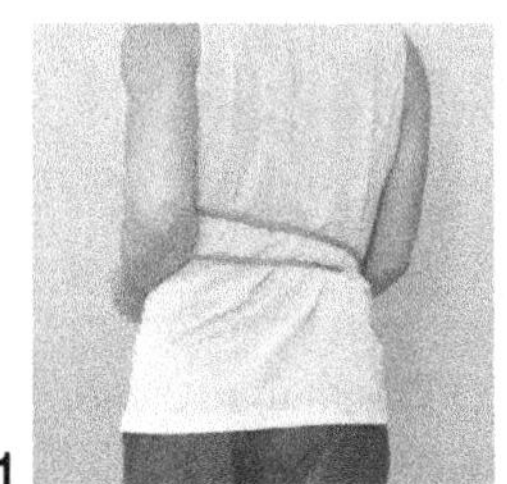

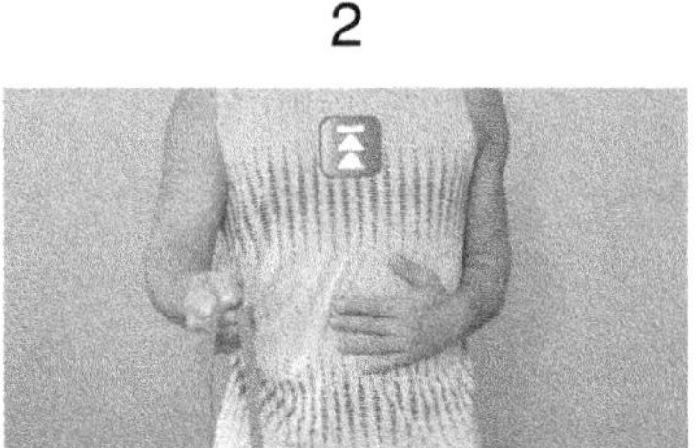

2

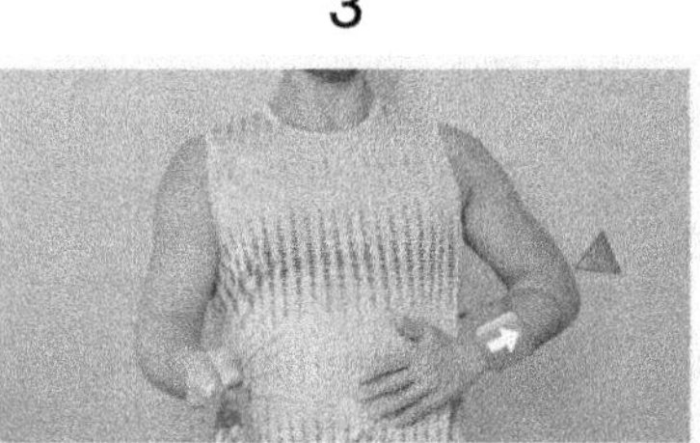

3

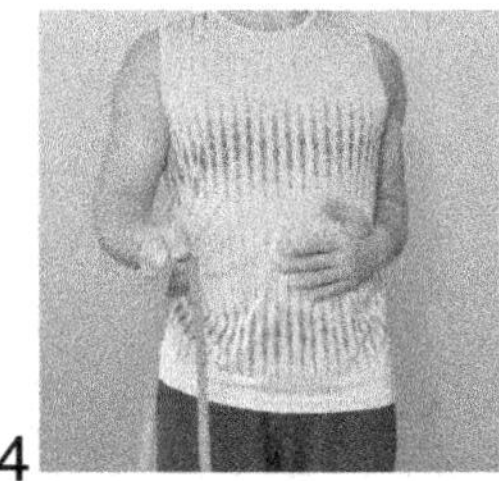

Répétez ce protocole à 3 reprises, 3 paliers, avec la même résistance au minimum.

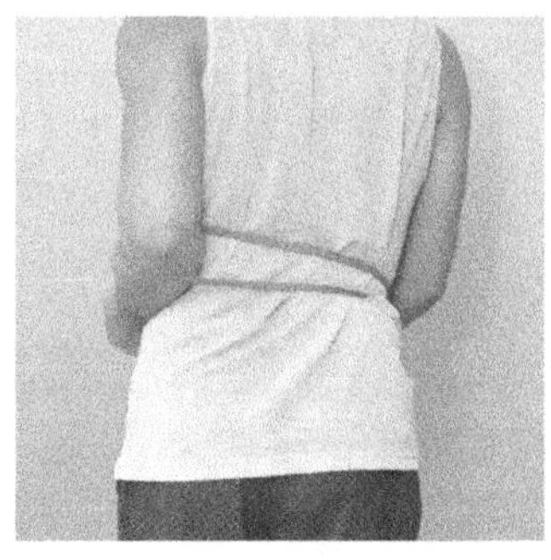

1- Debout, passez le bras à solliciter dans l'élastique, jusqu'au coude. Attrapez-le avec l'autre main et faites-le passer derrière vous.

2- Réglez la traction en tirant sur l'élastique, de façon à tracter votre coude le plus possible contre vos côtes. Inspirez en allongeant votre colonne vertébrale (double flèche). Gardez bien votre main opposée sur votre ventre pour accentuer le travail de l'omoplate.

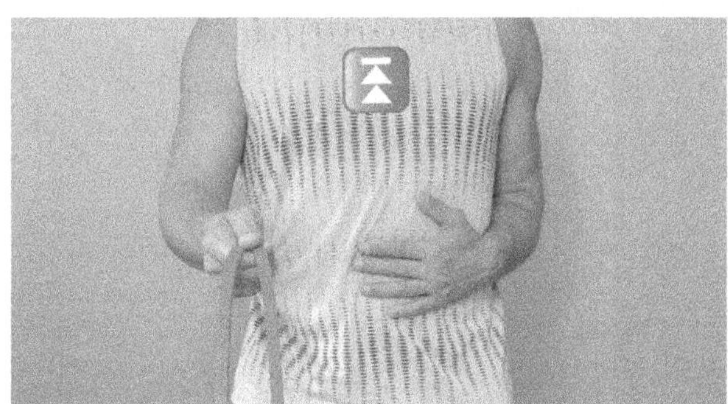

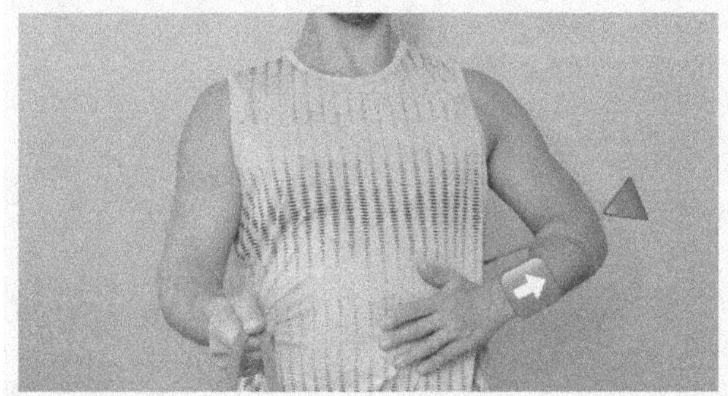

3- Expirez en exerçant une force mécanique pour éloigner votre coude des côtes mais surtout en dirigeant l'angle inférieur de l'omoplate vers l'extérieur de votre cage thoracique. Maintenez votre main sur le ventre, comme un point fixateur. En fin d'expir (flèche), effectuez le « relâchement immédiat » (triangle).

4- Laissez votre coude revenir avec l'élastique contre vos côtes, ainsi que votre omoplate. Vous pouvez observer que celle-ci a quelque peu progressé vers l'axe vertébral. Les déplacements scapulaires peuvent être limités mais vous devez ressentir une espèce de relâchement agréable.

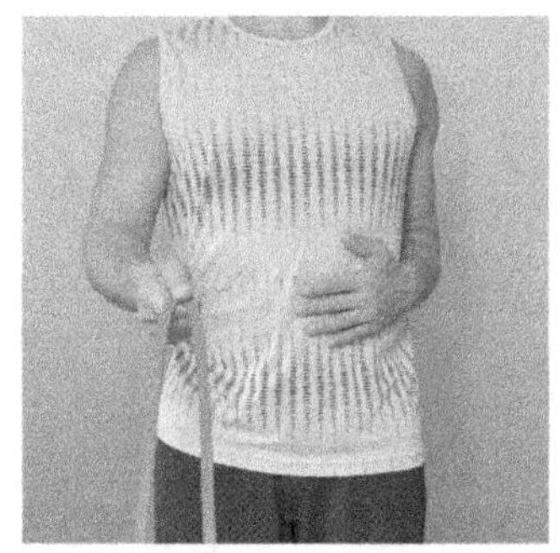

# StM, COUDES

# Amélioration (StM) de la Flexion

<u>Groupe ou faisceau musculaire principalement en cause</u> :
Agoniste -> Brachial antérieur, long supinateur, biceps brachial, deuxième radial
Antagoniste -> Triceps brachial, cubital postérieur

<u>Indicateur</u> : Marche, changement de position

<u>Correction ou Amélioration</u> : Difficulté à plier le bras, à soulever quelque chose, à boire à la bouteille, à se brosser les cheveux, à balancer le bras en marchant ; douleur probable au creux et à l'arrière du coude, au bras ou à l'épaule.

<u>Visuel de mise en oeuvre</u>

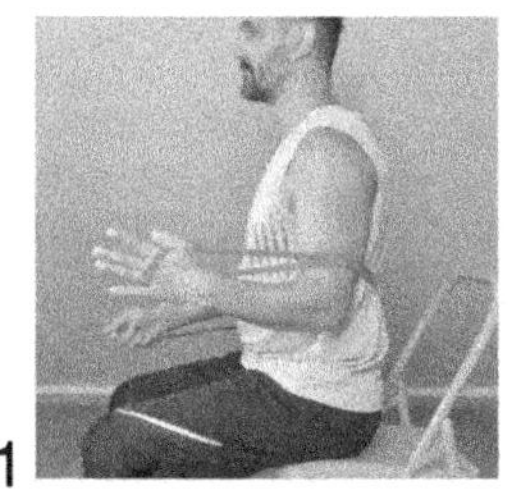
1

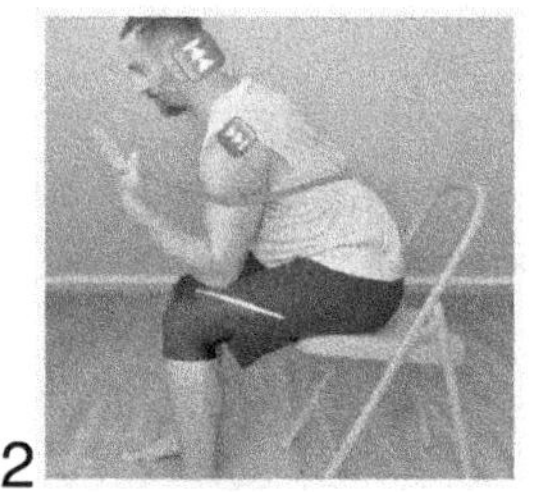
2

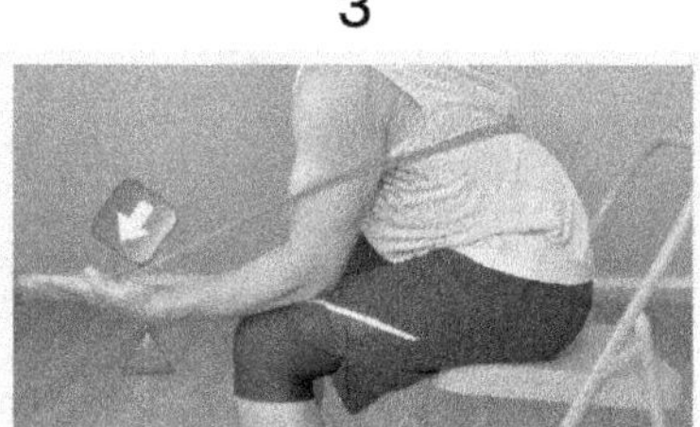
3

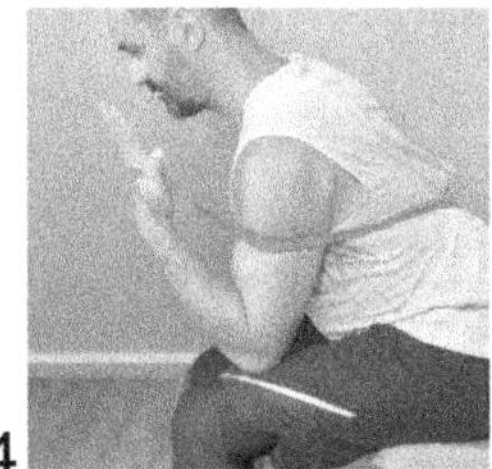
4

Répétez ce protocole à 3 reprises, 3 paliers, avec la même résistance au minimum.

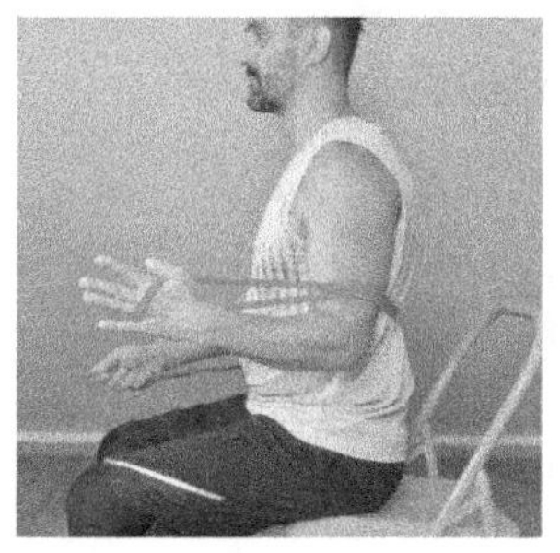

1- Asseyez-vous sur une chaise. Placez l'élastique derrière vous ; les 2, 3 et 4ème doigts du côté sollicité passent dans l'élastique. Le pouce et l'auriculaire viennent le serrer pour un bon maintien. L'autre main tire sur l'élastique pour régler sa tension et se pose sur la cuisse opposée.

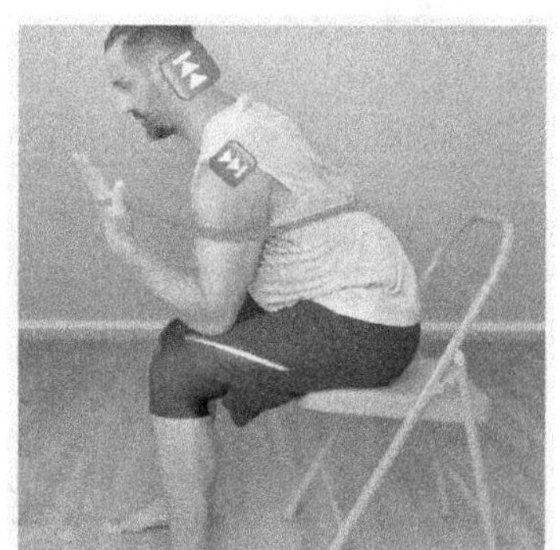

2- Posez votre coude sur votre cuisse. L'élastique tracte votre avant-bras à votre maximum, paume de main face à vous. Inspirez en allongeant votre colonne vertébrale et en abaissant l'épaule du côté sollicité (doubles flèches).

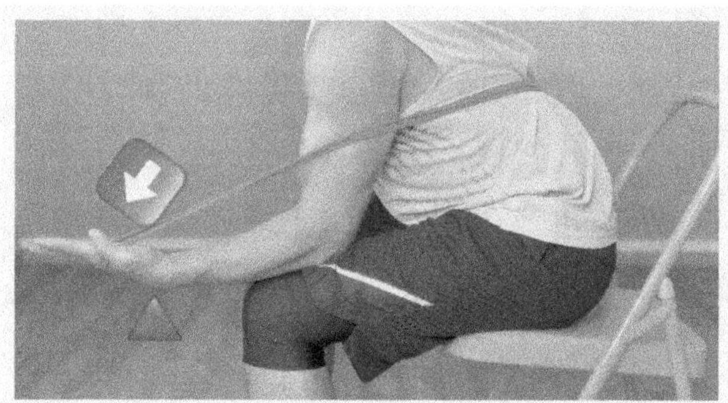

3- Expirez en exerçant une force mécanique pour éloigner votre main de votre visage en gardant le coude sur votre cuisse. En fin d'expir (flèche), effectuez le « relâchement immédiat » (triangle).

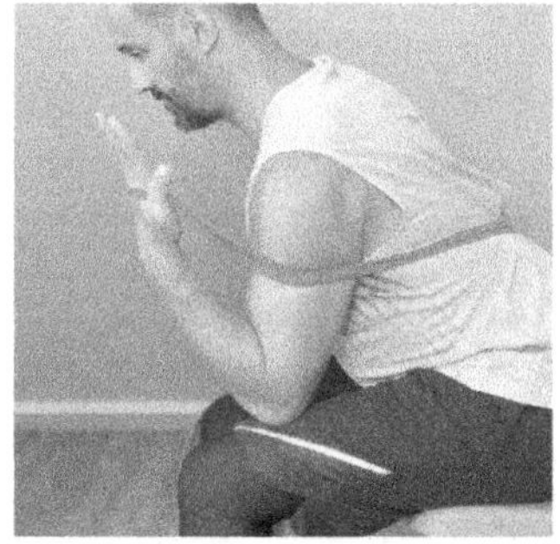

4- Laissez votre bras revenir avec l'élastique, au maximum. Vous pouvez observer que votre main a quelque peu progressé vers vous.

# Amélioration (StM) de l'Extension

<u>Groupe ou faisceau musculaire principalement en cause</u> :
Agoniste -> Triceps brachial, cubital postérieur
Antagoniste -> Brachial antérieur, long supinateur, biceps brachial deuxième radial

<u>Indicateur</u> : Marche

<u>Correction ou Amélioration</u> : Difficulté à déplier le bras, à reposer quelque chose au sol lentement, à porter une valise, à tirer quelque chose vers l'arrière (un coffre par exemple) ; douleur probable au coude, à l'arrière de l'épaule, aux cervicales.

<u>Visuel de mise en oeuvre</u>

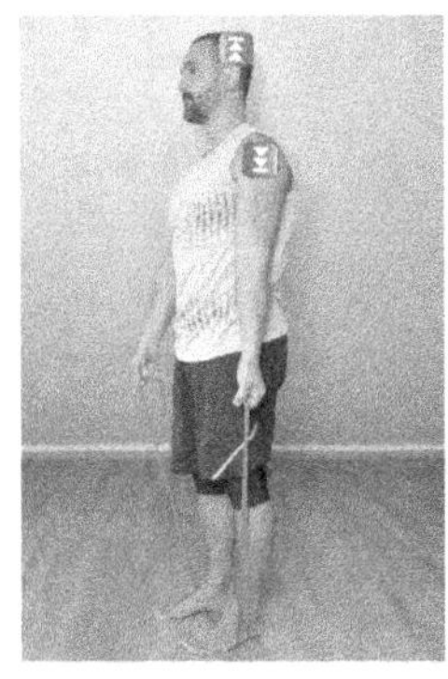

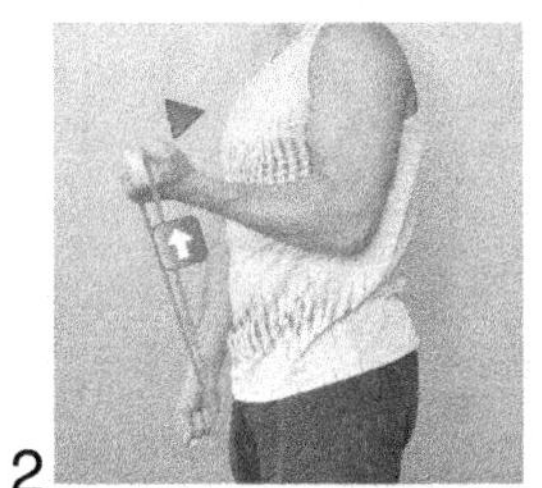

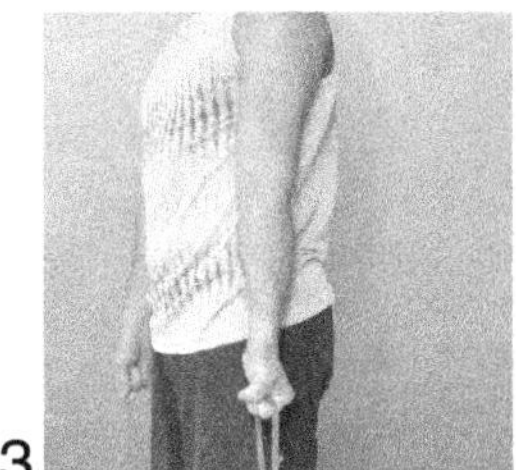

Répétez ce protocole à 3 reprises, 3 paliers, avec la même résistance au minimum.

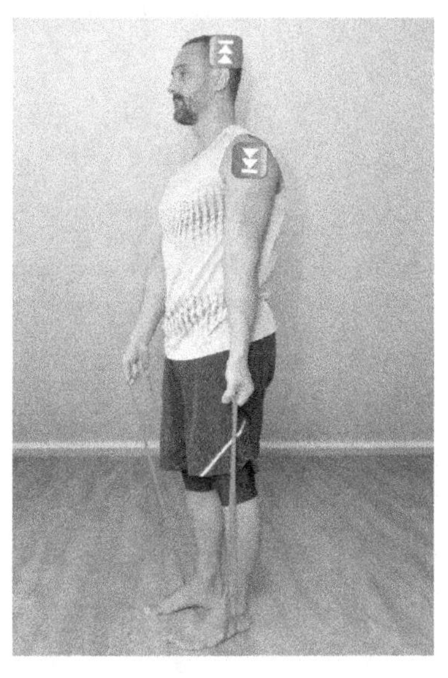

1- Debout, l'élastique passant sous vos 2 pieds, attrapez-le par ses 2 extrémités. Plaquez bien vos avant-bras sur vos côtes. Inspirez en abaissant l'épaule du côté sollicité et en allongeant votre colonne vertébrale (doubles flèches).

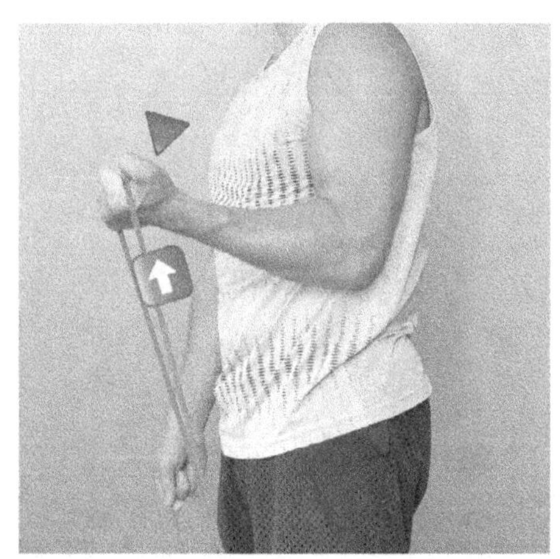

2- Expirez en exerçant une force mécanique pour amener votre avant-bras au moins à 90° par rapport au bras qui reste bien collé sur vos côtes. Dans la mesure du possible, gardez le dos de la main aligné sur l'avant-bras. En fin d'expir (flèche), effectuez le « relâchement immédiat » (triangle).

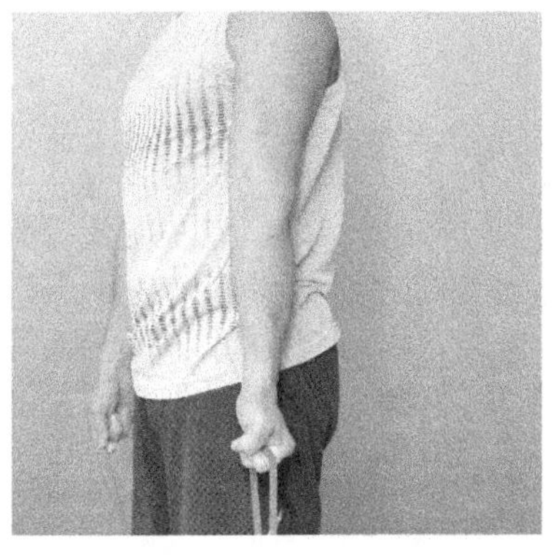

3- Laisser votre bras revenir avec l'élastique. Prenez garde de freiner à peine en bout de course, pour protéger la butée de votre coude. Vous pouvez observer que votre extension a quelque peu progressé, par rapport à la posture initiale.

# StM, POIGNETS

# Amélioration (StM) de la Flexion

<u>Groupe ou faisceau musculaire principalement en cause</u> :
Agoniste -> Cubital antérieur, petit et grand palmaire, fléchisseur commun superficiel des doigts, long fléchisseur propre du pouce, long abducteur du pouce
Antagoniste -> Triceps brachial, anconé, premier et grand radial, cubital postérieur, Extenseur commun des doigts

<u>Indicateur</u> : -

<u>Correction ou Amélioration</u> : Difficulté à manger (porter la fourchette à la bouche) ; douleur probable au poignet, au pouce et aux doigts de la main ou au coude.

<u>Visuel de mise en oeuvre</u>

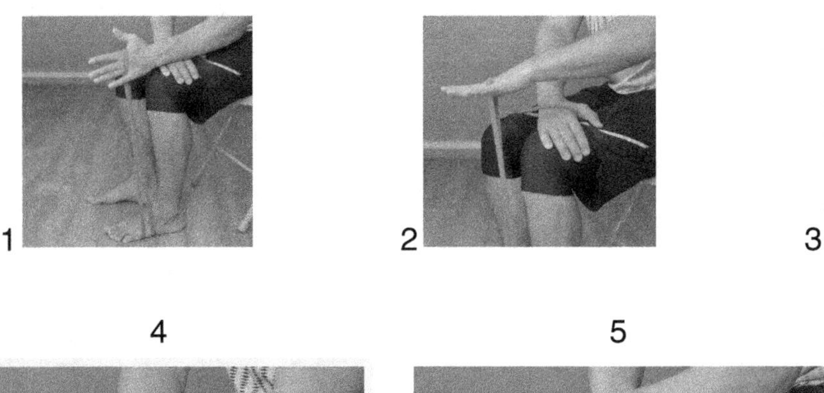

Répétez ce protocole à 3 reprises, 3 paliers, avec la même résistance au minimum.

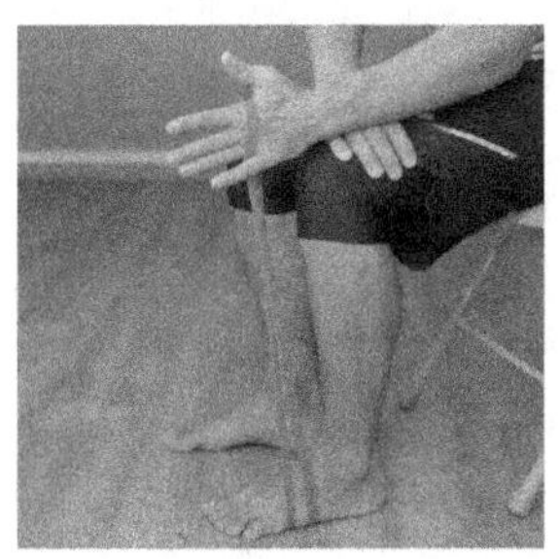

1- Asseyez-vous sur une chaise. Posez vos 2 pieds sur l'élastique contre le sol. Les doigts de la main non sollicitée passent dans l'élastique ; posez ensuite cette main sur le genou opposé. Veillez à ce que l'élastique passe bien à l'extérieur de la jambe. Passez les 2, 3 et 4ème doigts de la main sollicitée dans l'élastique.

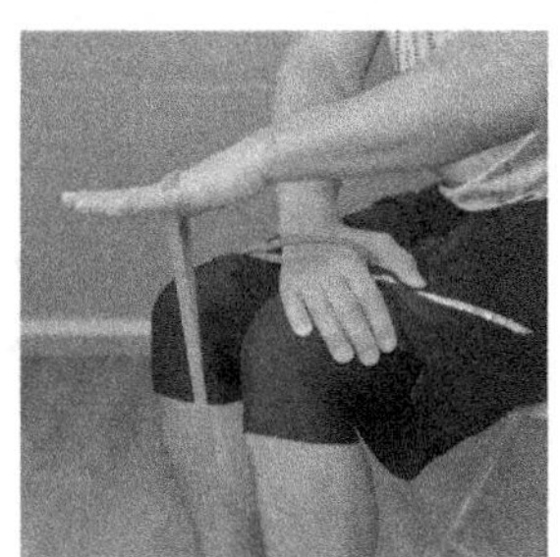

2- Tournez votre main, paume face au sol, puis fermez les doigts sur l'élastique ; superposez le poignet sur la main déjà en place. La flexion de votre poignet doit se faire sans être gênée ni par la main ni par le genou. La traction de l'élastique doit tirer vos doigts vers le sol.

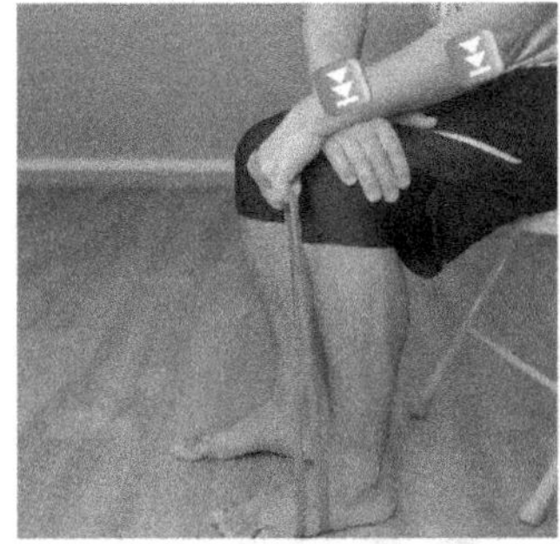

3- Inspirez en plaquant votre poignet sur la main support et votre coude sur votre cuisse (doubles flèches). Le petit doigt et le pouce crochètent l'élastique pour sécuriser le maintien.

4- Expirez en exerçant une force mécanique pour redresser votre poing vers le ciel. Votre coude reste en contact avec votre cuisse. En fin d'expir (flèche), effectuez le « relâchement immédiat » (triangle).

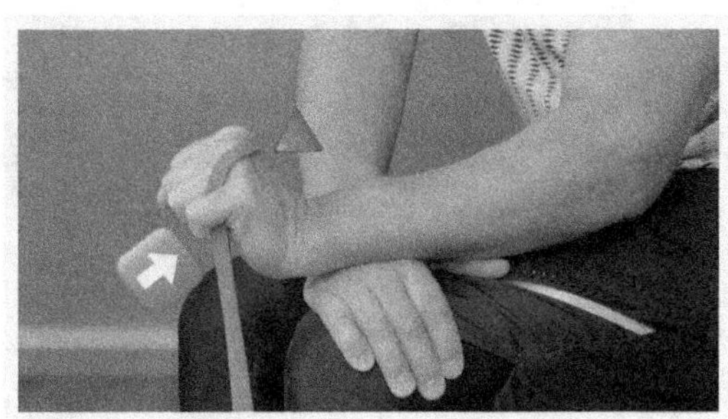

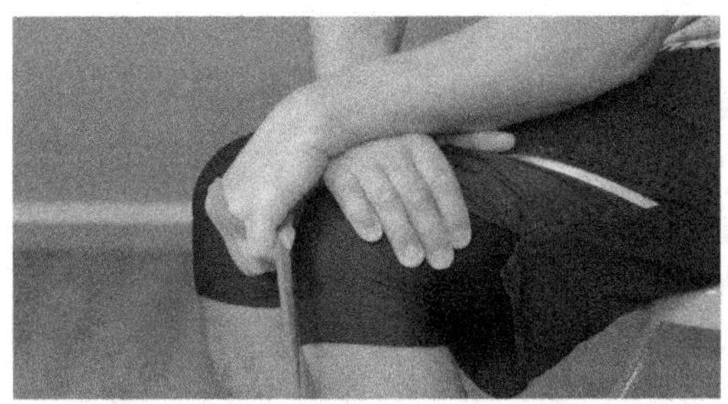

5- Laissez votre poing revenir avec l'élastique. Vous pouvez observer que votre poignet a quelque peu progressé en flexion.

# Amélioration (StM) de l'Extension

<u>Groupe ou faisceau musculaire principalement en cause</u> :
Agoniste -> Triceps brachial, anconé, premier et grand radial, cubital postérieur, Extenseur commun des doigts

Antagoniste -> Cubital antérieur, petit et grand palmaire, fléchisseur commun superficiel des doigts, long fléchisseur propre du pouce, long abducteur du pouce

<u>Indicateur</u> : -

<u>Correction ou Amélioration</u> : Difficulté à prendre appui sur les mains, à diriger le dessus de la main vers le coude (relever les doigts), à presser sur quelque chose pour le fermer par exemple ; douleur probable au poignet, aux doigts, à l'extérieur du coude.

<u>Visuel de mise en oeuvre</u>

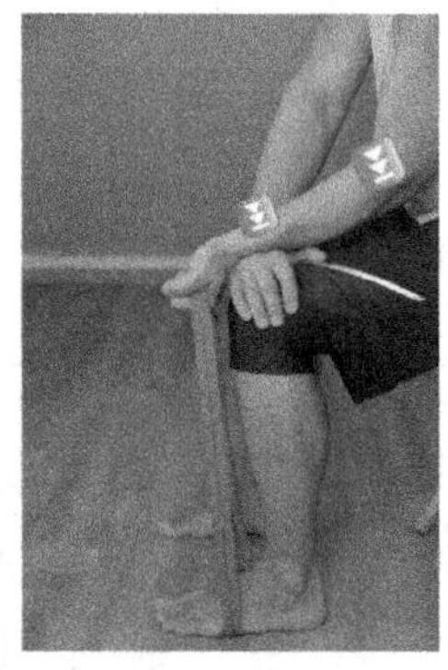
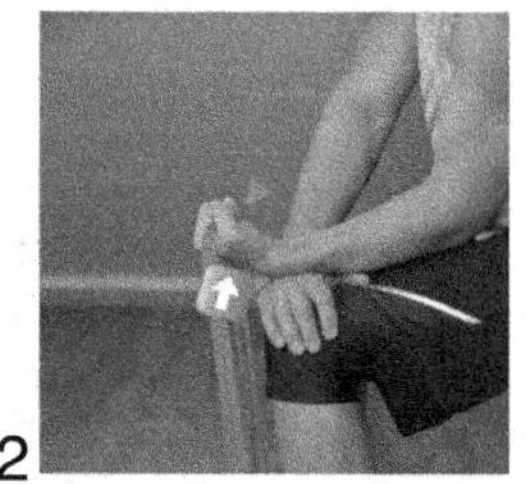
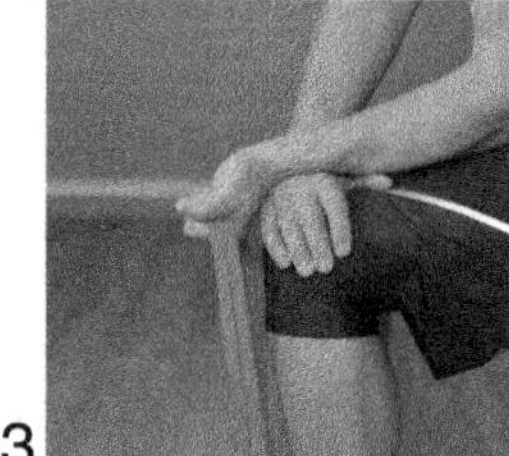

Répétez ce protocole à 3 reprises, 3 paliers, avec la même résistance au minimum.

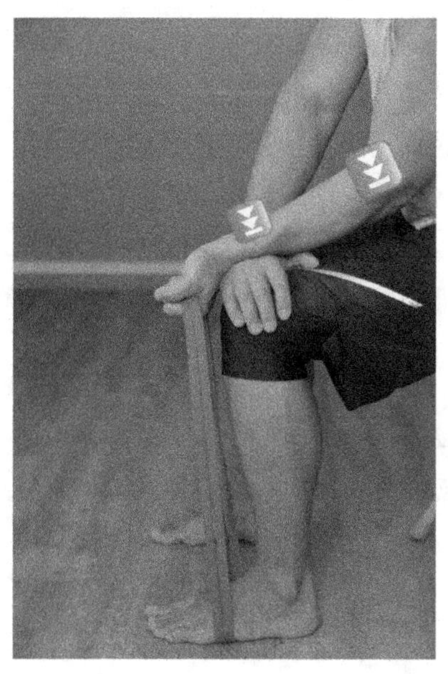

1- Elastique doublé - Asseyez-vous sur une chaise. Passez le pied du côté à solliciter dans l'élastique et pressez-le contre le sol. Saisissez-le à pleine main, du même côté, et posez votre poignet sur le dos de l'autre main qui repose sur votre cuisse. Inspirez en plaquant votre poignet contre votre main et en approchant votre coude vers la cuisse (double flèche).

2- Expirez en exerçant une force mécanique pour monter votre poing le plus haut possible, sur l'axe élastique. Gardez bien le contact avec l'autre main. En fin d'expir (flèche), effectuez le « relâchement immédiat » (triangle).

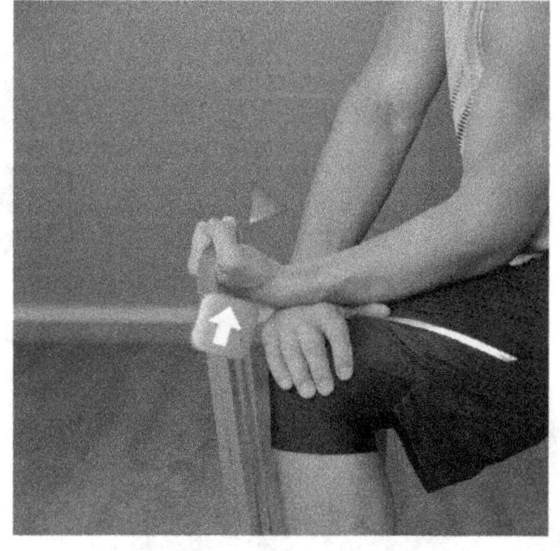

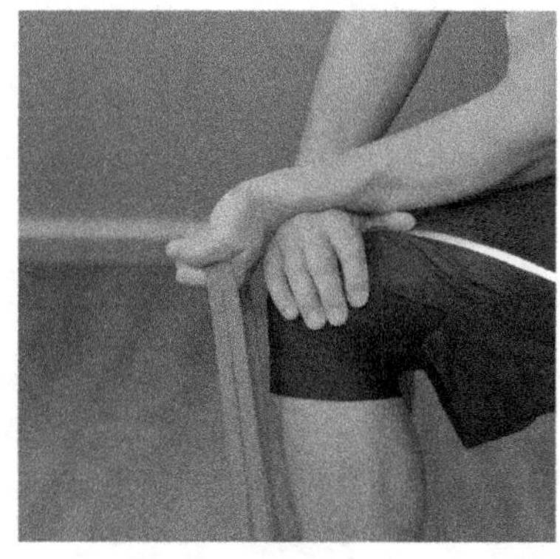

3- Laisser votre poing revenir avec l'élastique. Vous pouvez observer qu'il a quelque peu progressé vers le bas, par rapport à la posture initiale. Renouvelez en plaquant davantage votre coude sur votre cuisse. Vous pouvez aussi avancer un peu le poing pour accentuer l'extension.

# Amélioration (StM) de la Rotation Interne (Pronation)

<u>Groupe ou faisceau musculaire principalement en cause</u> :
Agoniste -> Anconé, rond pronateur, carré pronateur, long supinateur, grand palmaire
Antagoniste -> Biceps brachial, court supinateur

<u>Indicateur</u> : -

<u>Correction ou Amélioration</u> : Difficulté à saisir quelque chose pour le soulever, à tourner la clé dans la serrure ; douleur probable au poignet, au pouce, au coude.

<u>Visuel de mise en oeuvre</u>

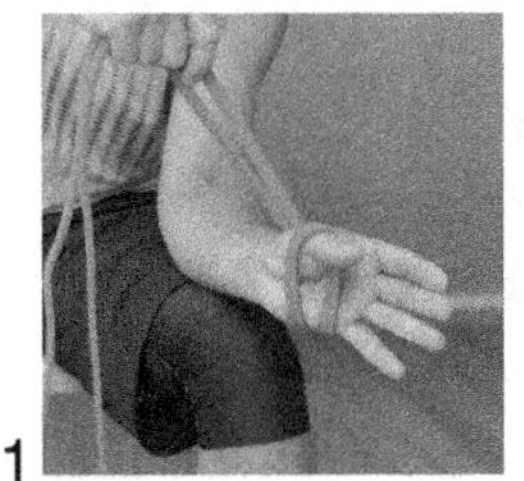
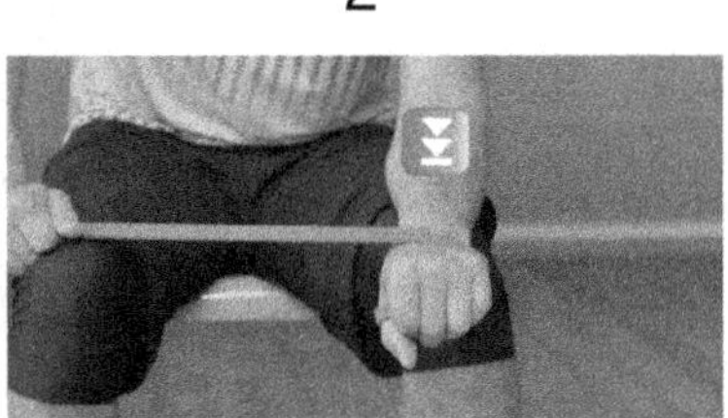
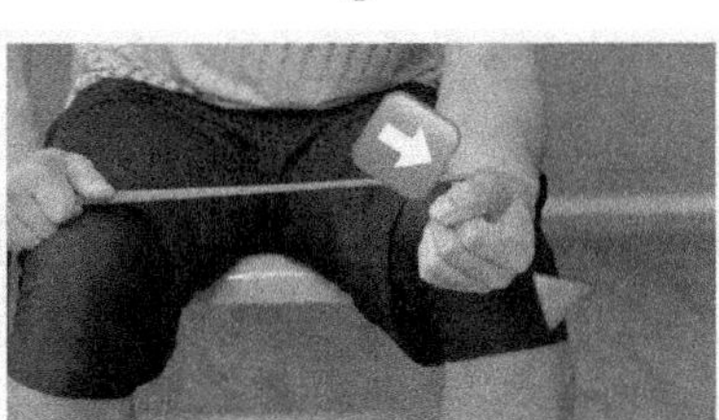

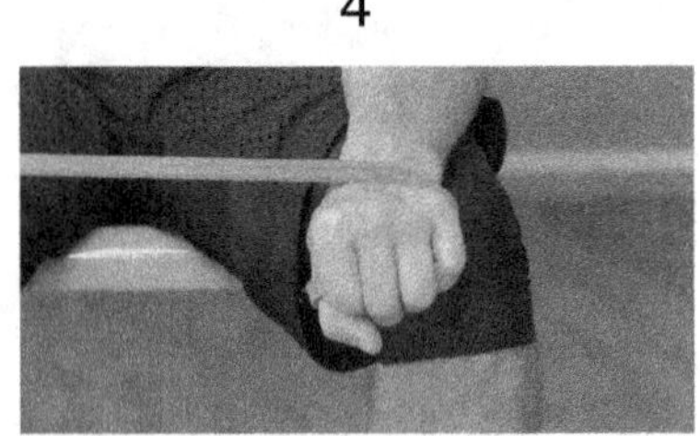

Répétez ce protocole à 3 reprises, 3 paliers, avec la même résistance au minimum.

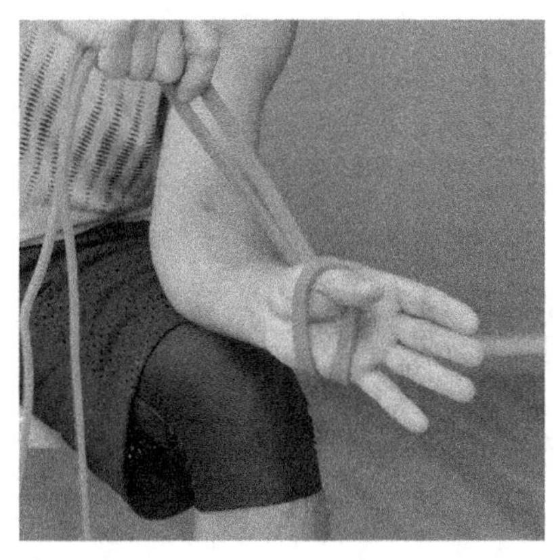

1- Asseyez-vous sur une chaise. Passez le pouce du côté à solliciter dans une extrémité de votre élastique, jusque dans la pince pouce-index. Faites-le passer autour de votre main. Posez votre coude sur votre cuisse et tirez pour régler la tension de votre élastique en dirigeant votre paume de main vers le sol.

2- Tendez l'élastique jusqu'à ce que le pouce de votre main soit dirigé vers le côté opposé. Posez la main de traction sur votre cuisse. Inspirez en plaquant votre avant-bras sur la cuisse (double flèche).

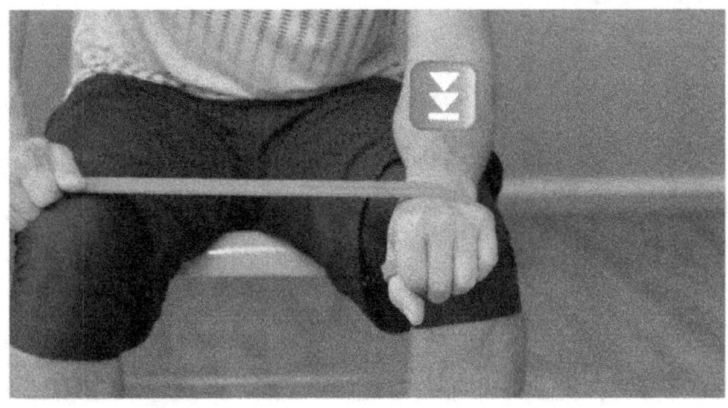

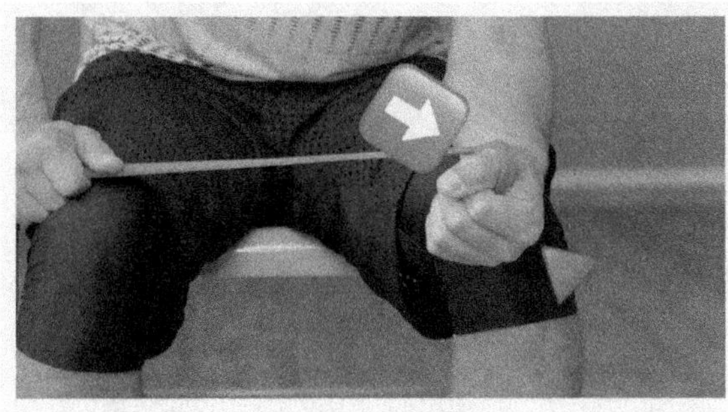

3- Expirez en exerçant une force mécanique pour amener le pouce vers l'extérieur. Le mouvement rotatoire dirige le dos de la main vers le sol. Maintenez fermement l'élastique de l'autre main. En fin d'expir (flèche), effectuez le « relâchement immédiat » (triangle).

4- Laissez votre main revenir avec l'élastique en conservant au maximum l'axe de l'avant-bras sur la cuisse. Vous pouvez observer que la main a quelque peu progressé en rotation interne.

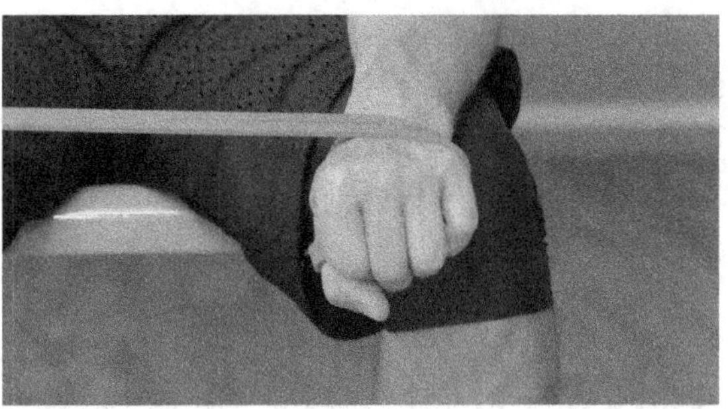

# Amélioration (StM) de la Rotation Externe (Supination)

<u>Groupe ou faisceau musculaire principalement en cause</u> :

Agoniste -> Biceps brachial, court supinateur

Antagoniste -> Anconé, rond pronateur, carré pronateur, long supinateur, grand palmaire


<u>Indicateur</u> : -


<u>Correction ou Amélioration</u> : Difficulté à supporter quelque chose, à soulever un plat par exemple, à tourner la clé dans la serrure ; douleur probable au poignet, au pouce, au coude.


<u>Visuel de mise en oeuvre</u>

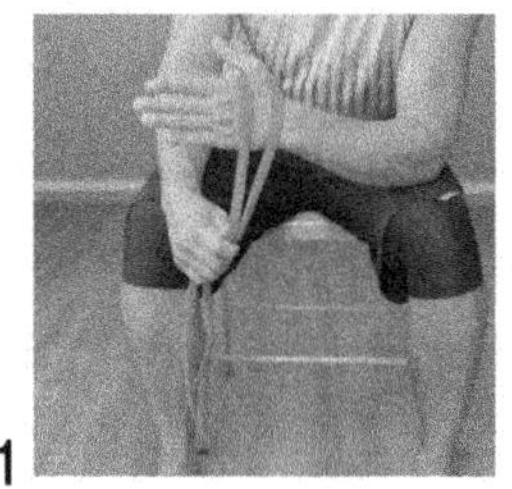
1

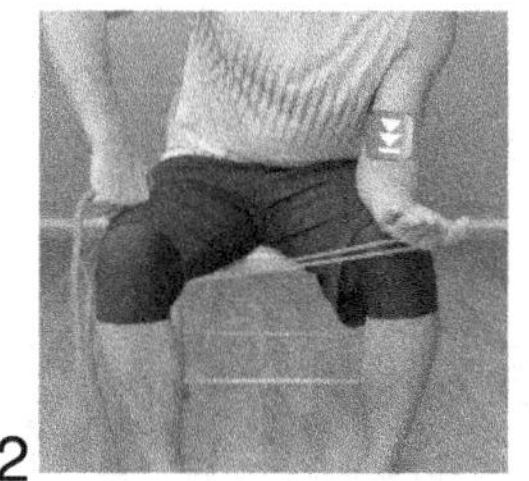
2

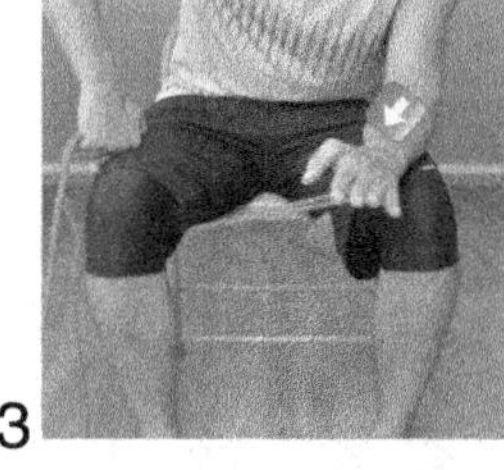
3

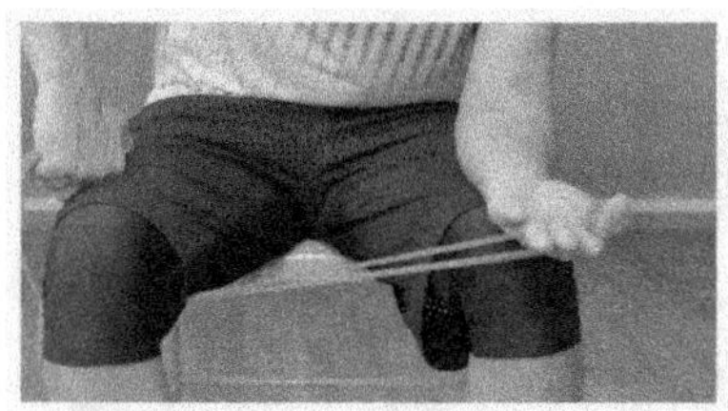
4


Répétez ce protocole à 3 reprises, 3 paliers, avec la même résistance au minimum.

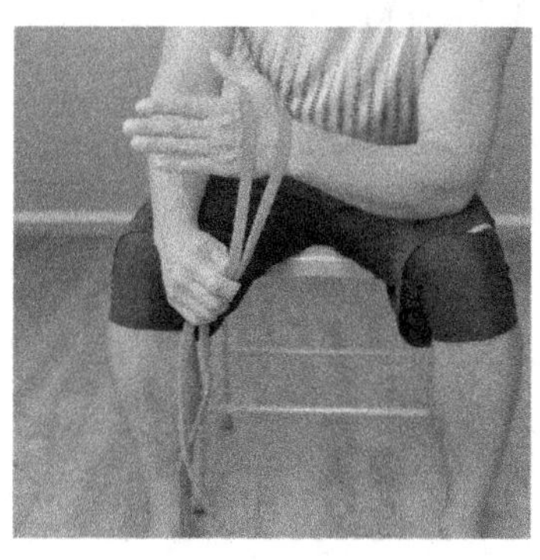

1- Asseyez-vous sur une chaise. Passez le pouce du côté à solliciter dans une extrémité de votre élastique, jusque dans la pince pouce-index. Faites passez celui-ci sur le dessus de votre main. Posez votre coude sur votre cuisse et dirigez votre paume de main vers le ciel.

2- Passez l'autre extrémité de l'élastique sous le genou opposé et réglez-en la tension. Veillez à garder la main sollicitée dans l'axe de votre cuisse, le plus possible. L'élastique tracte cette main en rotation externe, pouce vers l'extérieure. Inspirez en plaquant le coude sur votre cuisse (double flèche).

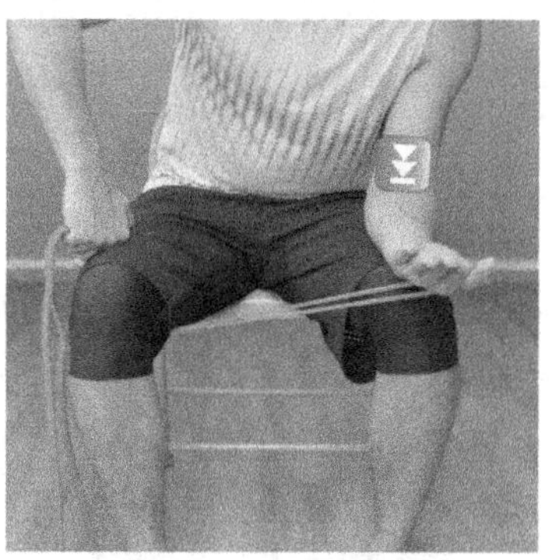

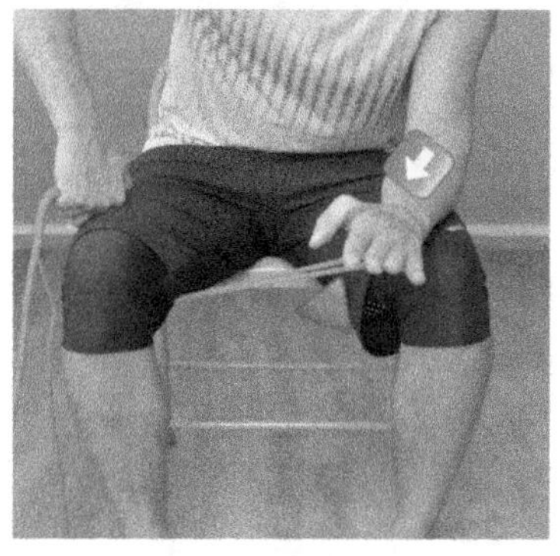

3- Expirez en exerçant une force mécanique pour amener votre pouce de l'extérieur vers l'intérieur, en maintenant la tension initiale de l'élastique. Le mouvement rotatoire dirige votre paume de main vers le sol. En fin d'expir (flèche), effectuez le « relâchement immédiat » (triangle).

4- Laissez votre main revenir avec l'élastique. Vous pouvez observer qu'elle a quelque peu progressé en rotation externe.

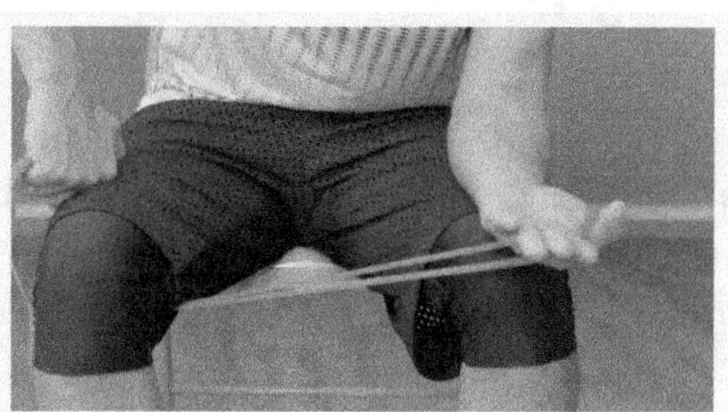

# Amélioration (StM) de l'Abduction

<u>Groupe ou faisceau musculaire principalement en cause</u> :
Agoniste -> Cubital antérieur
Antagoniste -> Anconé, premier radial, long fléchisseur propre du pouce

<u>Indicateur</u> : -

<u>Correction ou Amélioration</u> : Difficulté à jouer au tennis par exemple ; douleur probable au poignet, au pouce, au coude.

<u>Visuel de mise en oeuvre</u>

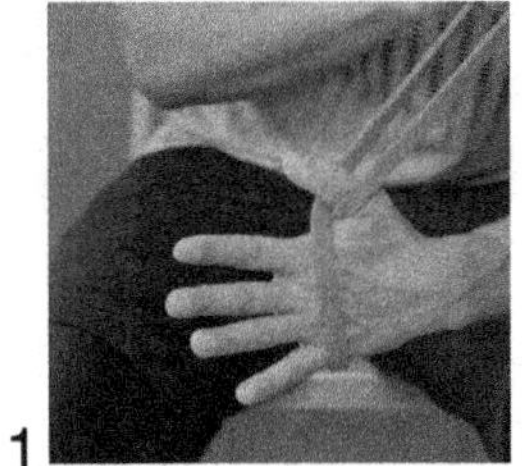
1

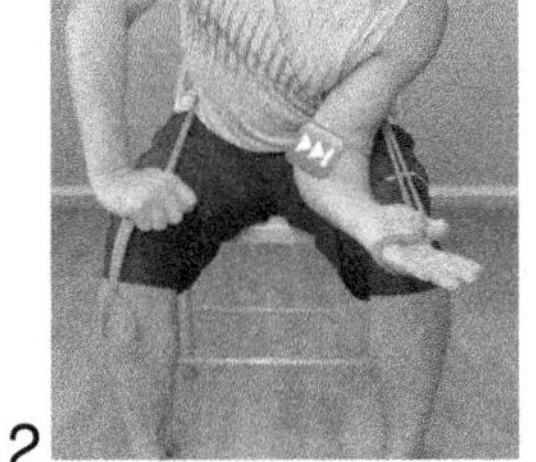
2

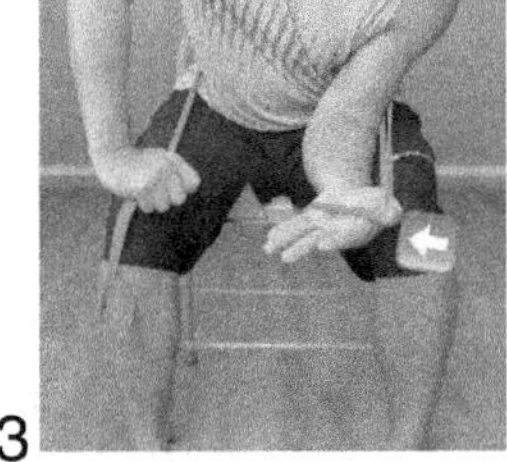
3

4

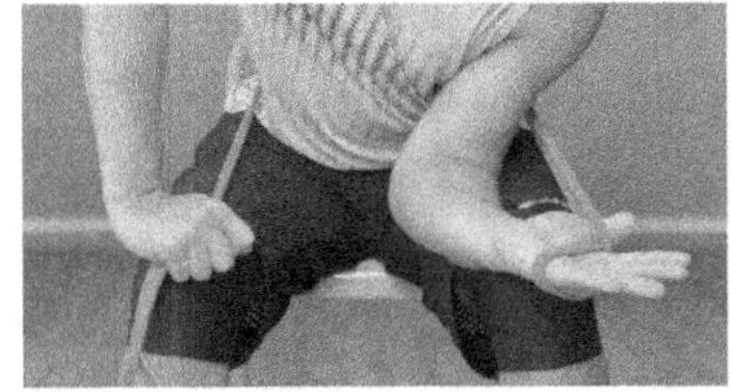

Répétez ce protocole à 3 reprises, 3 paliers, avec la même résistance au minimum.

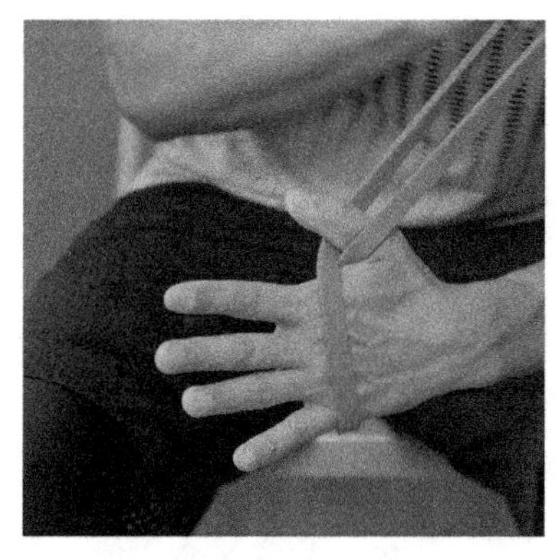

1- Asseyez-vous sur une chaise. Passez vos doigts dans une extrémité de votre élastique, jusque dans la pince pouce-index du côté à solliciter. Croisez ensuite l'élastique avant de serrez le pouce pour le bloquer. Posez votre avant-bras sur l'intérieur de votre cuisse qui fera levier. Dirigez votre main, paume vers le ciel.

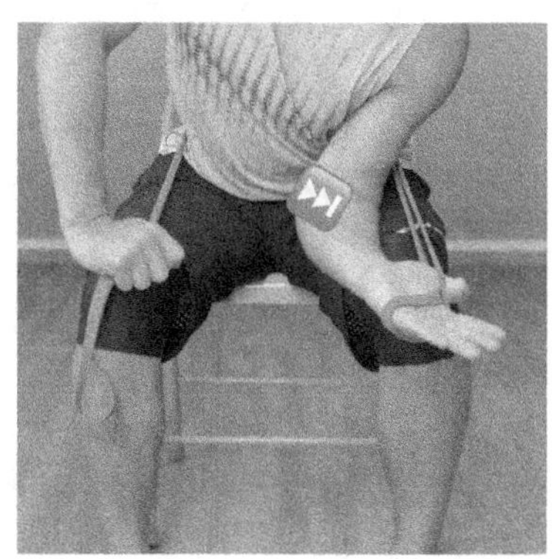

2- L'autre main maintient l'élastique et règle sa tension. Posez-la sur votre genou ou votre cuisse. Inspirez en plaquant bien votre avant-bras sur l'intérieur de votre cuisse (double flèche).

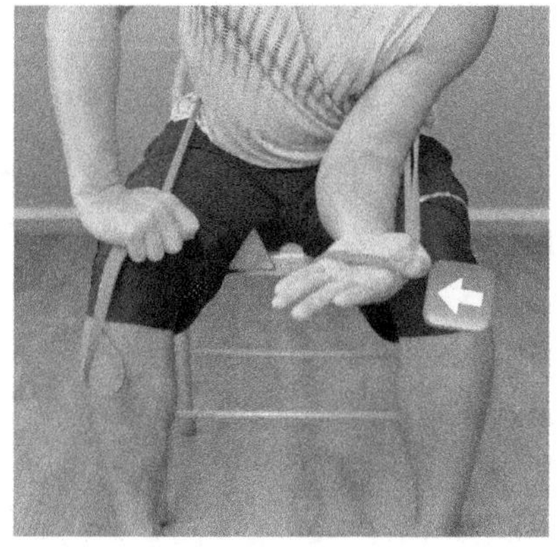

3- Expirez en exerçant une force mécanique pour diriger vos doigts vers l'axe corporel, le plus possible. Gardez bien votre main à plat et l'avant-bras contre l'intérieur de la cuisse. En fin d'expir (flèche), effectuez le « relâchement immédiat » (triangle).

4- Laissez votre main revenir avec l'élastique. Veillez à garder votre avant-bras sur l'intérieur de votre cuisse et votre main bien à plat. Vous pouvez observer que vos doigts ont quelque peu progressé vers l'extérieur par rapport à la posture initiale.

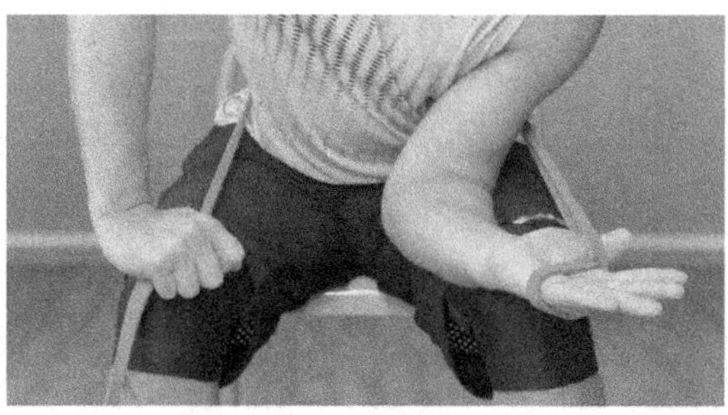

# Variante debout

<u>Visuel de mise en oeuvre</u>

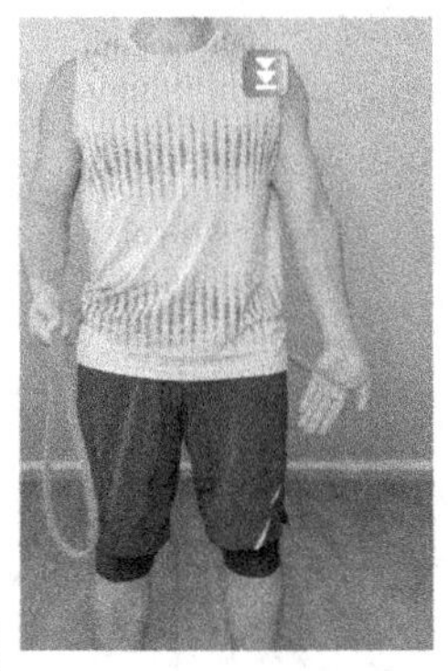 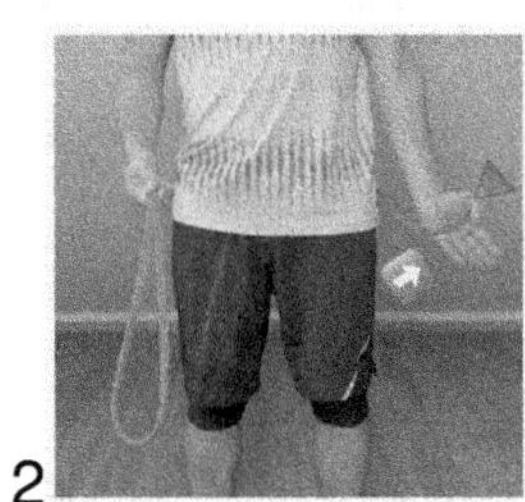 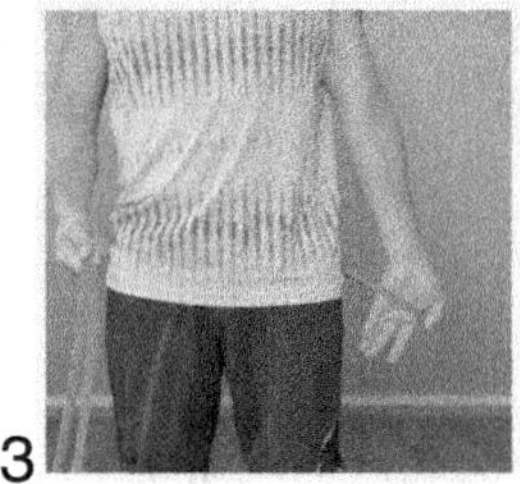

Répétez ce protocole à 3 reprises, 3 paliers, avec la même résistance au minimum.

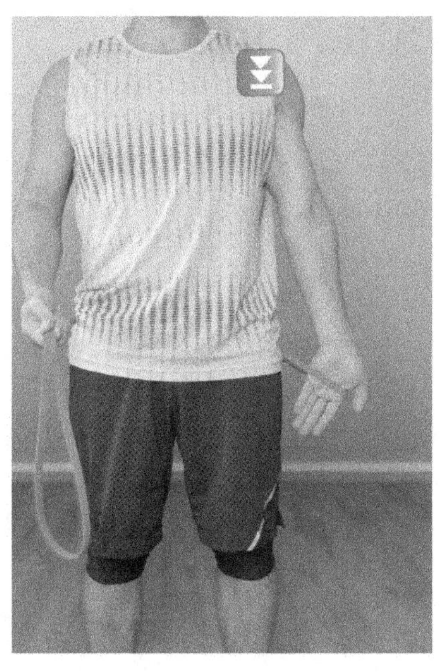

1- Passez vos doigts dans une extrémité de votre élastique, jusque dans la pince pouce-index du côté à solliciter. Serrez le pouce pour bloquer l'élastique. Faites passer l'élastique derrière vous et réglez la tension en tirant plus ou moins dessus. Placez votre main sollicitée, paume vers l'avant. La tension de l'élastique dirige vos doigts vers votre cuisse. Inspirez en abaissant votre épaule (double flèche).

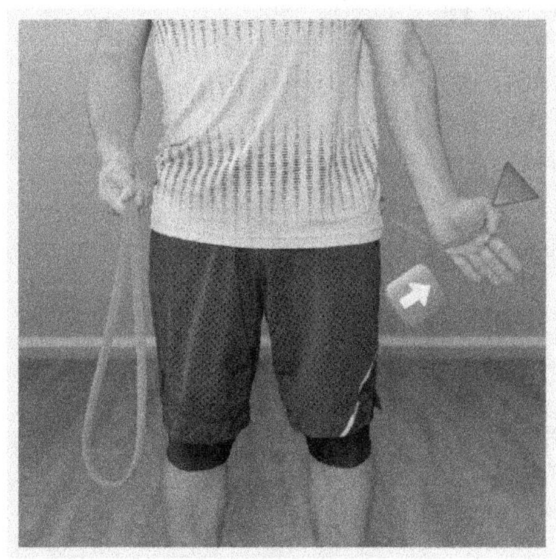

2- Expirez en exerçant une force mécanique pour éloigner vos doigts de votre cuisse sans écarter votre bras du corps. Maintenez fermement la traction de l'autre main. En fin d'expir (flèche), effectuez le « relâchement immédiat » (triangle).

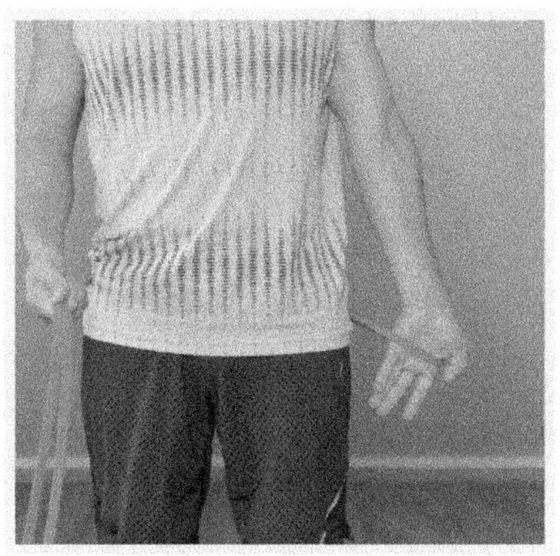

3- Laissez revenir votre main avec l'élastique. Vous pouvez observer que vos doigts ont quelque peu progressé vers votre cuisse par rapport à la posture initiale.
Vous pouvez avancer un peu votre main pour les paliers suivants, pour ne pas être gênés par cette dernière.

# Amélioration (StM) de l'Adduction

<u>Groupe ou faisceau musculaire principalement en cause</u> :
Agoniste -> Anconé, premier radial, long fléchisseur propre du pouce
Antagoniste -> Cubital antérieur

<u>Indicateur</u> : -

<u>Correction ou Amélioration</u> : Difficulté à jouer au tennis par exemple ; douleur probable au poignet, au pouce, au coude.

<u>Visuel de mise en oeuvre</u>

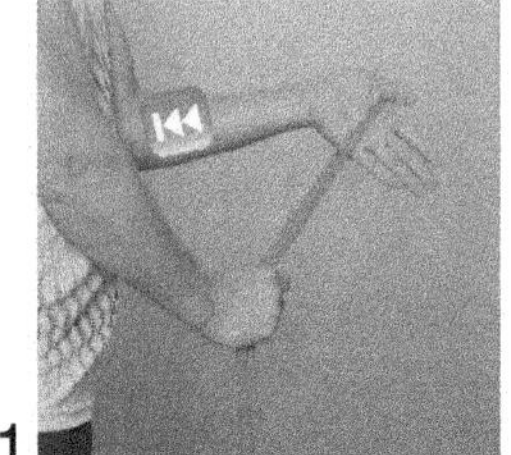 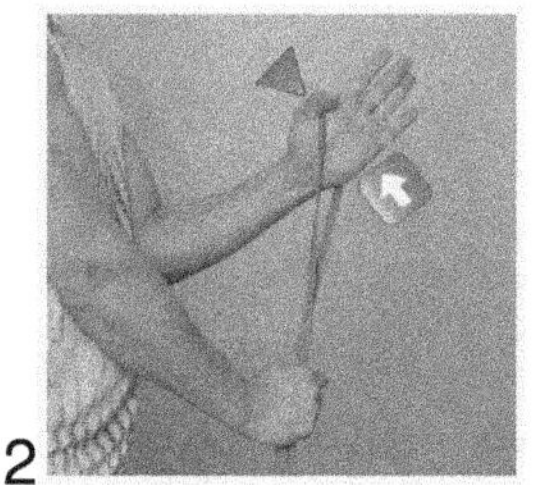 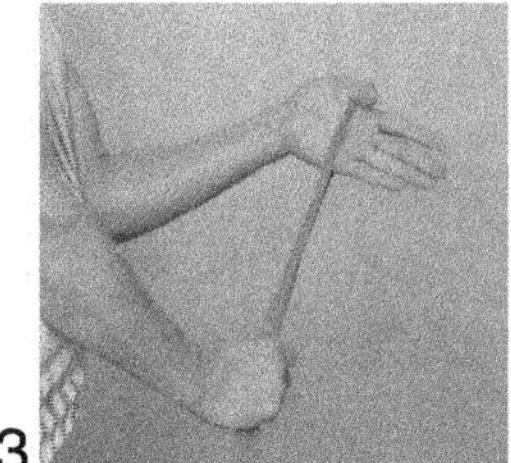

1     2     3

Répétez ce protocole à 3 reprises, 3 paliers, avec la même résistance au minimum.

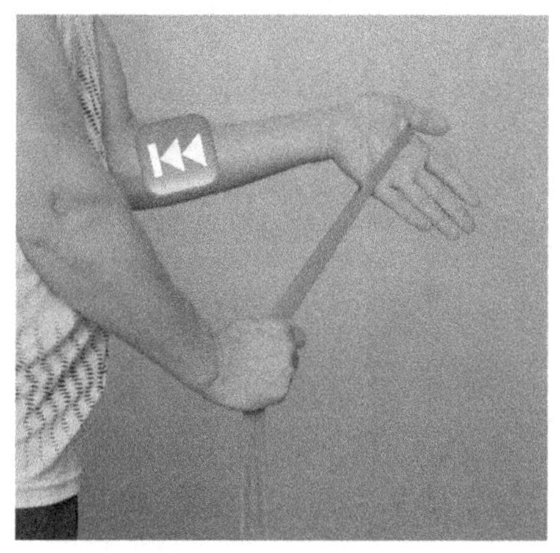

1- Passez vos doigts dans une extrémité de votre élastique, jusque dans la pince pouce-index du côté à solliciter. Serrez le pouce pour bloquer l'élastique. Fixez vos bras et vos coudes sur vos côtes, l'avant-bras sollicité à 90°. L'autre main tend l'élastique pour diriger vos doigts vers le sol. Inspirez en plaquant le bras contre vous (double flèche).

2- Expirez en exerçant une force mécanique pour diriger vos doigts vers le ciel. Gardez bien l'appui de vos bras sur vos côtes et maintenez fixement la main de traction pour conserver l'efficacité du geste. Il se peut que l'angle du coude varie sensiblement. En fin d'expir (flèche), effectuez le « relâchement immédiat » (triangle).

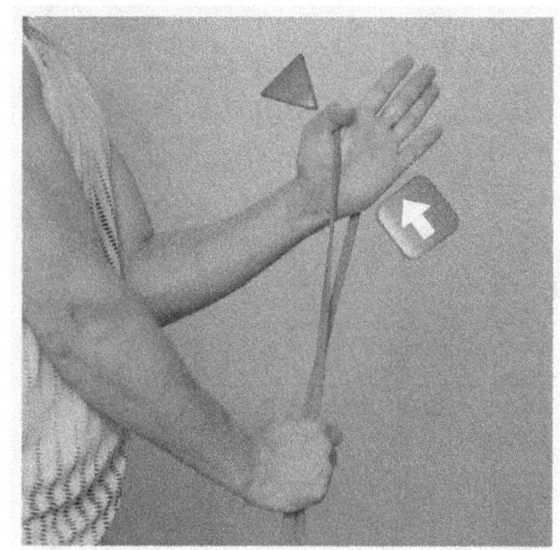

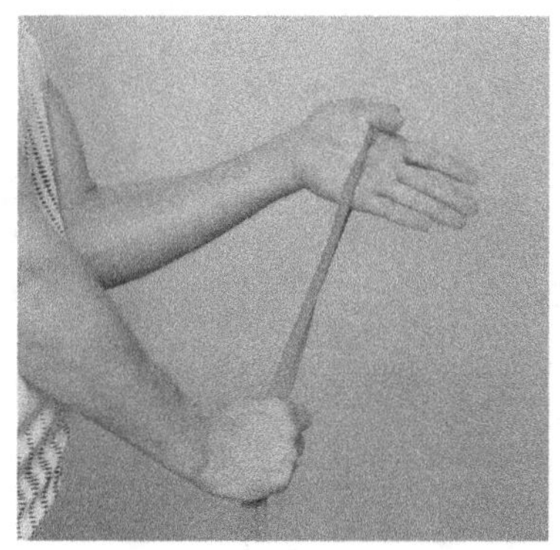

3- Laissez votre main revenir avec l'élastique. Vous pouvez observer que vos doigts ont quelque peu gagné vers le sol par rapport à la posture initiale.

# StM, DOIGTS

# Amélioration (StM) de la Flexion

<u>Groupe ou faisceau musculaire principalement en cause</u> :

Agoniste -> Fléchisseur commun profond des doigts, fléchisseur commun superficiel des doigts, lombricaux

Antagoniste -> Extenseur commun des doigts, extenseurs propres de l'index et de l'auriculaire


<u>Indicateur</u> : -


<u>Correction ou Amélioration</u> : Difficulté à saisir quelque chose plus ou moins fermement, à garder quelque chose dans la main (fermer la main), à écrire ; douleur probable aux doigts, au pouce, au poignet ou au coude.


<u>Visuel de mise en oeuvre</u>

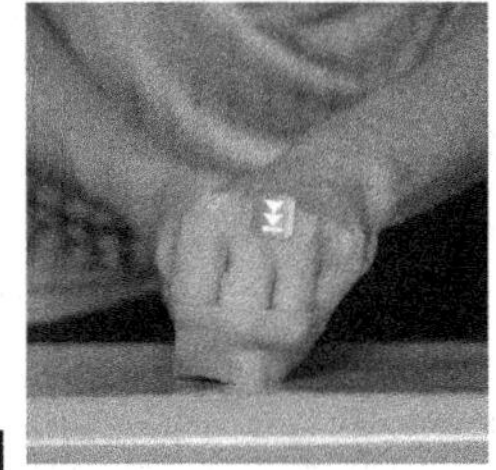 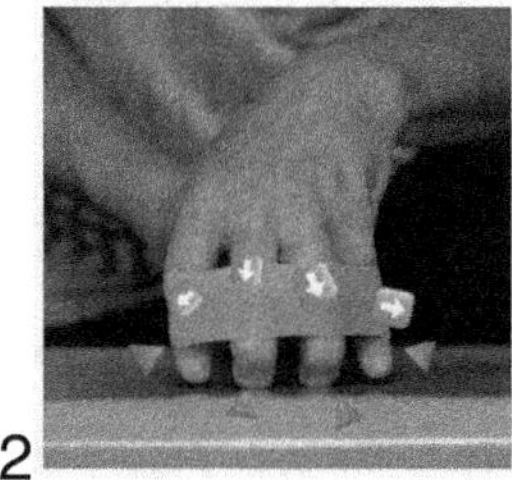 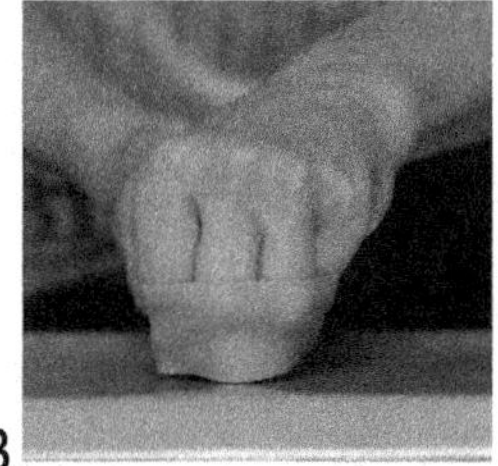

1  2  3

Répétez ce protocole à 3 reprises, 3 paliers, avec la même résistance au minimum.

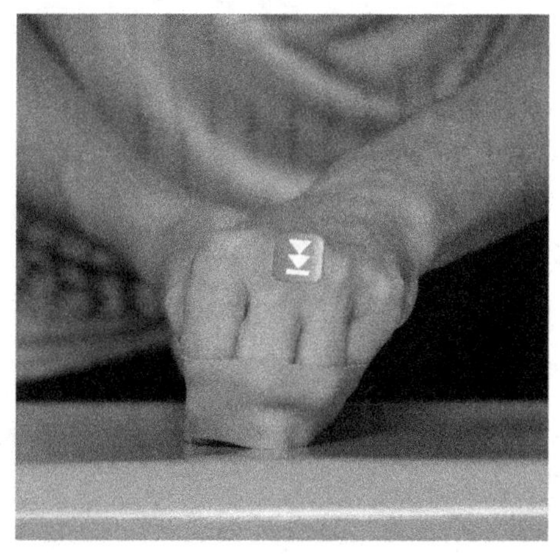

1- Petit élastique - Asseyez-vous sur une chaise devant une table. Passez vos doigts dans l'élastique et tirez avec l'autre main, jusqu'à la tension souhaitée. Vos doigts sont pointés en direction de la table. Inspirez en gardant votre poignet le plus aligné possible et vos doigts prêts à glisser sur la table (double flèche).

2- Expirez en exerçant une force mécanique pour écarter l'élastique et vos doigts le plus possible. Gardez bien un contact léger avec la table autant que possible. En fin d'expir (flèches), effectuez le « relâchement immédiat » (triangle).

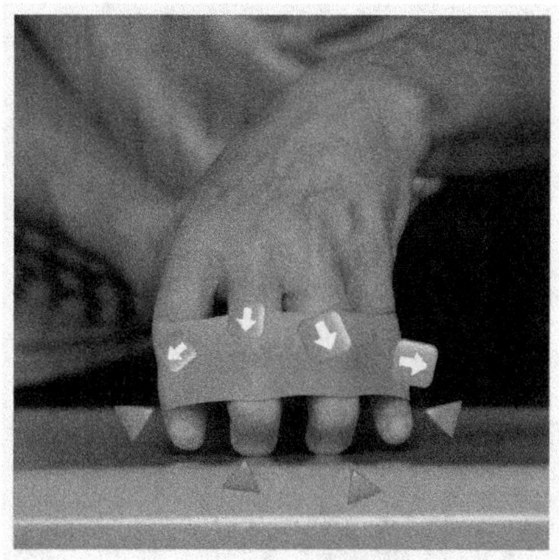

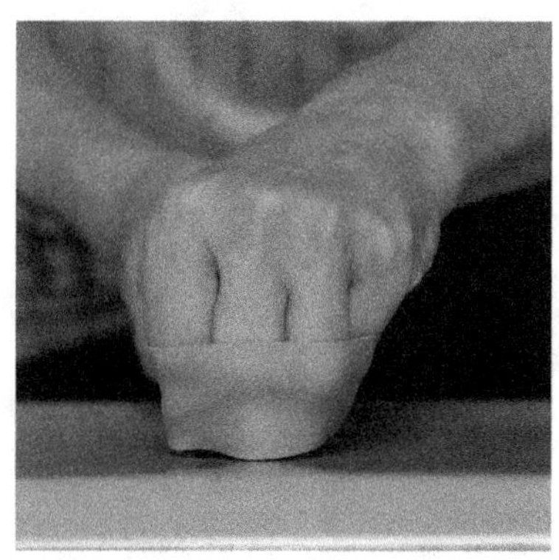

3- Laisser vos doigts revenir avec l'élastique. Vous pouvez observer qu'ils ont quelque peu progressé en flexion, par rapport à la posture initiale. Il est possible de faire l'opération un doigt après l'autre ou seulement avec les doigts qui méritent d'être sollicités.

# Amélioration (StM) de l'Extension

<u>Groupe ou faisceau musculaire principalement en cause</u> :

Agoniste -> Extenseur commun des doigts, extenseurs propres de l'index et de l'auriculaire

Antagoniste -> Fléchisseur commun profond des doigts, fléchisseur commun superficiel des doigts, lombricaux

<u>Indicateur</u> : -

<u>Correction ou Amélioration</u> : Difficulté à ouvrir la main ; douleur probable aux doigts, au poignet, au coude.

<u>Visuel de mise en oeuvre</u>

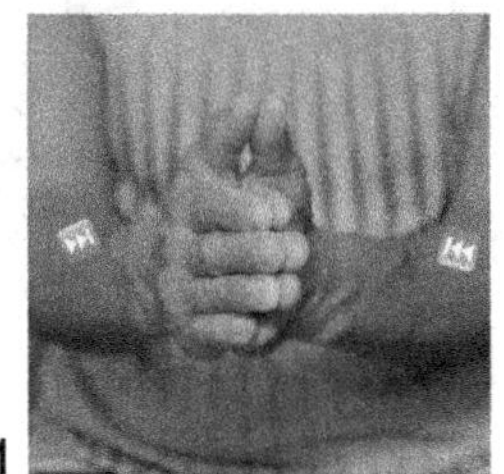
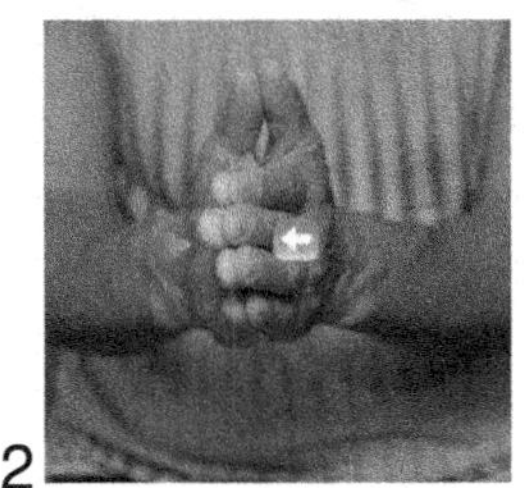
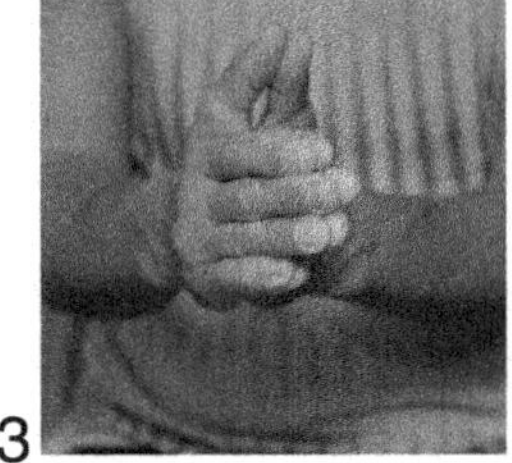

1   2   3

Répétez ce protocole à 3 reprises, 3 paliers, avec la même résistance au minimum.

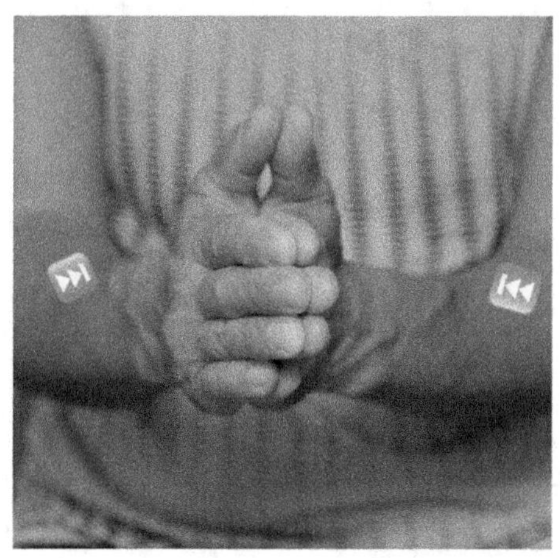

1- Asseyez-vous sur une chaise. Les 2 mains l'une contre l'autre. Laissez les doigts à solliciter partir en extension sous la pression des doigts opposés. Inspirez en gardant vos mains plaquées l'une à l'autre et en maintenant la pression exercée. Vos coudes sont collés contre vos côtes (doubles flèches).

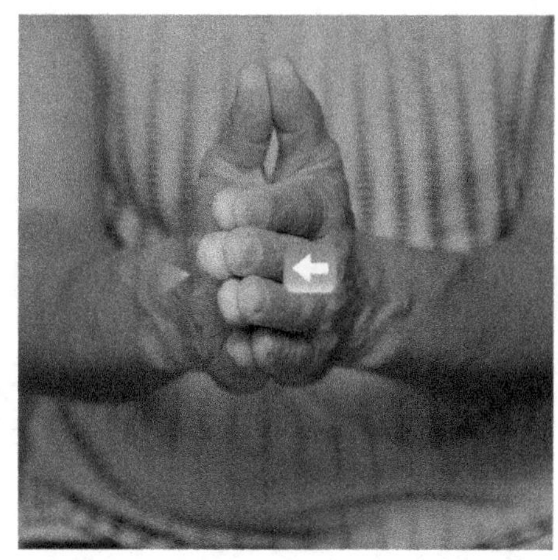

2- Expirez en exerçant une force mécanique contre la pression existante. Veillez à ce que votre force soit active sur tous les doigts. En fin d'expir (flèche), effectuez le « relâchement immédiat » (triangle).

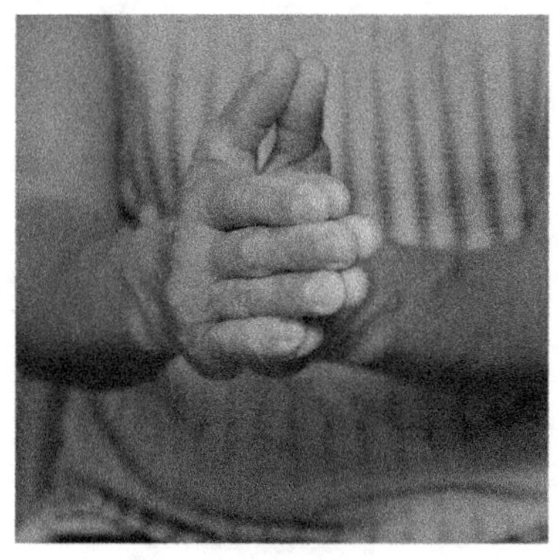

3- Laisser vos doigts revenir sous la pression de départ. Vous pouvez observer qu'ils ont progressé en extension, par rapport à la posture initiale. Renouvelez avec une pression plus forte, à partir du point d'extension maximale ainsi obtenu.

# Amélioration (StM) de l'Abduction du pouce

<u>Groupe ou faisceau musculaire principalement en cause</u> :
Agoniste -> Adducteur du pouce
Antagoniste -> Long abducteur du pouce, court extenseur du pouce

<u>Indicateur</u> : -

<u>Correction ou Amélioration</u> : Difficulté à saisir quelque chose avec précision ou fermement, à garder quelque chose dans la main (fermer le poing), à faire glisser un clapet vers le petit doigt ; douleur probable au pouce, au poignet, à la main.

<u>Visuel de mise en oeuvre</u>

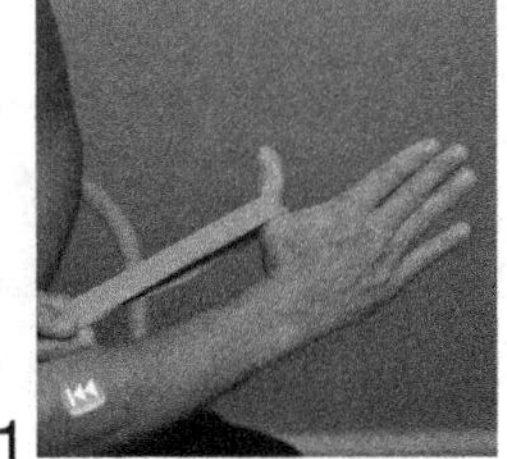 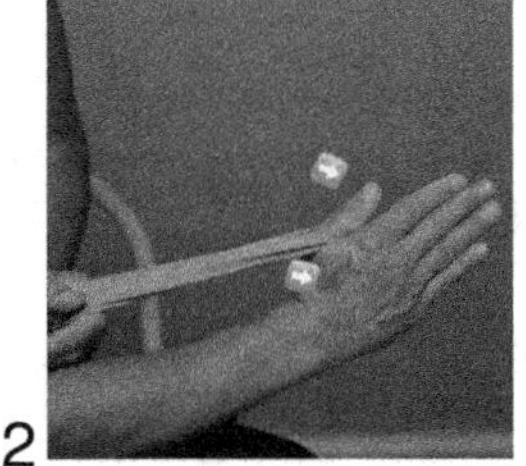 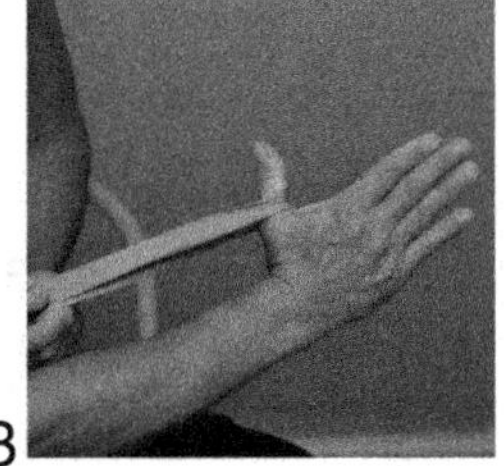

Répétez ce protocole à 3 reprises, 3 paliers, avec la même résistance au minimum.

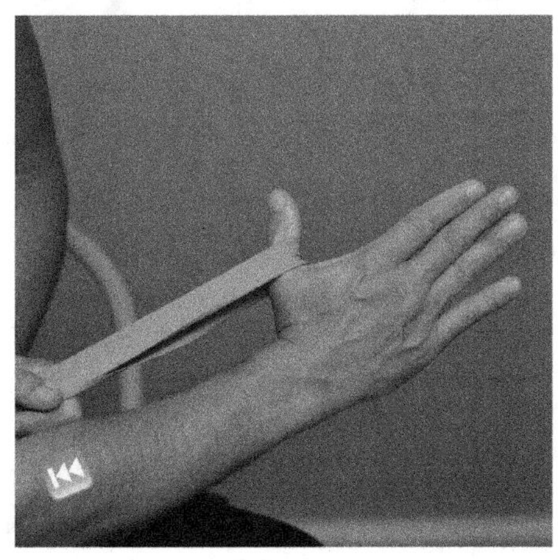

1- Petit élastique - Asseyez-vous sur une chaise. Posez le coude du côté sollicité sur son genou respectif et maintenez-le là (double flèche). Passez la base du pouce dans l'élastique et tendez-le, vers vous, de l'autre main. Votre poignet reste aligné ainsi que le reste des doigts. L'articulation se fait là où le pouce rejoint le poignet. Inspirez sans modifier la traction élastique (double flèche).

2- Expirez en exerçant une force mécanique pour plaquer l'élastique au creux du V du pouce et de l'index. En fin d'expir (flèche), effectuez le « relâchement immédiat » (triangle).

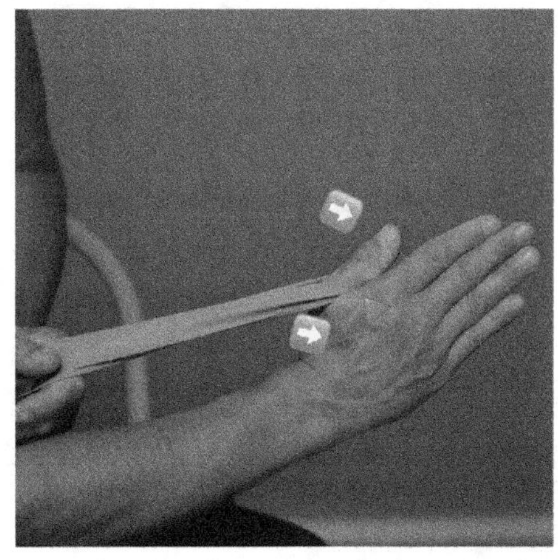

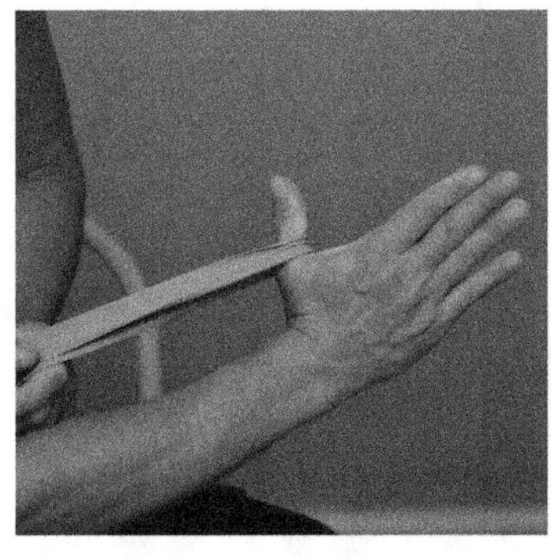

3- Laisser votre pouce revenir avec l'élastique. Vous pouvez observer qu'il a quelque peu progressé vers l'arrière, par rapport à la posture initiale. L'amplitude articulaire est généralement limitée à ce niveau. Même si vous ne remarquez pas de différence, elle est bien là.

# Amélioration (StM) de l'Adduction du pouce

<u>Groupe ou faisceau musculaire principalement en cause</u> :
Agoniste -> Long abducteur du pouce, court extenseur du pouce
Antagoniste -> Adducteur du pouce

<u>Indicateur</u> : -

<u>Correction ou Amélioration</u> : Difficulté à ouvrir la main en éloignant le pouce des doigts ; douleur probable au pouce, au poignet, à la main.

<u>Visuel de mise en oeuvre</u>

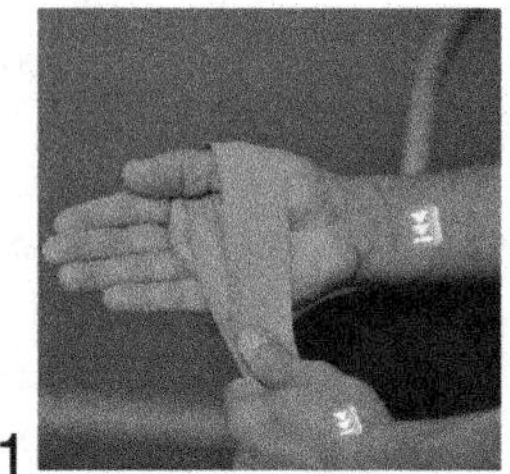 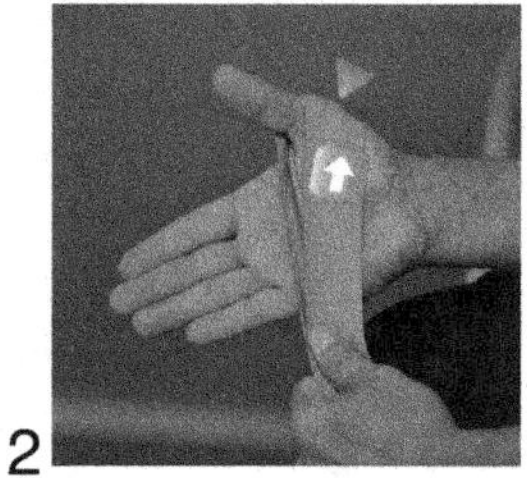 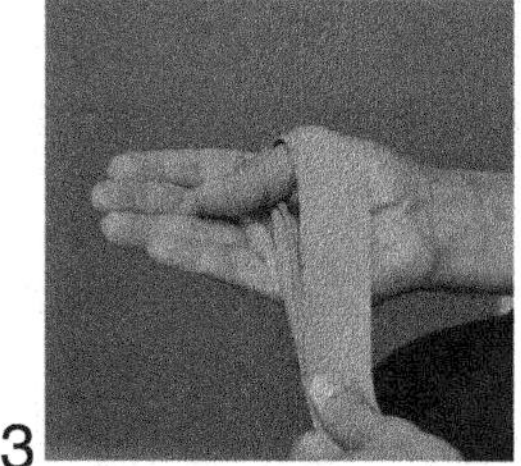

Répétez ce protocole à 3 reprises, 3 paliers, avec la même résistance au minimum.

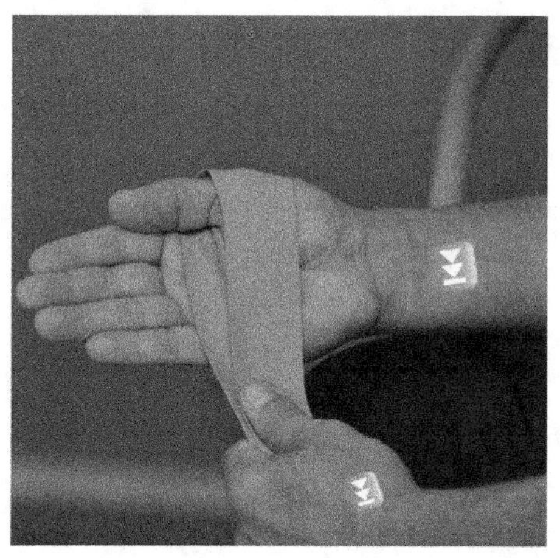

1- Petit élastique - Asseyez-vous sur une chaise. Posez le coude du côté sollicité sur son genou respectif et maintenez-le là. Passez la base du pouce dans l'élastique et tendez-le avec l'autre main, vers le bas. Votre poignet reste aligné ainsi que le reste des doigts. L'articulation se fait là où le pouce rejoint le poignet. Inspirez sans modifier la traction élastique (doubles flèches).

2- Expirez en exerçant une force mécanique pour éloigner votre pouce de la paume de main, le plus haut possible, sur l'axe élastique. En fin d'expir (flèche), effectuez le « relâchement immédiat » (triangle).

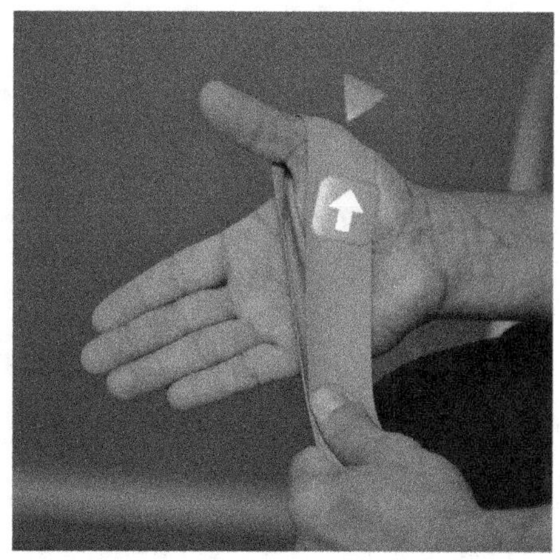

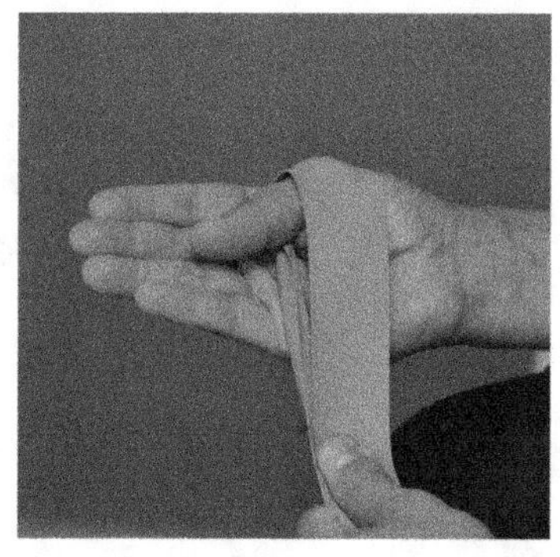

3- Laisser votre pouce revenir avec l'élastique. Vous pouvez observer qu'il a quelque peu progressé vers le bas, par rapport à la posture initiale. L'amplitude articulaire est généralement facile à ce niveau. La différence devrait être remarquable.

# Amélioration (StM) de la Flexion du pouce

<u>Groupe ou faisceau musculaire principalement en cause</u> :
Agoniste -> Court fléchisseur du pouce
Antagoniste -> Court et long extenseur du pouce

<u>Indicateur</u> : -

<u>Correction ou Amélioration</u> : Difficulté à saisir quelque chose avec précision ou fermement, à garder quelque chose dans la main (fermer la main), à démarrer une voiture par exemple ; douleur probable au pouce, au poignet, au coude.

<u>Visuel de mise en oeuvre</u>

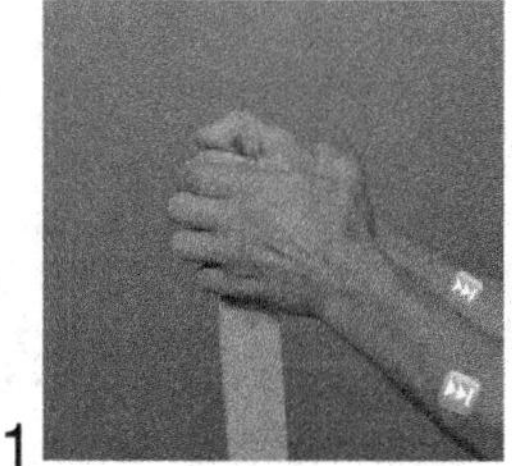 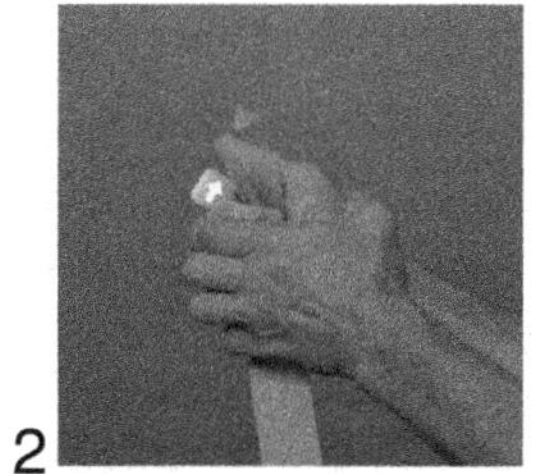 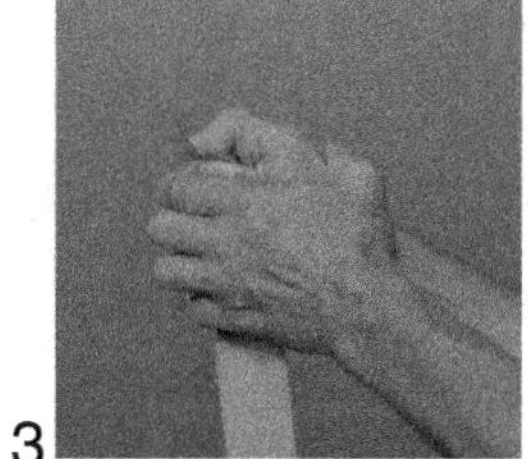

Répétez ce protocole à 3 reprises, 3 paliers, avec la même résistance au minimum.

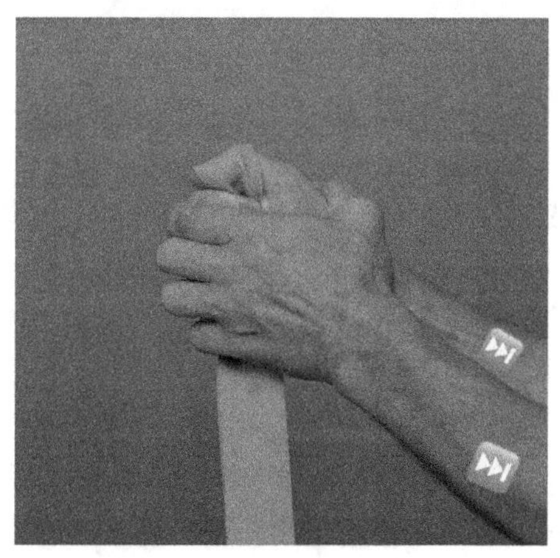

1- Petit élastique - Asseyez-vous sur une chaise. Posez le coude du côté sollicité sur son genou respectif et maintenez-le là. Passez la deuxième phalange du pouce dans l'élastique que vous aurez pris soin de tendre avant de refermer les autres doigts par-dessus. Votre poignet reste aligné sur l'avant-bras. Avec l'autre main, saisissez le poing en pressant sur le métacarpe du pouce. Inspirez en gardant vos coudes sur vos côtes (doubles flèches).

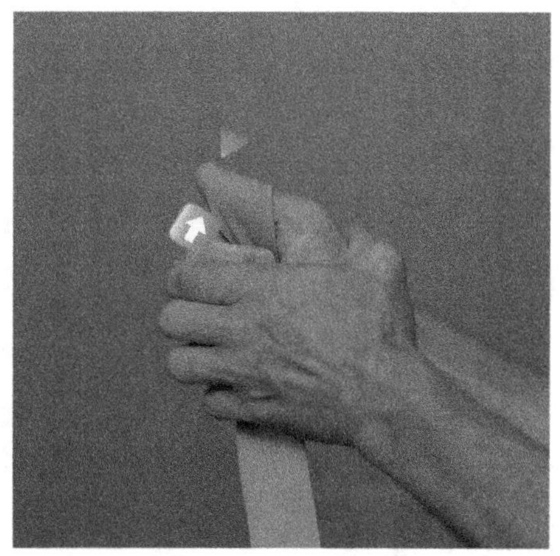

2- Expirez en exerçant une force mécanique pour monter le bout de votre pouce le plus possible. Maintenez bien le métacarpe du pouce avec l'autre main. En fin d'expir (flèche), effectuez le « relâchement immédiat » (triangle).

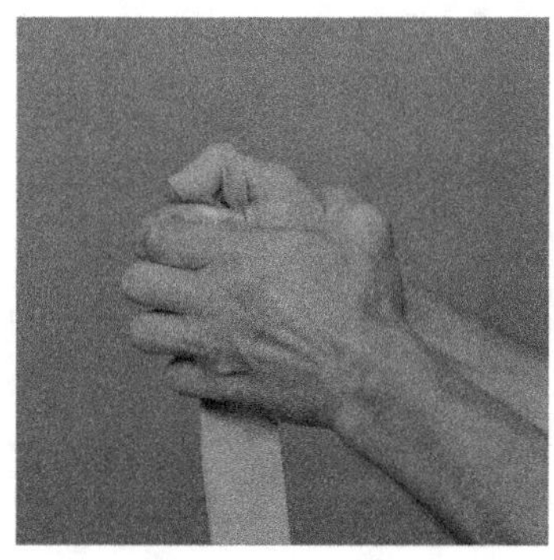

3- Laisser votre pouce revenir avec l'élastique. Vous pouvez observer que la flexion est plus aisée, par rapport à la posture initiale, même si l'amplitude est très petite.

# Amélioration (StM) de l'Extension du pouce

<u>Groupe ou faisceau musculaire principalement en cause</u> :
Agoniste -> Court et long extenseur du pouce
Antagoniste -> Court fléchisseur du pouce

<u>Indicateur</u> : -

<u>Correction ou Amélioration</u> : Difficulté à ouvrir la main ; douleur probable au pouce, au poignet, voire au coude.

<u>Visuel de mise en oeuvre</u>

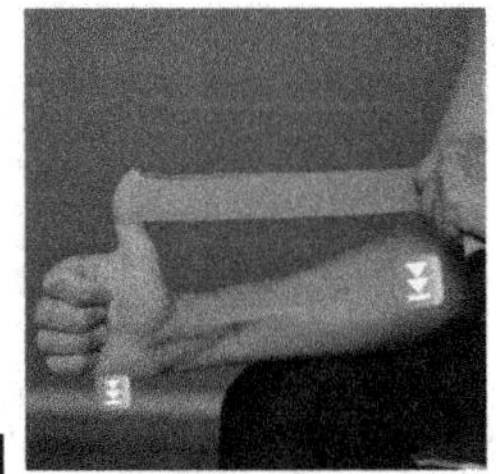 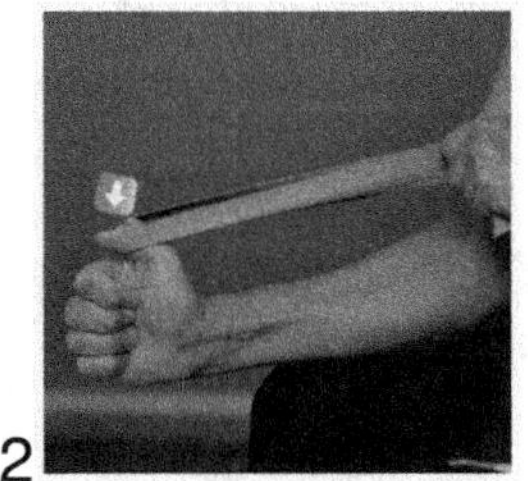 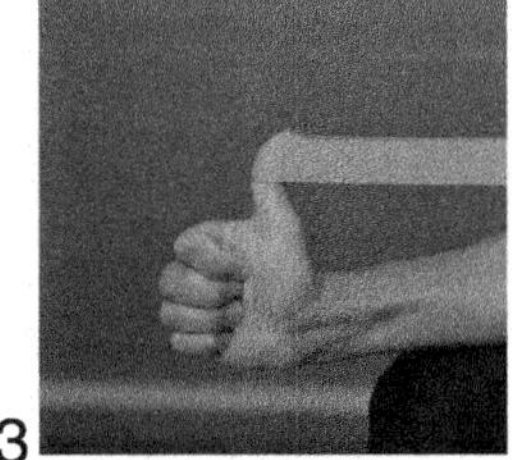

Répétez ce protocole à 3 reprises, 3 paliers, avec la même résistance au minimum.

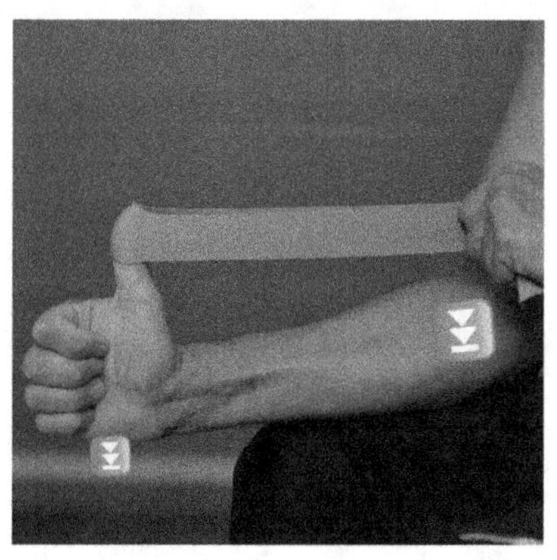

1- Petit élastique - Asseyez-vous sur une chaise. Posez le coude du côté sollicité sur son genou respectif et maintenez-le là. Passez la deuxième phalange du pouce dans l'élastique que vous aurez pris soin de tendre vers vous, avec l'autre main. Votre poignet reste aligné sur l'avant-bras. Inspirez en gardant votre coude sur le genou et le poing fixé (doubles flèches).

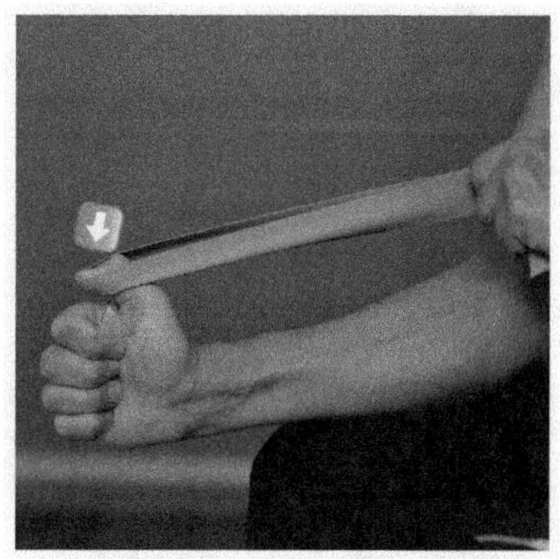

2- Expirez en exerçant une force mécanique pour rapprocher le bout de votre pouce le plus proche possible des autres doigts. En fin d'expir (flèche), effectuez le « relâchement immédiat » (triangle).

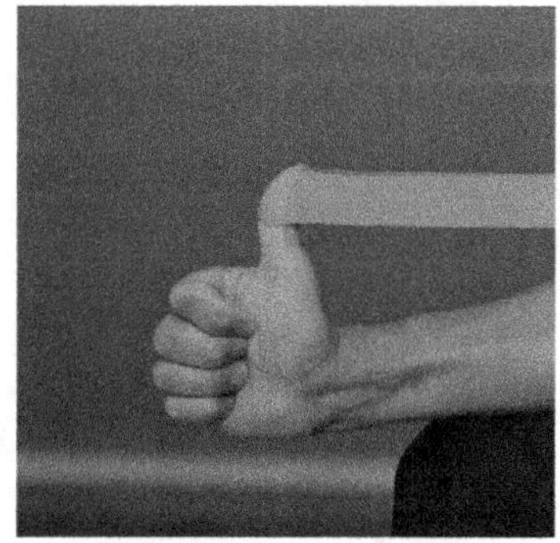

3- Laisser votre pouce revenir avec l'élastique. Vous pouvez observer qu'il a quelque peu progressé vers l'arrière, par rapport à la posture initiale même si l'amplitude est très petite.

# RECAPITULONS !

# Inventaire des étapes de la Méthode StM

Pour une compréhension limpide, voici un récapitulatif succinct de la méthode StM, ce qu'il faut retenir pour l'appliquer.

Les 4 phases indissociables de la Méthode :

Placement / Déplacement Inverse
Relâchement Immédiat / Ajustement

La démarche de la réflexion :

**<u>La difficulté à... C'est le muscle antagoniste qui empêche de...</u>** <u>La correction ou l'amélioration dépend de la détente et de la flexibilité musculaire antagoniste. Dans la méthode,</u> **<u>la correction ou l'amélioration dépend donc de la réduction des tensions qui limitent le mouvement, en référence des indicateurs.</u>**

La démarche est la suivante : **"Si je veux améliorer la flexion de... C'est parce que l'agoniste ne peut accomplir son action à cause de l'antagoniste qui est plus fort. Travaillons donc sur l'équilibrage des forces antagonistes avec Sôtaï Toi-Même (StM).**

« Groupe ou faisceau musculaire principalement en cause » détermine les muscles agonistes (ceux qui participent au mouvement) et les muscles antagonistes (ceux qui s'opposent au mouvement).

« Indicateur » détermine les attitudes usuelles quotidiennes qui vous serviront de baromètre, d'évaluation et d'amélioration.

« Correction ou Amélioration » désigne quelques exemples sur lesquels vous pouvez agir en pratiquant la méthode StM.

« StM de... » désigne la méthode de l'Amélioration.

Le code signalétique de la Méthode StM :

**Flèche :** 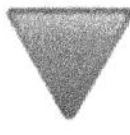 *Temps d'expiration.*

**Double flèche :** *Temps d'inspiration.*

**Triangle :** *Relâchement immédiat (vide) et fin de l'expiration.*

# PARTIE 4

# SÔTAÏ YOGA SYSTEM

# POSITIONNEMENT DE L'ELASTIQUE

Vous est proposé ici, une manière, parmi tant d'autres, de positionner votre élastique. Après différentes expériences personnelles, il semble que cette configuration soit bonne et respecte les leviers impliqués dans les asanas.

Dans la mesure du possible, veillez à ce que votre élastique ne se retourne pas contre vous. De même, veillez à ce qu'il glisse le moins possible à cause des vêtements ou de la sueur. Signalons au passage que pour votre confort, il est conseillé de séquencer votre routine si elle est trop longue. L'élastique tirant parfois fort, attention à ne pas provoquer d'échauffements ou d'ampoules en le gardant trop longtemps au même endroit. Si vous comptez faire la totalité de votre routine avec un élastique, préférez-en un de faible résistance au début, pour vous habituer au contact entre les orteils, dans la ligne fessière, entre les doigts ou tout autre endroit sensible.

L'élastique étant un outil fabuleux, revenez régulièrement sur votre routine classique, pour évaluer votre progression. Ciblez les parties qui ont besoin d'être améliorées ; elles seront de moins en moins nombreuses puis viendra le moment où vous n'aurez plus besoin de l'élastique.

Dans le passage d'une asana à une autre, l'élastique opère tantôt une résistance, tantôt une traction. Pendant le mouvement, vous allez capter une sorte de vide dans lequel vous serez aspirés. Ce phénomène est produit par les modifications d'axes de la tension élastique.

Selon votre ressenti, vous êtes libre de suivre la résistance ou la traction, comme précisé au chapitre précédent, en respectant la codification suivante :

*Ce symbole vous indique les directions, les pressions ou contre-pressions à opérer vous-mêmes durant vos asanas. Ceci est donc la symbolique de la poussée (pression).*

*Ce symbole vous indique les directions, les zones ou les points où il est judicieux de profiter de l'élastique, directement ou indirectement. Ceci est donc la symbolique du profit.*

*La pression est directe lorsque l'élastique passe à l'endroit de la flèche. Elle est indirecte lorsqu'il n'y a pas d'élastique à l'endroit de la flèche. Les 2 on un rapport avec la façon dont vous tendez l'élastique.*

*La pression directe permet de mettre en place la méthode StM : Pressez puis effectuez le relâchement immédiat aux endroits à améliorer.*

*Le triangle ▼ n'est pas indiqué dans cette partie pour ne pas surcharger davantage l'image. Nous considérons qu'à ce stade, vous avez intégrez le moment où il est opportun qu'il soit mis en oeuvre.*


En suivant la résistance élastique, vous pouvez alterner entre StM et yoga, puisque vous allez contre la résistance puis effectuez le relâchement immédiat, tout en poursuivant votre routine. N'omettez pas de vous questionner sur ce qui reste à aligner. Que vous soyez en poussée/pression ou en profit, l'élastique vous permet toujours de vous installer plus profondément dans la posture ; vous en accentuez les bienfaits de façon yin, c'est à dire plus relaxant, plus postural, plus passif, si vous profitez de l'élastique ; vous en accentuez les bienfaits de façon yang, c'est à dire plus tonifiant, plus dynamique, plus actif, si vous exercez des poussées/pressions directes ou indirectes sur l'élastique.


Avec le temps, vous repèrerez aisément la fluctuation de l'un à l'autre et saurez bénéficier pleinement de la méthode.

Les photos 1 à 4 vous indiquent comment positionner votre élastique, des pieds aux épaules. une fois installé, vous sentirez déjà des zones de pression et d'extension. Vous n'avez plus suivre la codification.


Positionnement de l'élastique, pour ce qui concerne notre exemple :

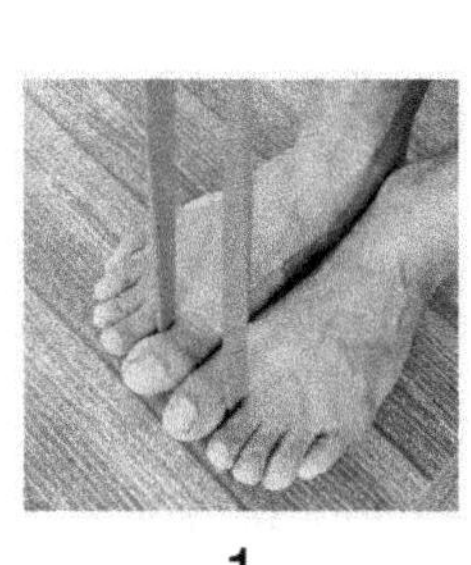 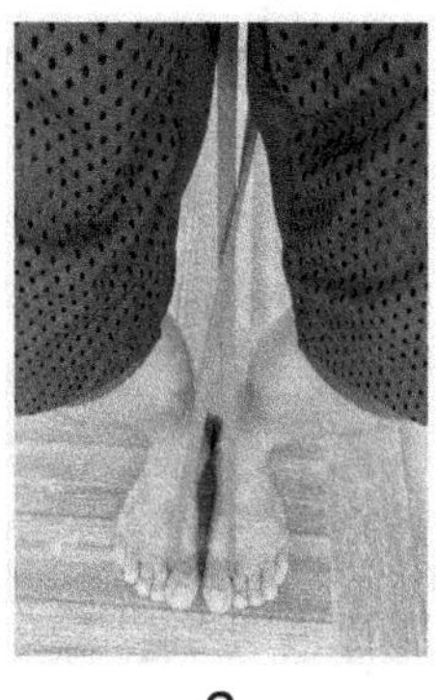 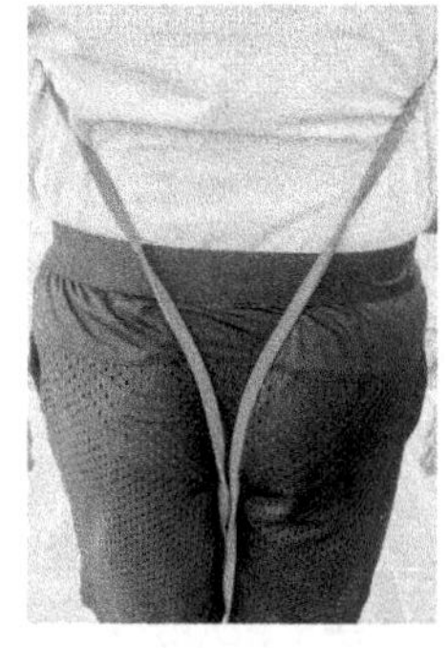 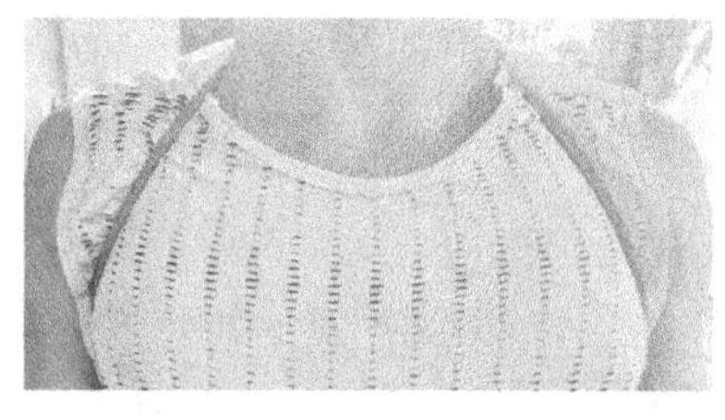

1    2    3    4


Photo 1 - L'élastique passe entre le pouce et l'index de chaque pied.

Photo 2 - Croisez l'élastique en le faisant tourner sur lui-même, passez-le entre les jambes et rattrapez-le derrière vous.

Photo 3 - Laisser l'élastique passer dans le pli inter-fessiers, puis passez vos bras dedans comme si vous enfiliez une veste.

Photo 4 - L'élastique passe dans les plis deltoïdiens et sur la base de la nuque ; placez-le à plat autant que possible. S'il vrille pendant l'exercice, ce n'est pas grave.

Avec cette configuration, nous voyons d'ors et déjà que nous profitons simultanément de zone de traction qui améliore la posture et de zone de pression qui nous incite à nous aligner contre la résistance élastique.

L'élastique fait partie de vous durant votre routine ; jouez avec lui et explorez vos asanas. Votre corps mémorisera ce qui vous est profitable.

# PERFECTIONNER SON YOGA GRÂCE AU SÔTAÏ

## Sôtaï Yoga System (SYS)

**« Rendre mobile l'immobilité, c'est le Sôtaï Yoga System. Ainsi, la vie propre au mouvement est restituée au corps. »**

L'alliance de l'auto-sôtai et du yoga est bénéfique lorsque l'on stagne. Dans toute progression, il y a une phase de stagnation. Franchir ce cap implique parfois de la patience et de la persévérance. C'est là qu'il est nécessaire de quitter les sentiers battus car cela amène sur des pistes insoupçonnées et ouvre une porte sur l'étape suivante de la progression.

<u>Une association technique efficace</u>

Cette rubrique s'adresse particulièrement aux pratiquants de yoga. Cependant, vous y trouverez des éléments de réponse à d'autres champs d'application, pour vos vies respectives.

Le travail de fond de la présente méthode est décrit au chapitre « Sôtaï toi-Même, La méthode ». Toutes les informations pratiques pour un quelconque ajustement postural y sont précisées. Et après ?

Il vous appartient de vous approprier cette méthode pour votre pratique personnelle du yoga mais aussi pour toute autre pratique sportive. Vous pourrez soulager de nombreux désordres corporels en appliquant les mêmes rudiments qu'aux chapitres de la partie 3 de cet ouvrage.

Les asanas (postures de yoga) amélioreront les 4 indicateurs, précédemment analysés. Comme suggéré préalablement, appliquez « Sôtaï toi-Même » en lieu et place de la posture qui exprime, à vos yeux, le plus d'intérêts, celle qui demande plus de perfectionnement, celle qui est parfois la plus gênante. Cela peut aussi être une étape pour finaliser l'asana.

**Avec le temps, cette méthode deviendra plus qu'un outil technique.** Vous pouvez en tirer profit comme vous le voulez, où que vous soyez ; à partir d'une difficulté particulière (due à l'activité professionnelle ou à n'importe quelle autre cause), adoptez une asana qui vous soulage. Positionnez-vous jusqu'à votre limite, là où elle est gênante, jusqu'en-deçà du point de douleur, sans jamais le franchir. Ensuite, reprenez la méthode « StM » et faites les « réglages » nécessaires pour faire lâcher les tensions parasitaires. C'est, à postériori, ce qui vous soulagera le plus.

**NB : GARDEZ A L'ESPRIT QUE CETTE METHODE EST FAITE POUR AMELIORER CONSIDERABLEMENT VOS FONCTIONNALITES GESTUELLES QUOTIDIENNES. LA FUSION AU YOGA PERMET D'APPROFONDIR LA FLEXIBILITE POUR RETROUVER UNE MOBILITE TOTALEMENT FLUIDE.**

Durant votre routine d'asanas, vous pouvez remarquer plusieurs paramètres relatifs aux directions que peuvent prendre vos articulations au moment du placement.

Certaines ont de très faibles amplitudes, d'autres beaucoup plus. Pour les membres inférieurs et supérieurs, plus les articulations s'éloignent du buste, plus l'amplitude est réduite. L'épaule peut effectuer de large circumduction (mouvement circulaire), les coudes et les poignets moins, les métacarpo-phalangiennes (articulations de la main et de la première phalange) encore moins, les doigts ne peuvent que fléchir, pour leur plus grande amplitude. Pour les membres inférieurs, il en va de même, selon que les genoux soient fléchis ou non ; dans le cas où ils le sont, les pieds ont plus de possibilités que s'ils ne le sont pas ; certains mouvements ne sont alors possibles que grâce aux articulations de la hanche et du péroné.

Debout, les rotations lombaires amples sont rendues possibles grâce à la participation des jambes et de la modulation de leurs appuis.

Assis, les mouvements rotatoires lombaires deviennent plus restreints. Pour se tourner, la participation du restant de la colonne vertébrale est obligatoire, en plus de la ceinture scapulaire (omoplates-épaules).

Les cervicales disposent d'une amplitude qui peut être sollicitée aussi bien debout qu'assis, avec le bassin mobile ou fixe. Elles sont plus indépendantes mais plus « fragiles ».

Quoi qu'il en soit, **la méthode transforme la pratique du yoga** et tend vers un style de yoga spécifique au soulagement des troubles musculo-squelettiques. Elle n'a cependant ni la vocation ni la prétention de réinventer le yoga, déjà pratiqué depuis des lustres.

Toutes les postures participent à la progression générale de la mobilité et de la flexibilité (flexi-mobilité). Elles vous amènent à vous sentir mieux en tout point de vue. **StM sert de baromètre, de point de mesure pour contrôler votre progression, comparer l'avant et l'après.**

Un petit aparté sur la dimension qui nous lie à notre environnement...
**« Nous ne sommes pas qu'un grain de sable dans l'univers, nous sommes la puissance de l'univers dans le grain de sable. » Bouddha**
Nous sommes infiniment petits sur l'échelle de l'univers. L'univers est un macrocosme immense qui grandit à chaque instant. Nous-mêmes sommes un univers pour nos cellules ; nous sommes donc un reflet microcosmique unit à l'environnement dans lequel nous évoluons.

En sanscrit, yoga signifie « union ».
Pratiquer régulièrement est un excellent moyen de lier nos corps physiques et spirituels. Nous nourrissons une connexion avec nous-même et, par conséquent, avec les autres. Le yoga aide à nous élever vers les couches subtiles de notre « véhicule corporel ». La pratique des branches de yoga dites externes (Yamas, Niyamas, Asanas et Pranayama) est nécessaire à l'accès aux 4 branches dites internes (Pratyahara, Dharana, Dhyana et Samadhi). Elles interagissent les unes par rapport aux autres. Le yoga est l'une des solutions pour stimuler cette interaction ; le seul moyen pour l'assimiler, l'intégrer et le comprendre est de le vivre et de le pratiquer.

Etudies-toi avec le Sötaï Yoga System. Il ne s'agit pas seulement de s'étirer en faisant une séance de stretching ou de faire d'un côté le StM et d'un autre le yoga, bien que cela soit une stratégie correcte. Tous les aspects de nous-même participent à l'action jusqu'à entrer dans un cercle vertueux dont la recette est composée d'observation et de ressenti de notre propre posture, d'ouverture sur la mobilité, de (re)centrage et de persévérance. Aller plus loin, c'est aussi faire confiance à notre vie corps/esprit et aux connexions inconscientes qui nous guident vers l'épanouissement.

Le corps est parcouru par un réseau de voies énergétiques qu'on appelle « méridiens » en médecine traditionnelle chinoise ou japonaise. En yoga, on les nomme « Nadis ». Ils font le lien avec les « répartiteurs » de flux énergétiques. Ces derniers font écho avec différents « étages » corporels subtiles. Il s'agit des chakras, ces carrefours où affluent de nombreux canaux. En fonction de l'endroit où ils se situent, ils agissent sur différentes fonctions organiques ou musculo-squelettiques. Précédemment, nous avons précisé que notre microcosme corporel avait une capacité aussi grande que notre macrocosme. Il est fort important de ne pas sous-estimer nos mécanismes humains et de les considérer avec la puissance universelle qu'ils méritent. Cette intention dans la pratique est primordiale et connecte l'esprit, ce corps immatériel, à l'univers.

Cet ouvrage ne peut réinventer quelque chose d'aussi éprouvé que le yoga. Par contre, « **Sôtai toi-Même** » **est un révélateur de l'état de notre propre yoga ; il nous autorise à approcher les branches internes indispensables à un cheminement complet, en  bonifiant nos asanas.**

Pour illustrer le mode opératoire du Sôtaï Yoga System, abordons les asanas d'une routine simple et connue : La salutation au soleil, avec un angle de vue sur la mobilité dans l'immobilité. Autrement dit, lorsque vous atteindrez votre maximum dans la posture, vous approcherez du moment où votre mobilité se heurte à vos limites actuelles ; la longueur de vos muscles n'est plus suffisante. Il est possible de repousser cette limite. La capacité d'aller plus loin se situe à l'endroit où il vous semble compliqué de bouger. C'est aussi là le point de départ de l'isométrie.

Une fois le mécanisme StM assimilé, il vous sera aisé de le restituer sur toutes les asanas que vous souhaitez améliorer. Pour plus de détails sur le Sôtaï Yoga System, une formation en ligne est en cours de préparation. Rendez-vous sur le site web suivant pour être informé de sa sortie : www.autosotai.com

<u>Les asanas de la « Salutation au soleil »</u> :

La posture debout, la posture debout bras tendus, la pince debout, la demi-flexion avant, la planche, la petite pompe, le chien tête en haut (ou petit cobra ou cobra), le chien tête en bas.

Pour chacune des postures de cet enchainement, des interrogations s'imposent. Par exemple, étudions-nous nous-même au travers de la posture debout :

- Oscillez-vous de droite à gauche ? Plus à droite ? Plus à gauche ?

- Balancez-vous d'avant en arrière ? Plus devant ? Plus derrière ?

- Vos épaules fluctuent-elles vers le côté opposé ? Plus vers la hanche opposée, que ce soit en avant ou en arrière ?

- Vos pieds renvoient-ils la même information, la même pression au sol ?

Comment vous sentez-vous sur vos appuis ?

- Comment sont placés vos bras par rapport au buste ? Vos omoplates sont-elles éloignées ? Avez-vous un creux entre les omoplates ou est-ce lisse ?

- Ressentez-vous des tensions dans les fessiers ou ailleurs dans le corps ? Où vos muscles tiraillent-ils ? A quelle intensité ? Est-ce supportable ?

- Etes-vous connecté ? Mentalement ? Corps matière et/ou non matière ?

- Avez-vous des difficultés à respirer ? Comment est votre souffle ? Court, long, régulier ou non ?

- La posture est-elle confortable ?

- Avez-vous atteint votre limite ? Dans quelle direction précise êtes-vous "aspirés" ?

Autant de questions qui vous permettront de **découvrir votre réel placement dans l'espace et tout ce qui vous semble bon de corriger.** Cette liste est non exhaustive.

Pour les autres postures, les questions seront naturellement induites au moment où vous les réaliserez. Se questionner c'est observer, remarquer, constater... S'étudier en déterminant ce qui est plus facile à effectuer. Ceci dans toutes les directions possibles, prioritairement celles des divers plans cités au chapitre Sôtaï toi-Même. **Le sens le plus facile est la base du sôtai.** Il ouvre une porte au blocage, le laisse s'échapper et accorde la « flexi-mobilité ».

Rappelez-vous ! Travailler le plus précisément possible et jusqu'à l'amplitude la plus aisée vous amène sans aucun doute sur la voie du yoga. Pourquoi ? Tout simplement parce que votre pratique yogique fait appel à tous les « paramètres » que vous avez perfectionnés avec la méthode StM. Par exemple, si vous remarquez que vous avez une difficulté à élever un bras, à tourner la tête ou à fléchir un genou, il vous suffit de vous reporter au chapitre correspondant pour avoir une réponse ; réponse que vous ferez évoluer selon votre besoin, avec des leviers élastiques plus forts et/ou avec l'isométrie que vous serez en capacité de restituer.

Pour la méthodologie, nous aborderons la routine de la salutation au soleil basique dont la succession des asanas vous sont proposées avec support élastique puisque nous sommes dans une logique d'Auto-Sôtai. Vous verrez ainsi ce que ce dernier peut vous apporter en terme de relâchement, de placement ainsi que sur le plan technique. A terme, il se pourrait que cette pratique débouche sur un style de yoga, pour le moment appelé Sôtai Yoga System.

Dans cette démarche, l'asana de départ représente le placement analytique de votre posture, avec vos capacités actuelles, à partir duquel vous déterminerez ce qui reste à améliorer.

L'asana présentée en image sera notre base de travail pour le placement favorisé par l'élastique ; celui-ci peut vous tracter bénéfiquement et ainsi vous aider à vous relâcher dans la posture (codification par double flèche ). Mais il peut, à contrario, vous tracter négativement et vous mettre en situation d'auto-correction posturale (codification par simple flèche ). Par cohérence avec la méthode, c'est bien à partir de cet aspect pratique que nous prendrons exemple. Elaborez votre plan d'action, des pieds à la tête ou inversement, puis façonnez votre posture à force de travail sur les zones indiquées par la codification. Vous la trouverez au chapitre précédent.

Le positionnement de l'élastique est là pour vous aider à ressentir d'une part le bon placement, et d'autre part les paramètres à améliorer pour vous mettre à l'aise. Il n'est pas toujours évident de les trouver. Soyez connectés et attentifs ! **Tout ce travail est intuitif.**

L'élastique est facultatif pour le Sotai Yoga System. Toutefois, il vous offre une pratique ludique vous ouvrant sur la compréhension des forces mécaniques étudiées et leurs utilisations en yoga.

Lorsque vous avez intégré la méthode et que votre perception corporelle est suffisamment affinée, vous pouvez tout à fait pratiquer sans lui. C'est à ce moment là que vous êtes capable de CREER et de VISUALISER UNE RESISTANCE mécanique de substitution. Vous avez atteint le point de départ de l'isométrie ; par conséquent, vous pratiquez l'Auto-Sôtai, partie intégrante de la méthode Sôtai toi-Même. Le Sôtai Yoga System devient une suite logique. Osez, cherchez, testez… Là se trouvent quelques clés de votre progression.

# LA POSTURE DEBOUT

<u>Points clés de l'asana</u> :

Les pieds sont joints, les talons écartés d'environ 2 doigts, les épaules basses et en arrières, les bras ballants, doigts tendus vers le sol, le sommet du crâne prolonge l'axe vertébral, le bassin en légère rétroversion, ventre absorbé.

Asana - Sôtai Yoga System

Asana

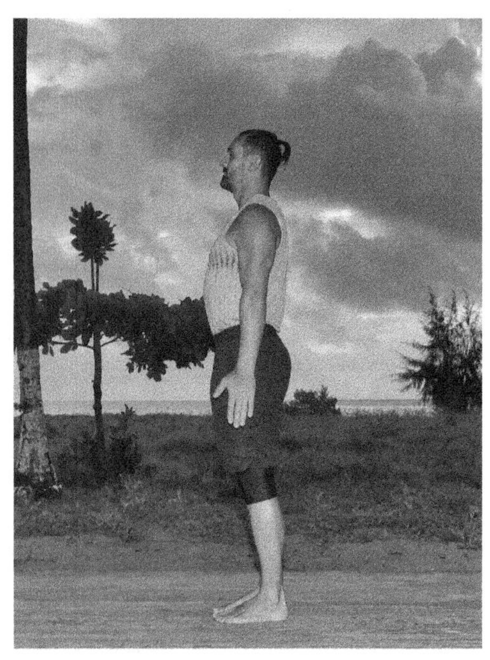

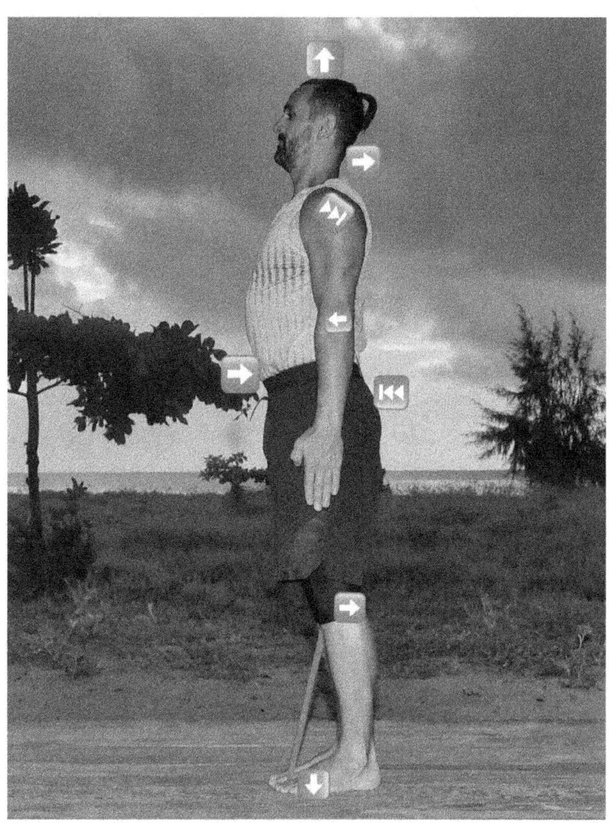

<u>Auto analysez-vous</u>, par exemple :

Comment sont vos appuis pressent-ils le sol ? Que ressentez vous dans cette posture ? Oscillez-vous plus à droite, à gauche ? Vous balancez-vous d'avant en arrière ? Comment se placent vos épaules ? L'extension de vos bras est-elle douloureuse ? Vos omoplates peuvent-elles se rapprocher l'une à l'autre ? Comment la respiration influe-t-elle sur votre posture ? Qu'y-a-t-il à corriger ? Quelle force mécanique devez-vous exercer pour maintenir la stabilité posturale ? Ressentez-vous une gêne dans la rétroversion de votre bassin ?

Repérez les paramètres à améliorer dans l'asana (image de gauche) : Dans l'exemple, la colonne vertébrale peut être plus allongée, le menton plus rentré, les épaules plus en arrière, les bras plus tendus, le bassin sensiblement plus à l'aplomb du centre de gravité.

Aidez-vous de votre auto-analyse personnelle.

Le Sôtai Yoga System suit les mêmes règles que le StM.

Travaillez selon ces 2 cas de figures (alternance possible) :

- Si vous cherchez à profiter de la posture, laissez-vous emporter par la tension élastique (doubles flèches).

- Si vous cherchez à travailler des points spécifiques de votre posture, insistez sur les pressions contre l'élastique (flèches simples).

**Si vous suivez les doubles flèches, vous profitez :**

- De l'abaissement de vos épaules pour vous aligner sur vos appuis,

- Des omoplates qui suivent la traction élastique avec plus de facilité,

- Du bassin poussé en avant.

**Si vous suivez les simples flèches :**

- Absorbez le ventre,

- Pressez les genoux en arrière,

- Appuyez vos plantes de pieds sur le sol,

- Allongez le sommet du crâne dans la direction de la flèche

- Appuyez la base de votre nuque sur l'élastique puis relâchez et améliorez le placement des épaules et du dos,

- Poussez le creux de vos coudes en avant,

Vous êtes libre d'ajouter tous les paramètres (non symbolisés) que vous jugez nécessaires. Par exemple, réglez les oscillations du corps en équilibrant l'extension de vos doigts simultanément.

Si besoin, codification : Cf. « **Positionnement de l'élastique** »

# LA POSTURE DEBOUT BRAS TENDUS

<u>Points clés de l'asana</u> :

Levez les bras verticalement, tendez-les en contractant vos triceps, paumes des mains jointes, regardez vos pouces joints, ouvrez les espaces inter-costaux, omoplates abaissées, épaules basses, tête en extension.

Asana

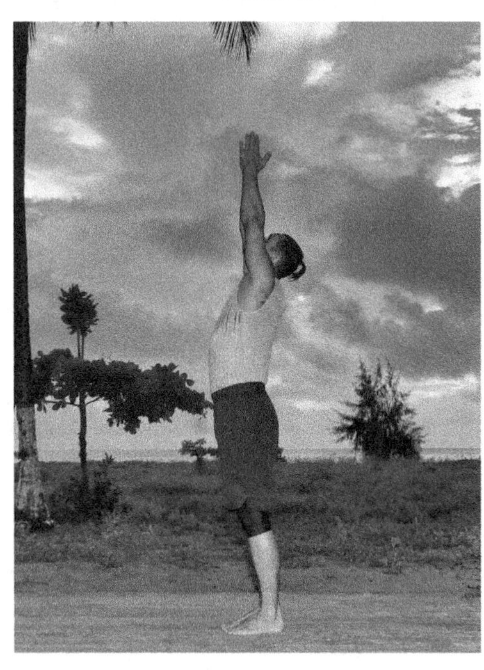

Asana - Sôtai Yoga System

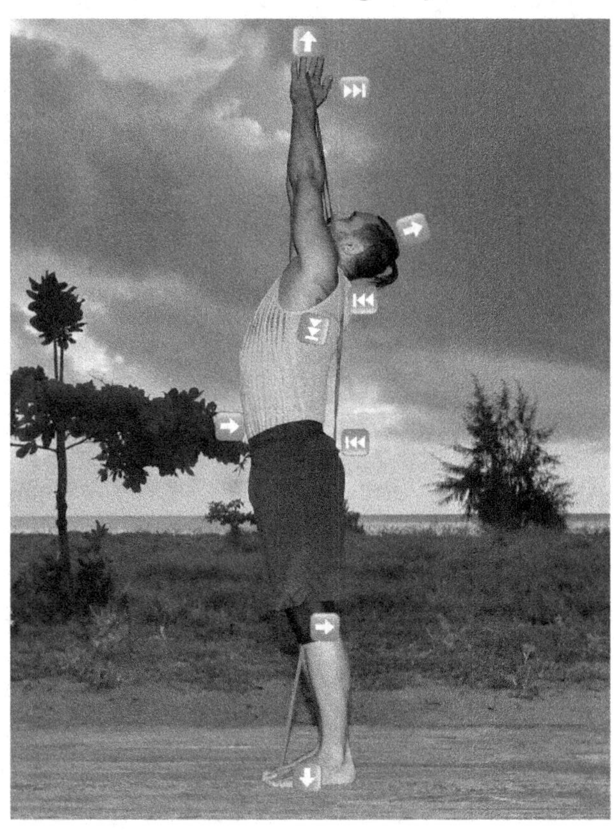

<u>Auto analysez-vous</u>, par exemple :

Comment se comportent vos appuis ? Que ressentez vous dans cette posture ? Levez-vous un bras plus haut que l'autre ? Vous balancez-vous d'avant en arrière ? Vos mains arrivent-elles à se faire face et à se joindre ? Vos bras peuvent-ils rester tendus ? Vos omoplates s'abaissent-elles ? Parvenez-vous à respirer dans cette posture ? Qu'y-a-t-il à corriger ? Dans quelle direction êtes-vous attirés naturellement ? Avez-vous mal au bas dos ou à la nuque ?

Repérez les paramètres à améliorer dans l'asana :

Dans l'exemple, le regard peut chercher un peu plus l'extrémité des pouces, la tête peut partir un peu plus en arrière, les bras peuvent se tendre davantage, les omoplates peuvent un peu plus s'abaisser, le centre de gravité plus en avant et le bassin un peu plus rétro-versé, le ventre plus absorbé.

Aidez-vous de votre auto-analyse personnelle.


Avec Sôtai Yoga System :

Travaillez selon ces 2 cas de figures (alternance possible) :

- Si vous cherchez à profiter de la posture, laissez-vous emporter par la tension élastique (doubles flèches).

- Si vous chercher à travailler des points spécifiques de votre posture, insister sur les pressions contre l'élastique (flèches simples).


**Si vous suivez les doubles flèches, vous profitez :**

- De l'élévation des bras pour vous aligner sur vos appuis,

- De la tête qui part plus facilement en extension du fait que les bras sont tractés en arrière,

- Des omoplates qui suivent la traction élastique avec plus de facilité,

- Du bassin poussé en avant.


**Si vous suivez les simples flèches :**

- Absorbez le ventre,

- Pressez les genoux en arrière,

- Appuyez vos plantes de pieds sur le sol,

- Allongez le sommet du crâne dans la direction de la flèche pour protéger vos cervicales.

Vous êtes libre d'ajouter tous les paramètres (non symbolisés) que vous jugez nécessaires. Par exemple, appuyez vos bras en avant et vos omoplates en arrière pour aller contre la résistance élastique puis relâchez .


Si besoin, codification : Cf. **« Positionnement de l'élastique »**

# LA PINCE DEBOUT- FLEXION AVANT DEBOUT

<u>Points clés de l'asana</u> :

Basculez le haut du corps vers l'avant, cherchez à approcher votre poitrine de vos jambes tendues, laissez la tête tomber avec la gravité puis approchez le nez de vos jambes, relâchez la nuque, posez les mains sur le sol, amenez le poids du corps en avant, absorbez le ventre pour laisser place à vos cuisses, allongez votre dos, cherchez à approcher le sol du sommet de votre crâne.

Asana

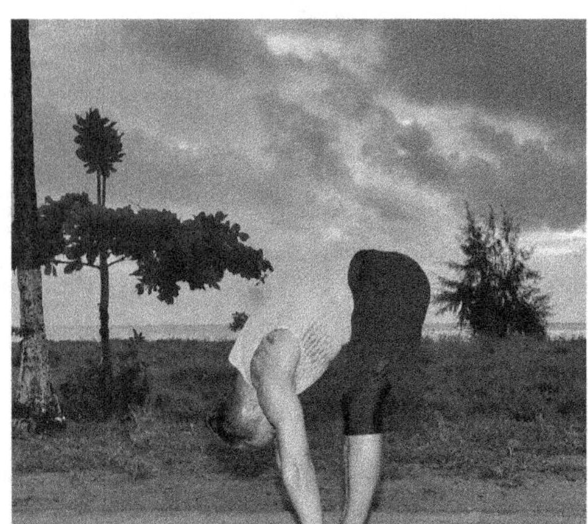

Asana - Sôtai Yoga System

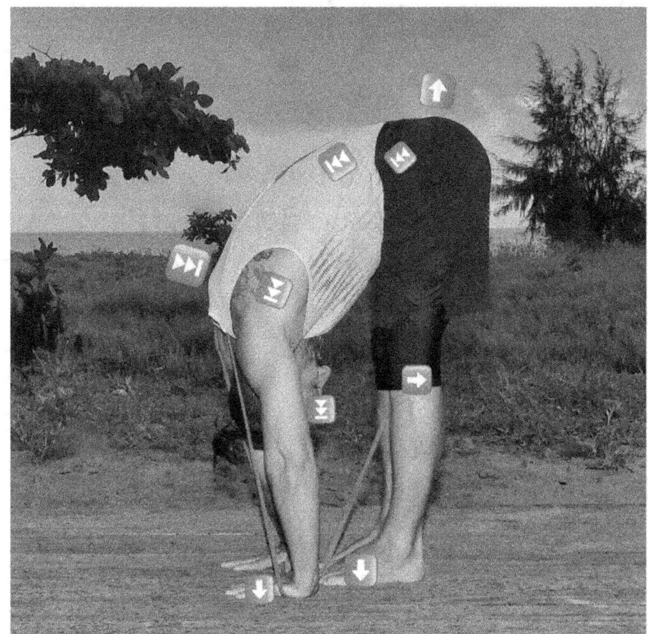

<u>Auto analysez-vous</u>, par exemple :

Comment se comportent vos appuis ? Que ressentez vous dans cette posture ? Parvenez-vous à incliner le corps sur vos jambes ? Vos mains arrivent-elles jusqu'au sol ? Parvenez-vous à respirer dans cette posture ? Qu'y-a-t-il à corriger ? Dans quelle direction êtes-vous attiré naturellement ? Avez-vous mal au bas dos ? Parvenez-vous à tendre les jambes ? Votre dos s'allonge-t-il ? L'inclinaison du buste prend-elle son essor de l'axe des hanches ?

<u>Repérez les paramètres à améliorer dans l'asana</u> :

Dans l'exemple, nous pouvons : Transférer plus le poids du corps en avant des pieds, laisser davantage tomber la tête vers le sol, tendre sensiblement plus les jambes, allonger davantage le dos, aplatir davantage les mains sur le sol, monter le coccyx plus vers le ciel, absorber le ventre.

Aidez-vous de votre auto-analyse personnelle.


<u>Avec Sôtai Yoga System</u> :

Travaillez selon ces 2 cas de figures (alternance possible) :

- Si vous cherchez à profiter de la posture, laissez-vous emporter par la tension élastique (doubles flèches).

- Si vous cherchez à travailler des points spécifiques de votre posture, insistez sur les pressions contre l'élastique (flèches simples).


**Si vous suivez les doubles flèches, vous profitez :**

- De l'allongement de la chaine musculaire postérieure, jusqu'aux omoplates,

- De la tête qui tombe plus facilement vers le sol,

- Des omoplates qui suivent la traction élastique avec plus facilité vers le sol,

- Du bassin poussé en avant et de l'anté-version plus aisée,

- Du ventre qui s'absorbe avec moins d'effort, de votre poitrine qui s'approche mieux de vos jambes.


**Si vous suivez les simples flèches :**

- Pressez les genoux en arrière,

- Appuyez vos plantes de pieds sur le sol,

- Appuyez vos mains contre le sol, au moins contre l'élastique dans le cas où vous n'arrivez pas jusqu'en bas,

- Montez votre coccyx vers le ciel,

Vous êtes libre d'ajouter tous les paramètres (non symbolisés) que vous jugez nécessaires. Par exemple, absorbez plus votre ventre.


Si besoin, codification : Cf. « **Positionnement de l'élastique** »

# LA DEMI-FLEXION

<u>Points clés de l'asana</u> :

La pointe du majeur effleure le sol (doigts tendus sauf si vous pouvez poser vos mains ou vos doigts à plat), les bras sont tendus ainsi que les jambes, le dos est allongé sur ou sous l'horizontale, le regard dirigé en avant des mains, anté-versez votre bassin.

Asana

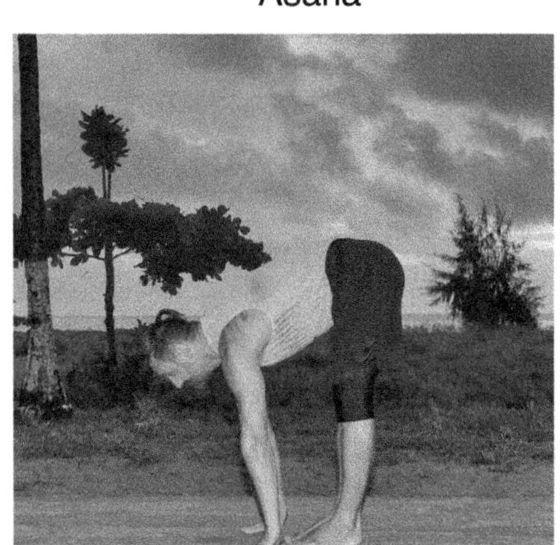

Asana - Sôtai Yoga System

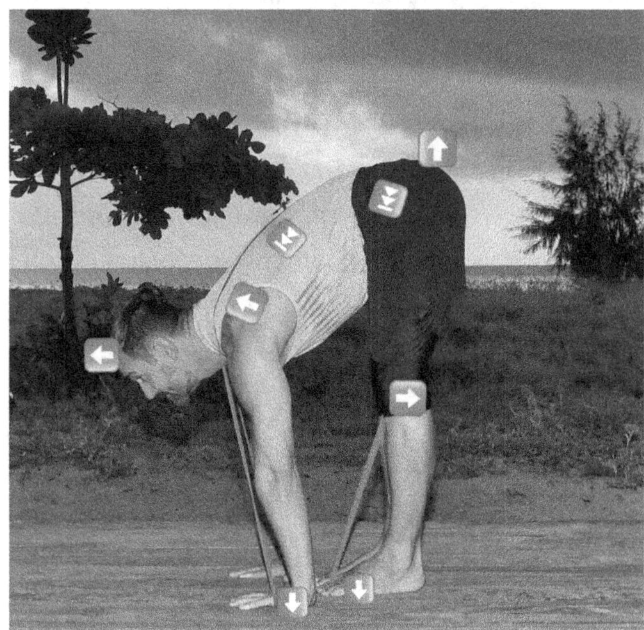

<u>Auto analysez-vous</u>, par exemple :

Que ressentez vous dans cette posture ? Parvenez-vous à allonger le dos sans fléchir les genoux ? Supportez-vous l'étirement intense à l'arrière des cuisses ? Pouvez-vous amener votre regard en avant des mains ? Votre dos est-il allongé ? Qu'y-a-t-il à corriger ? Votre bassin peut-il tenir l'anté-version ? Avez-vous mal quelque part ?

<u>Repérez les paramètres à améliorer dans l'asana</u> :

Dans l'exemple, nous pouvons : Transférer le poids du corps plus en avant des pieds, allonger davantage le dos, allonger plus les cervicales et diriger le regard plus en avant, absorber le ventre pour descendre et aplatir les mains sur le sol, monter encore plus le coccyx plus vers le ciel.

Aidez-vous de votre auto-analyse personnelle.

<u>Avec Sôtai Yoga System</u> :

Travaillez selon ces 2 cas de figures (alternance possible) :

- Si vous cherchez à profiter de la posture, laissez-vous emporter par la tension élastique (doubles flèches).

- Si vous cherchez à travailler des points spécifiques de votre posture, insistez sur les pressions contre l'élastique (flèches simples).

**Si vous suivez les doubles flèches, vous profitez :**

- De l'aplanissement du dos, jusqu'à la base des cervicales,

- Du bassin poussé en avant et de l'anté-version plus aisée.

Vous êtes libre d'ajouter tous les paramètres (non symbolisés) que vous jugez nécessaires. Par exemple, profitez de l'élastique appuyant sur vos lombaires pour absorber votre ventre avec moins d'effort.

**Si vous suivez les simples flèches :**

- Pressez les genoux en arrière,

- Appuyez vos plantes de pieds sur le sol,

- Appuyez vos mains contre le sol, au moins contre l'élastique dans le cas où vous n'arrivez pas jusqu'en bas,

- Appuyez vos omoplates contre l'élastique puis relâchez et gagnez du terrain en allongeant le dos,

- Allongez vos cervicales en avant et redressez votre tête,

- Montez votre coccyx vers le ciel,

Vous êtes libre d'ajouter tous les paramètres (non symbolisés) que vous jugez nécessaires. Par exemple, tendez plus fort vos bras.

Si besoin, codification : Cf. « **Positionnement de l'élastique** »

# LA PLANCHE

Points clés de l'asana :

En quadrupédie, les doigts sont écartés pour répartir la charge du poids de corps sur une large surface, bras tendus, creux des coudes dirigés vers l'avant, jambes tendues, bassin retro-versé et situé sur la ligne des talons aux épaules, talons poussés en arrière, tête dans le prolongement du dos, regard au sol ou devant, omoplates éloignées.

Asana

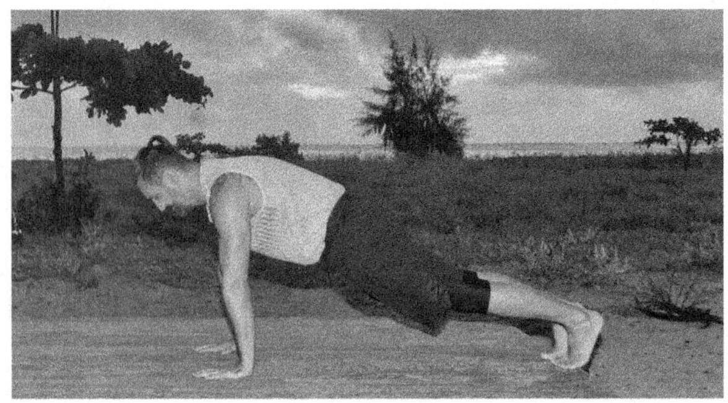

Asana - Sôtai Yoga System

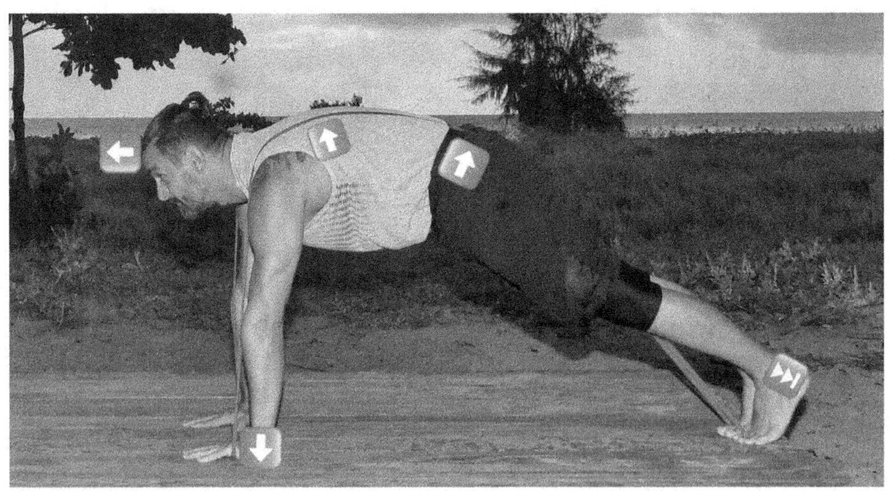

Auto analysez-vous, par exemple :

Que ressentez vous dans cette posture ? Parvenez-vous à garder la posture ? Les appuis sur les orteils et les poignets sont-ils possibles ? Les tendons d'Achille tirent-ils fort ? Votre dos peut-il s'arrondir ? Pouvez-vous pousser sur vos mains et éloigner vos omoplates ? Parvenez-vous à tenir la planche ? Qu'y-a-t-il à corriger ?


<u>Repérez les paramètres à améliorer dans l'asana</u> :

Dans l'exemple, nous pouvons : Tendre davantage les jambes, pousser les talons plus en arrière, tendre un peu plus les bras, presser plus les mains sur le sol, travailler plus le gaînage du corps.

Aidez-vous de votre auto-analyse personnelle.


<u>Avec Sôtai Yoga System</u> :

Travaillez selon ces 2 cas de figures (alternance possible) :

- Si vous cherchez à profiter de la posture, laissez-vous emporter par la tension élastique (doubles flèches).

- Si vous cherchez à travailler des points spécifiques de votre posture, insistez sur les pressions contre l'élastique (flèches simples).


**Si vous suivez les doubles flèches, vous profitez :**

- De la flexion des chevilles pour pointer vos talons plus en arrière,

- Des omoplates qui peuvent s'éloigner plus facilement.

Vous êtes libre d'ajouter tous les paramètres (non symbolisés) que vous jugez nécessaires. Par exemple, profitez de la position de l'élastique qui favorise la rétroversion de votre bassin.


**Si vous suivez les simples flèches :**

- Accentuez la rétroversion du bassin,

- Appuyez vos mains contre le sol,

- Appuyez vos omoplates et votre dos contre l'élastique puis relâchez et gagnez du terrain en alignant le corps,

- Allongez vos cervicales en avant et redressez votre tête.

Vous êtes libre d'ajouter tous les paramètres (non symbolisés) que vous jugez nécessaires. Par exemple, appuyer vos orteils sur le sol, dirigez le creux de vos coudes vers l'avant, contractez vos quadriceps pour tendre vos jambes.


Si besoin, codification : Cf. « **Positionnement de l'élastique** »

# LA PETITE POMPE

Points clés de l'asana :

En quadrupédie, les coudes sont pliés à 90° au-dessus des poignets, les doigts des mains bien écartés, les talons poussés en arrière, jambes tendues (fléchies, genoux sur le sol, si cela est trop difficile), le dos prolonge les jambes jusqu'au sommet du crâne, regard dirigé devant.

Asana

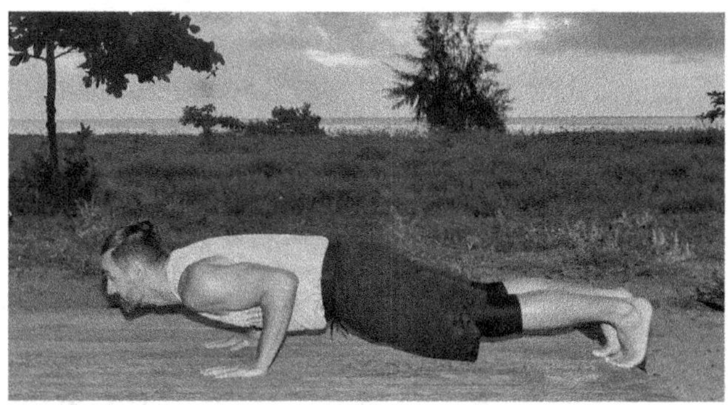

Asana - Sôtai Yoga System

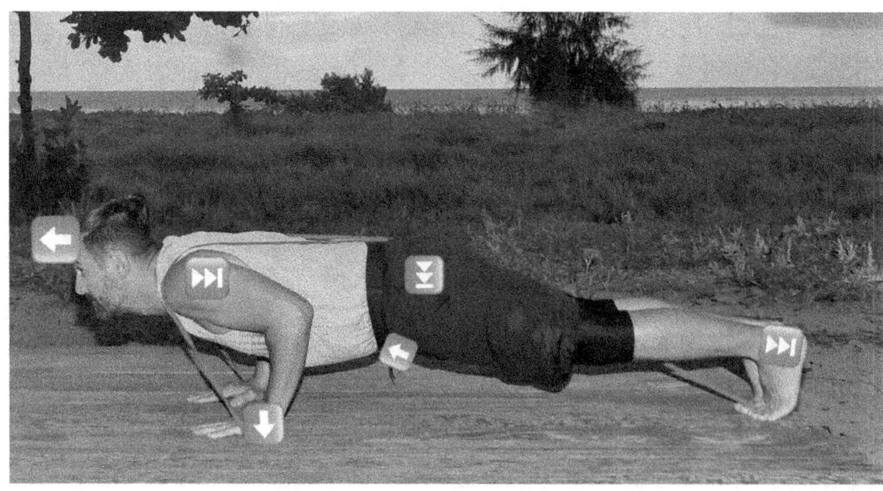

Auto analysez-vous, par exemple :

Parvenez-vous à tenir la posture ? Les appuis sur les orteils et les poignets sont-ils possibles ? Votre dos vous permet-il de tenir vos jambes tendues ? Est-il à plat, dans le prolongement des jambes ? Vos bras tremblent-ils ? Votre bassin peut-il tenir la rétro-version ? Votre respiration est-elle possible fluide ? Avez-vos besoin de poser vos genoux sur le sol ?


<u>Repérez les paramètres à améliorer dans l'asana :</u>

Dans l'exemple, nous pouvons : Tendre plus les jambes, garder le bassin aligné sur le corps, tenir les omoplates serrées avec le dos aplani, redresser la tête pour diriger le regard plus loin devant.

Aidez-vous de votre auto-analyse personnelle.


<u>Avec Sôtai Yoga System :</u>

Travaillez selon ces 2 cas de figures (alternance possible) :

- Si vous cherchez à profiter de la posture, laissez-vous emporter par la tension élastique (doubles flèches).

- Si vous cherchez à travailler des points spécifiques de votre posture, insistez sur les pressions contre l'élastique (flèches simples).


**Si vous suivez les doubles flèches, vous profitez :**

- De la traction élastique pour abaisser le corps,

- Du placement des épaules et omoplates,

- De la rétroversion du bassin.

Vous êtes libre d'ajouter tous les paramètres (non symbolisés) que vous jugez nécessaires. Par exemple, profitez de la position de l'élastique pour renforcer vos triceps.


**Si vous suivez les simples flèches :**

- Accentuez la rétroversion du bassin,

- Appuyez vos mains contre le sol,

- Allongez vos cervicales en avant et redressez votre tête.

Vous êtes libre d'ajouter tous les paramètres (non symbolisés) que vous jugez nécessaires. Par exemple, appuyez vos orteils sur le sol, contractez vos quadriceps pour tendre vos jambes ou alternez anté-version/rétroversion du bassin pour gagner en alignement.


Si besoin, codification : Cf. « **Positionnement de l'élastique** »

# LE CHIEN TÊTE EN HAUT ou VARIANTES

<u>Points clés de l'asana « chien tête en haut »</u> :

Jambes tendues cuisses contractées, pressez les coups de pieds sur le sol, pressez également vos mains doigts écartés, bras tendus, épaules basses et en arrière, omoplates plaquées sur vos côtes, buste redressé, tête redressée (nuque tonique) et regard droit devant, le bassin effleure le sol, sommet du crâne vers le ciel.

Asana

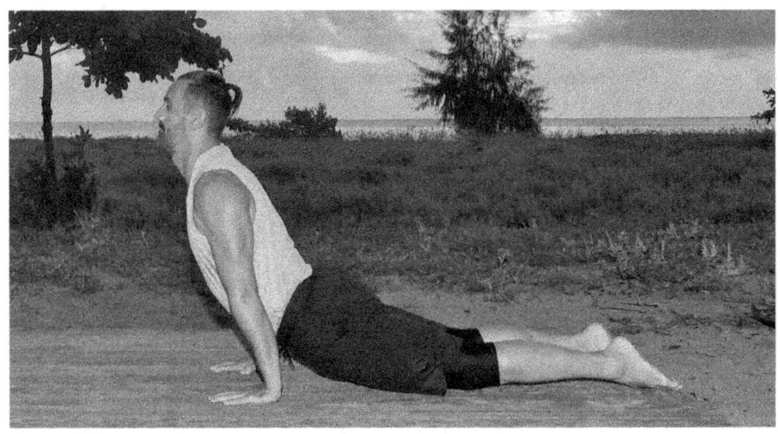

Asana - Sôtai Yoga System

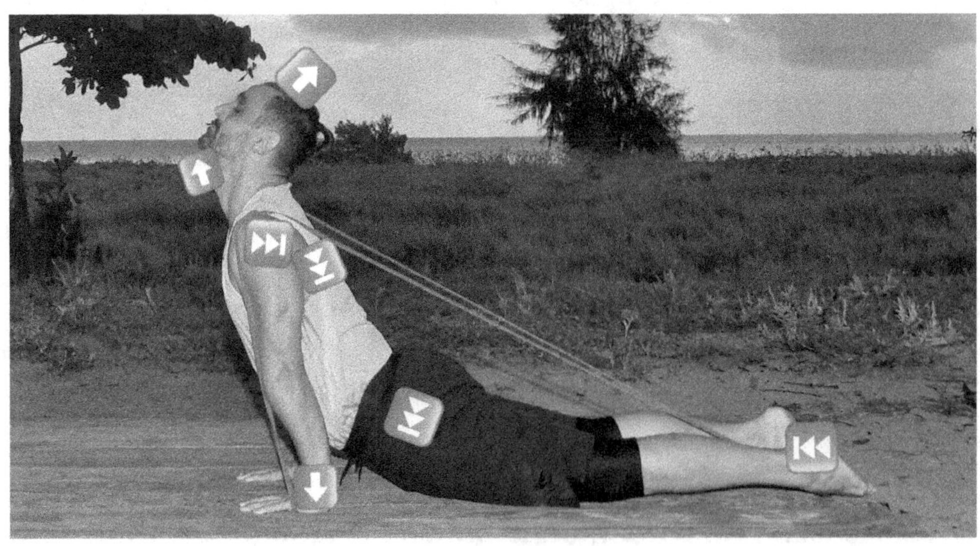

Auto analysez-vous, par exemple :

Parvenez-vous à différencier les 3 asanas ? Comment se comportent vos poignets ? Parvenez-vous à presser le sol avec les coups de pieds ? Le creux de vos coudes peut-il être dirigé vers l'avant ? Vos épaules, vos omoplates et vos bras vous permettent-ils de vous dresser selon l'asana ? Quel est l'état du bas de votre dos ? Parvenez-vous à abaisser et à rapprocher vos omoplates ?

Repérez les paramètres à améliorer dans l'asana :

Dans l'exemple, nous pouvons : Tendre plus les bras, relâcher plus le ventre pour amener le bassin vers le sol,  mieux placer les omoplates sur les côtes et améliorer la position des épaules au-dessus des mains, redresser la tête pour diriger le regard plus haut, tendre davantage les jambes.

Aidez-vous de votre auto-analyse personnelle.

Avec Sôtai Yoga System :

Travaillez selon ces 2 cas de figures (alternance possible) :

- Si vous cherchez à profiter de la posture, laissez-vous emporter par la tension élastique (doubles flèches).

- Si vous cherchez à travailler des points spécifiques de votre posture, insistez sur les pressions contre l'élastique (flèches simples).

**Si vous suivez les doubles flèches, vous profitez :**

- De la traction élastique pour arquer le corps en extension, amenant vos épaules et omoplates en arrière et en bas,

- Du placement des talons favorisés par l'élastique,

- De l'extension ventrale qui amène le bassin proche du sol.

**Si vous suivez les simples flèches :**

- Appuyez vos mains contre le sol,

- Allongez vos cervicales en poussant votre tête en arrière et vers le ciel, en avançant votre menton.

Vous êtes libre d'ajouter tous les paramètres (non symbolisés) que vous jugez nécessaires.

Si besoin, codification : Cf. « **Positionnement de l'élastique** »

# VARIANTES : COBRA ou PETIT COBRA

Ces variantes ne sont pas détaillées, elles servent de substitut au chien tête en haut.

<u>Points clés de l'asana « Petit cobra »</u> :
Jambes tendues cuisses contractées, pressez les coups de pieds contre le sol ; pressez également vos mains doigts écartés, bras fléchis (triceps toniques) ; les épaules basses, en arrière et décollées du sol ; poitrine quelque peu soulevée grâce à la pression des mains sur le sol ; regard en avant, bassin, ventre et jambes relâchés.

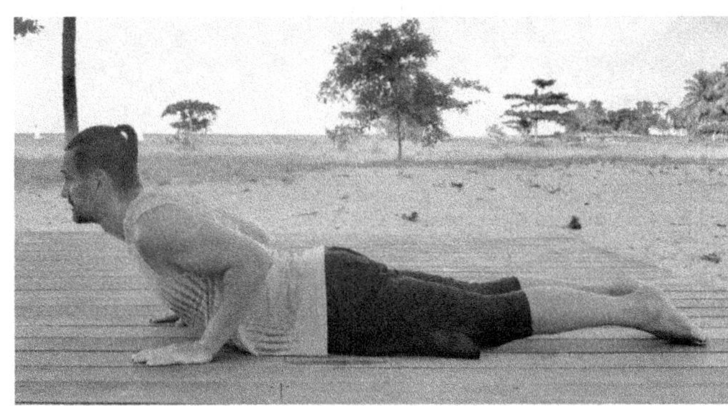

<u>Points clés de l'asana « Cobra »</u> :
Idem que précédemment avec plus de pression sur les mains, les bras un peu plus tendus pour soulever le buste à mi-distance entre petit cobra et chien tête en haut. Le bassin est encore en contact avec le sol.

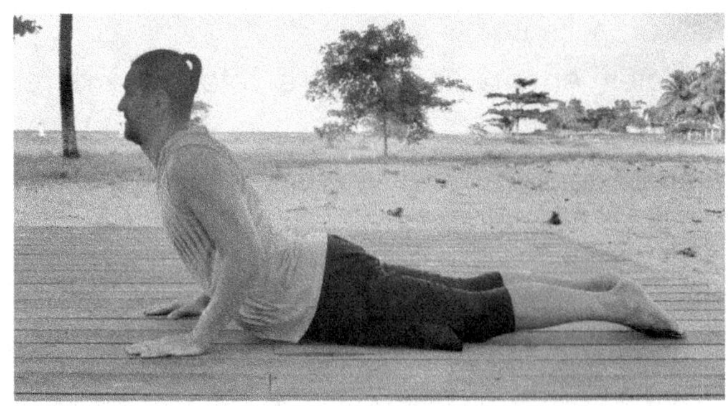

# LE CHIEN TÊTE EN BAS

<u>Points clés de l'asana :</u>

En quadrupédie, doigts écartés, bras tendus au-dessus de la tête dans le prolongement du dos, oreilles au moins entre les bras, gardez une poussée constante des mains, dos à plat, bassin anté-versé, jambes tendues si possible, talons au sol si possible, amenez le coccyx vers le ciel.

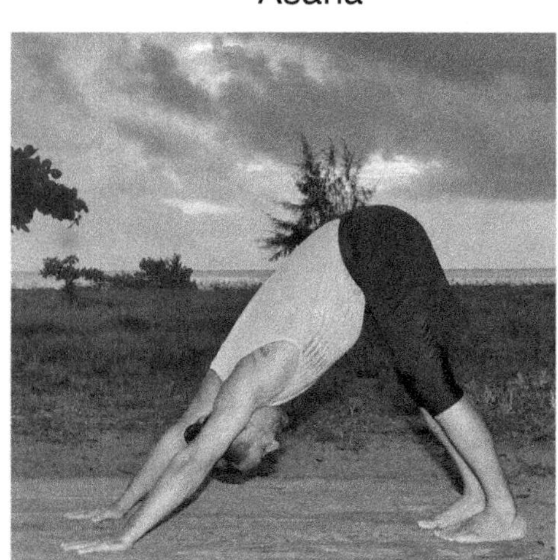

Asana

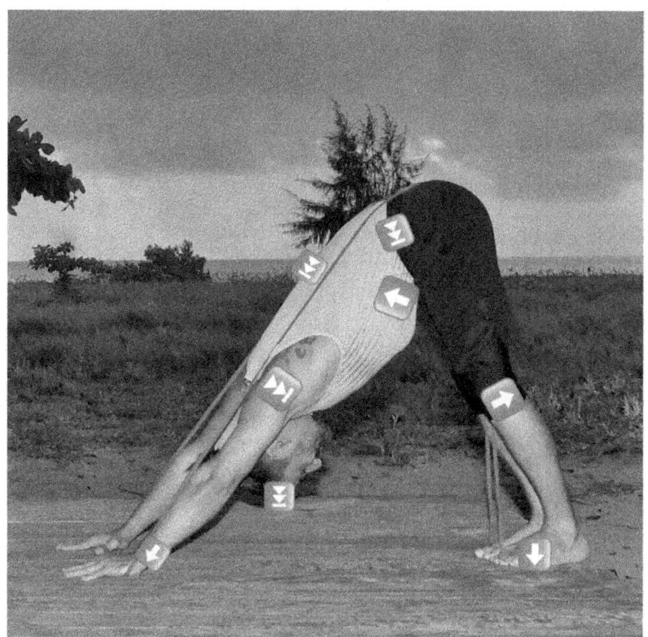

Asana - Sôtai Yoga System

<u>Auto analysez-vous</u>, par exemple :

Votre dos peut-il s'allonger, s'aplanir ? Pouvez-vous tendre les jambes ? Pouvez-vous poser vos talons au sol ? Pouvez-vous placer votre bassin en anté-version ? Votre respiration est-elle fluide et régulière avec le ventre absorbé ? Vos omoplates sont-elles plaquées en arrière de votre cage thoracique ? Comment ressentez-vous la posture ?

<u>Repérez les paramètres à améliorer dans l'asana :</u>

Dans l'exemple, nous pouvons : Tendre plus bras et jambes ; dégager davantage la tête et les oreilles des épaules ; enfoncer plus les talons dans le sol ; monter le coccyx plus haut ; anté-verser plus le bassin.

Aidez-vous de votre auto-analyse personnelle.


<u>Avec Sôtai Yoga System</u> :

Travaillez selon ces 2 cas de figures (alternance possible) :

- Si vous cherchez à profiter de la posture, laissez-vous emporter par la tension élastique (doubles flèches).

- Si vous cherchez à travailler des points spécifiques de votre posture, insistez sur les pressions contre l'élastique (flèches simples).


**Si vous suivez les doubles flèches, vous profitez :**

- De la traction élastique pour améliorer la flexion des chevilles,

- De l'anté-version du bassin

- De l'élévation des épaules, amenant les bras dans le prolongement du dos, laissant ainsi de l'espace à la tête pour descendre vers le sol.

Vous êtes libre d'ajouter tous les paramètres (non symbolisés) que vous jugez nécessaires. Par exemple, arrondissez votre dos (lombaires et dorsales) contre l'élastique puis relâchez pour gagner du terrain en anté-version du bassin.


**Si vous suivez les simples flèches :**

- Appuyez vos mains et pieds contre le sol en direction des flèches,

- Absorbez votre ventre pour laisser place à vos cuisses,

- Pressez vos genoux en arrière.

Vous êtes libre d'ajouter tous les paramètres (non symbolisés) que vous jugez nécessaires.


Si besoin, codification : Cf. « **Positionnement de l'élastique** »

# ENCOURAGEMENTS

Vous avez dorénavant une méthodologie qu'il vous appartient de mettre en oeuvre afin d'analyser vos asanas. Se remettre en question constamment est l'unique façon de progresser. Répétons-le, une fois l'asana acquise, entretenez-la régulièrement, sinon le temps et votre nature reprendront leurs droits. Si vous êtes hyperlaxe, vous avez définitivement de bonnes prédispositions pour venir à bout des asanas. Par contre, si votre nature est la tonicité et que vos muscles ont plutôt tendance à se raccourcir, à se tendre, armez-vous de patience et de rigueur pour conserver vos acquis. C'est aussi une question d'hygiène de vie car le yoga ne doit pas être une contrainte. D'ailleurs, si vous vous êtes procuré cet ouvrage, c'est que votre démarche, réjouissante, va dans une recherche de bien-être et que vous avez décidé de vous prendre en main. C'est une excellente chose pour vous.

Cherchez toujours quelque chose à améliorer. L'asana n'est pas une finalité ; je dirai même que c'est une porte ouverte à un univers en perpétuel mouvement, phénomène qu'il vous appartient d'explorer. Avec le sôtai, le yoga et la méthode StM, vous disposez d'outils utiles à la progression. Je vous souhaite de mettre en oeuvre vos routines afin de vous maintenir dans un cercle vertueux qui comblera votre vie et qui vous fera durer dans le temps.

UN EXEMPLE DE PROGRAMMATION :

Vous êtes libre d'élaborer votre programmation selon vos contraintes quotidiennes. Mise à part votre vie privée, voici une manière simple de construire vos séances.

La fréquence : Durant les 2-3 premières semaines, vous veillerez à ce que le repos musculaire soit suffisant ; une séance toute les 72h est une bonne chose et plus facile à intégrer dans votre vie. Vous progresserez plus vite en laissant vos muscles assimiler le travail de la séance précédente. Cela représente, à quelque chose près, 2 séances hebdomadaires. Puis vous pourrez passer à une séance toutes les 48h.

Les cycles : Ils sont constitués du nombre d'exercices que vous souhaitez associer pour compléter un tour de votre circuit. Si vous faites 3 cycles, c'est très bien.

Les exercices : Ce sont ceux que vous sélectionnerez par zone de travail, en fonction de vos besoins (au début, vous pouvez faire jusqu'à 8 exercices différents en remontant une chaine musculaire par exemple). Ils peuvent varier si vous décidez de faire des séances plus rapprochées ; dans ce cas, vous alternerez les zones anatomiques pour laisser vos muscles de la session précédente se reposer.

<u>Les répétitions</u> : Elles indiquent le nombre de fois que vous effectuerez le même mouvement, donc le nombre de paliers que vous réaliserez (en général, 3-4 maximum, surtout si votre élastique est de forte résistance).

Donc les répétitions composent les exercices qui composent les séries qui composent elles-mêmes les cycles (ou tours).

Déterminez vous-même le nombre de séries et de répétitions que vous vous sentez capable de faire, ce que vous pensez avoir besoin pour votre corps ou ce que votre temps vous permet de réaliser. Rappelez-vous : « Trop est pire que peu ». Peu avec une bonne technique sera toujours payant. Il ne s'agit pas d'être dans la performance mais de réaliser un travail de fond.

Recommandons tout de même un minimum de 3 répétitions d'un mouvement par série de chaque côté, sur 2 cycles.

Pour le SYS, 8 à 10 répétitions dans une série, c'est parfait. Faites entre 1 et 4 mouvements (StM) pour constituer un cycle. Formatez véritablement vos sessions soit en changeant de côté, soit en secouant vos muscles pour les relâcher entre 2 séries que vous répétez du même côté.

Généralement, il est préférable de varier les mouvements au lieu de faire toutes les séries d'un seul exercice avant de passer au suivant. Privilégiez les cycles. Observez ce qui vous convient le mieux puis adaptez la pratique à votre façon de gérer la séance.

Ne forcez pas le rythme ; vous constaterez les bienfaits au fur et à mesure des séances, pas pendant une séance. C'est souvent lors de la suivante que vous apercevrez vos progrès parce que le mouvement devient plus aisé. Cela est visible à partir de la troisième ou quatrième séance en moyenne.

N'hésitez pas à relâcher les muscles plus longtemps si vous sentez quoi que soit au niveau articulaire ou musculaire autour de la zone sollicitée.

Pensez à faire quelques minutes de détente complète, toujours en fin de séance, pas avant.

Si vous souhaitez aller plus loin, je vous propose de vous rendre sur le site suivant : www.autosotai.com

Vous y trouverez des formations en ligne. Parmi celles-ci, la méthode StM et, bien sûr, des outils de Sôtai Yoga System, afin de perfectionner vos routines et/ou vos séquences. Ce sont des principes applicables à n'importe quel environnement sportif ou bien-être.

Si vous avez des questions particulières, n'hésitez pas à me contacter via le site web précédemment indiqué.

# CONCLUSION

Cette méthode d'auto-correction est une création écrite intégrant un visuel. Elle n'a cependant pas vocation à remplacer un diagnostic médical. Veillez donc à demander l'avis de votre médecin si vous en ressentez le besoin. Il va de soi que StM n'est pas fait pour nuire au corps mais plutôt pour le stimuler. Plus vous pratiquerez la méthode, plus votre flexi-mobilité va s'accroitre et plus vous créerez une envie, une nécessité. Arrivé à ce stade de l'habitude, vous aurez atteint un niveau de compréhension suffisant pour envisager les directions plus subtiles, celles qui ne sont pas traitées mais qui sont mentionnées dans la présente méthode.

Soyez assuré d'obtenir des résultats si vous êtes régulier et rigoureux. Nul autre que vous-même ne saurait vous ordonner quoi faire pour soulager ou entretenir votre forme et votre santé. Si les indicateurs de la méthode vous envoient des signaux, écoutez-les ; être attentif à soi n'est pas une espèce d'égoïsme, loin de là. Comment peut-on prendre soin des autres si on n'est pas capable de le faire pour soi ? Toute prise de conscience débute par soi. Si vous prenez du temps pour vous, ne culpabilisez pas, c'est que vous en avez besoin. Vous serez d'autant plus disponible pour les autres que vous vous sentirez bien dans votre peau et dans vos baskets. La pratique de StM se vit. Il n'est pas possible qu'un progrès s'envisage différemment. Votre expérience personnelle ne prouve le bon fonctionnement d'une méthode que si vous vous en donnez les moyens. Le conseil le plus important que l'on puisse vous donner est de pratiquer souvent, en respectant des temps de repos musculaire ; ce sont durant ces espaces-temps que votre corps intègre votre travail postural. Patience signifie donc de respecter le rythme dont votre corps à besoin.

Comment savoir si j'ai le bon rythme ? Tout simplement en constatant les signes de fatigabilité ou de réaction musculaire qui découlent de votre séance. Le lendemain plus précisément. C'est souvent après une nuit de sommeil que votre corps va s'exprimer. Ne vous jugez pas sur le fait que vous ayez bien fait ou pas, suffisamment longtemps ou non. Observez, constatez, laissez faire le temps, poursuivez et approfondissez. C'est ce qu'il est préférable de faire. Le bon rythme n'est pas qu'une question de fréquence de pratiques hebdomadaires. La plupart du temps (au-delà n'est qu'un plus) 2 séances sont déjà une très bonne chose dès l'instant où la technicité est correctement exécutée.

Le rythme respiratoire est, quant à lui, bien plus important. Cela a déjà été mentionné, il est primordial de synchroniser l'installation dans les postures et la respiration. Sans cette harmonie, les progrès seront limités, inévitablement.

Entrer toujours dans une posture sur une expiration et sortez-en toujours sur une inspiration. Pendant les paliers, l'expire est important pour vous amener au relâchement immédiat. Si vous respectez cela, vous êtes dans le bon rythme, la bonne attitude et votre corps vous renverra de bonnes choses.

StM est conçue pour harmoniser toutes les spécificités techniques de nombreux domaines, sportifs ou non. Vous pratiquez le basketball, le badminton, la planche à voile, les arts martiaux, la gymnastique ou autres, vous trouverez de quoi intervenir vous-même sur vos structures les plus sollicités par vos entrainements. Vous passez tout votre temps de travail assis ou debout ? Là encore, vous avez des informations pour soulager vos douleurs. Nul besoin d'être souple, ou d'avoir une condition physique accrue pour intégrer cette méthode dans votre vie.

Au début, certains auront des courbatures, d'autres des raideurs articulaires ou encore des coups de fatigue, signes que votre corps a reçu les informations que vous lui avez suggérées en pratiquant. Contentez-vous de le laisser traiter cela à sa façon. Le retour à la mobilité demande un effort à votre organisme. L'accepter, c'est lui faire confiance et cela vous ouvre la porte du bien-être. Dites vous qu'une douleur, un blocage ou une gêne ne disparaissent pas en un clin d'oeil. **Il faut parfois autant de temps à votre corps pour qu'il retrouve sa flexi-mobilité qu'il n'en a eu pour se bloquer ou exprimer un dysfonctionnement.** Tout est aventure, rien n'est hasard.

StM vous apporte des éléments de réponse en fonction d'attitudes indicatrices ; elles appuient la nécessité d'agir sur certains aspects posturaux que l'on utilise au quotidien. Se tenir debout, marcher, s'asseoir ou changer de position, tout cela relève d'une mécanique fluide et automatique. S'il s'avérait que ces repères simples suscitent votre attention, il est fort à parier que quelque chose vous dérange et, par conséquent, qu'un travail est à réaliser. Concrètement, si vous avez mal au dos lorsque vous passez de la position assise à debout ou que vous avez besoin de quelques pas pour que vos hanches et votre dos trouvent des appuis sereins, il est fort à parier que cette méthode a sa place dans votre vie.

StM est aussi un moyen de tester vos articulations. Tirer profit des différentes parties traitées dans cet ouvrage ne peuvent que vous procurer du bien.

La respiration favorise et harmonise la connexion corps/environnement. Les indicateurs informent sur le travail à faire. Les phases de la méthode guident votre progression. Le Sôtaï Yoga System est une continuité, non une finalité. Libre à vous d'en user comme bon vous semble, de le mixer avec vos acquis. Une fois votre objectif atteint, entretenez-le, affectionnez-le jusqu'à ce que votre bien-être ne puisse plus s'en passer. Incorporez vos postures comme si vous entriez dans son moule.

# BONUS - QUELQUES BONNES HABITUDES POUR VOTRE VIE

# ROUTINE MATINALE, POUR DEBUTER LA JOURNEE

Dans ce chapitre, il est plus question de transmettre des informations que de moraliser votre quotidien car il s'agit bien de bonnes habitudes que vous jugerez plus ou moins utiles d'appliquer vous-même. Par bonnes habitudes, il est bien entendu que ce sont des choses que j'applique personnellement et qui fonctionnent.

Tout comme vous avez déclenché l'endormissement, en fermant vos yeux et en vous laissant porter par la détente, avant de sauter du lit, le processus inverse est bienvenu pour débuter la journée. Réveillez vos différents systèmes avec des choses simples.

**A FAIRE AU REVEIL**

1- Faites 20 à 30 expirations rapides et de grande amplitude, comme expliquées au chapitre « La respiration Abdomino-Diaphragmatique ». Cela prend environ 2 minutes.

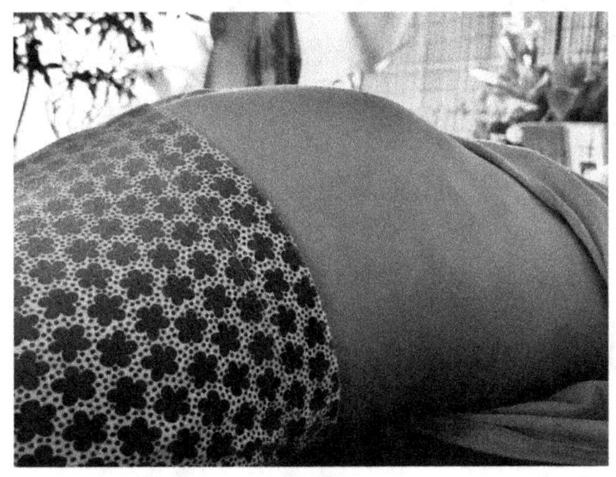

Inspir

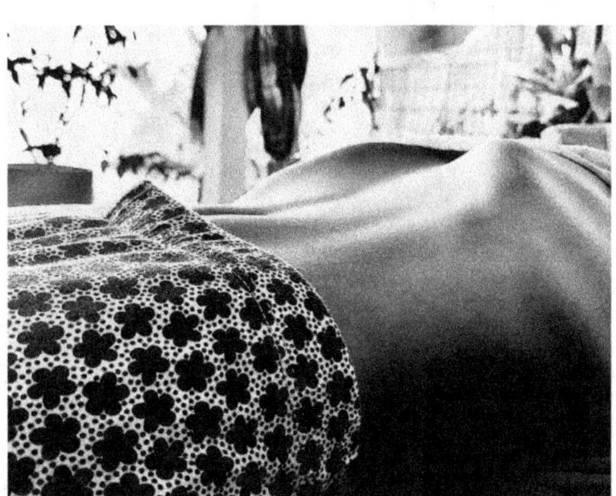

Expir

2- Massez ensuite votre ventre dans le sens des aiguilles d'une montre. Pour plus d'efficacité, pliez vos jambes puis posez vos pieds à plat sur votre matelas. Procédez au massage ventral en dessinant un escargot. Débutez au pourtour du nombril et tournez en élargissant la spirale jusqu'à rejoindre les bords osseux, sous lesquels vous prendrez soin de glisser légèrement vos doigts. Cela prend 1 à 2 minutes environ.

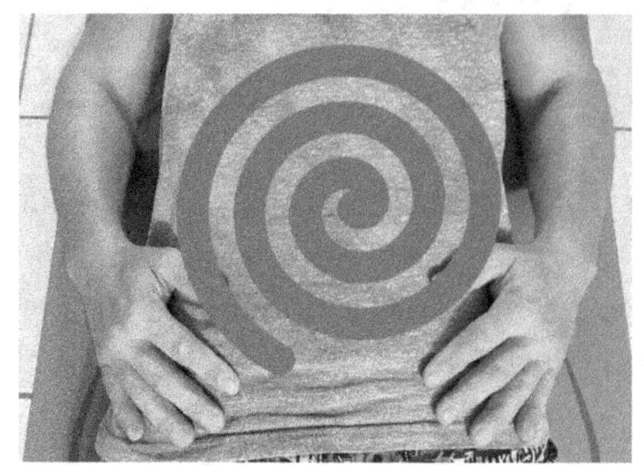

3- Etirez votre dos en l'allongeant bien de chaque côté, de la manière suivante : Gardez vos jambes fléchies et, sans décoller ni le bassin ni les pieds, tirez-poussez vos genoux simultanément, en fixant la ligne des épaules. Répétez 4-5 fois de chaque côté. Environ 1 minute.

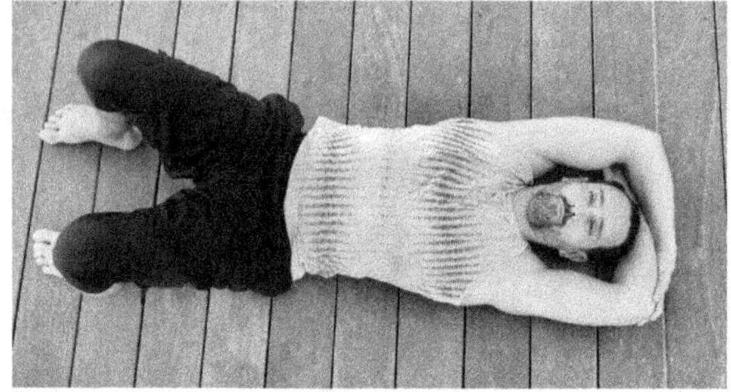
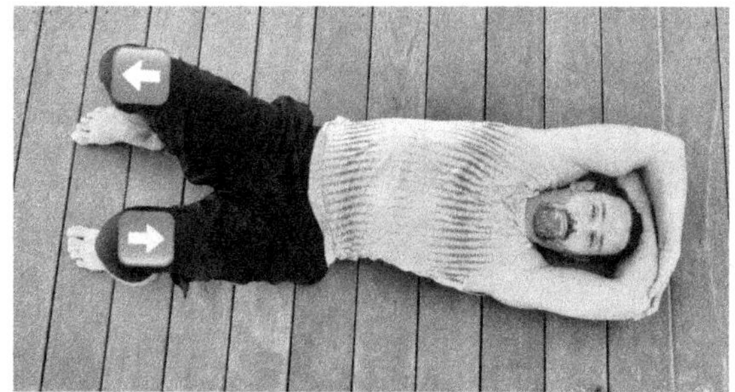

4- Toujours genoux fléchis, pieds à plat sur votre matelas, écartés de la largeur de vos épaules ou de vos hanches. Laissez tomber les 2 genoux du même côté. Ces étirements sont efficaces pour réveiller et réguler la zone pelvienne. Faites cela de chaque de côté, 3 à 5 fois. La variante accentue l'action sur les hanches et les sacro-iliaques. Environ 2 minutes.

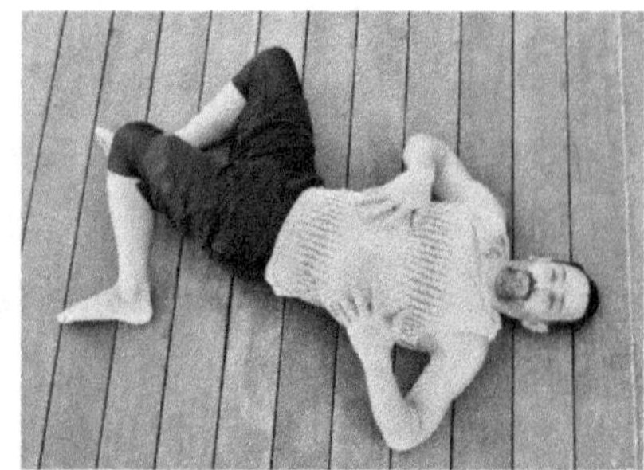
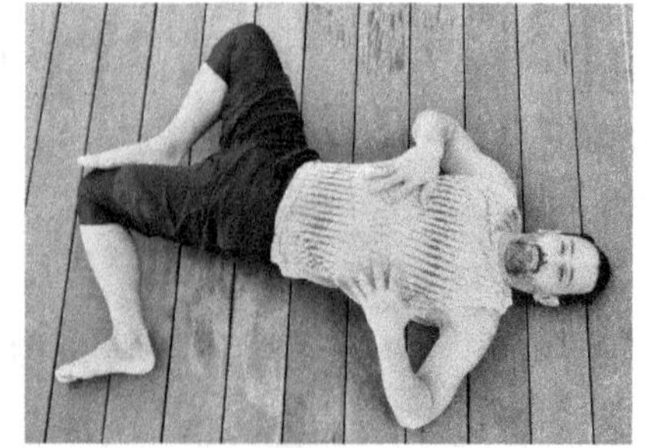

5- Frictionnez votre visage : Le front (flèches), les tempes, l'avant et l'arrière de vos oreilles, les joues ainsi que le nez, sans oublier le contour de la bouche en insistant bien sur les bords osseux. Ensuite tirez sur les lobes - vers le bas, l'arrière et l'extérieur - 3 fois en baillant légèrement. Le petit plus, terminez en insérant le bout de vos index dans le conduit auditif et secouez-les précautionneusement. 1 à 2 minutes environ.

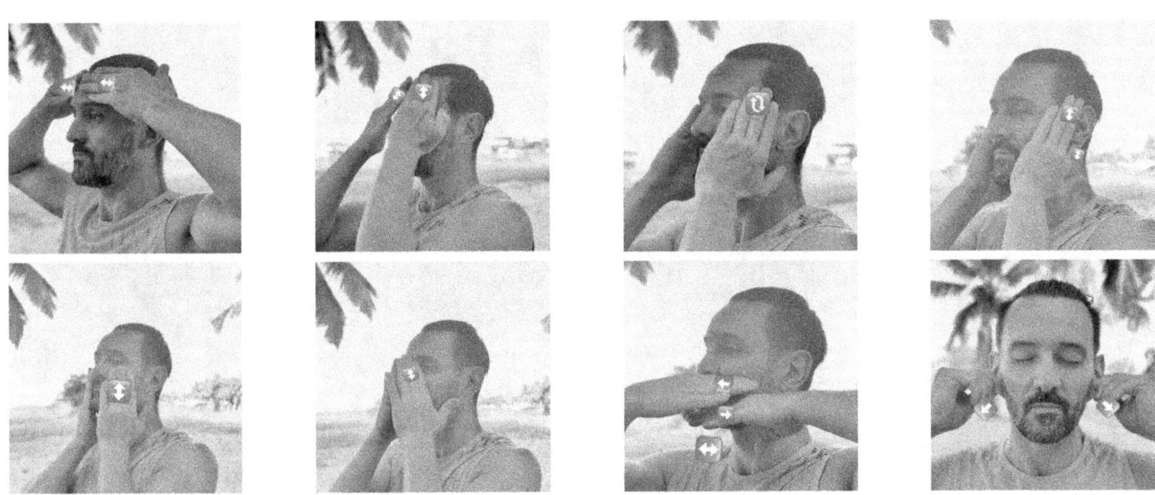

6- Asseyez-vous sur le bord de votre lit et placez vos doigts sur le bord des côtes flottantes à l'inspiration, puis laissez les pénétrer délicatement sous les côtes lors de l'expiration, en ramenant votre poitrine vers vos cuisses. Redressez-vous puis renouvelez jusqu'à atteindre le plexus solaire, les 2 côtés simultanément. Généralement, en 4 fois, vous avez parcouru les bords costaux. Environ 1 minute.

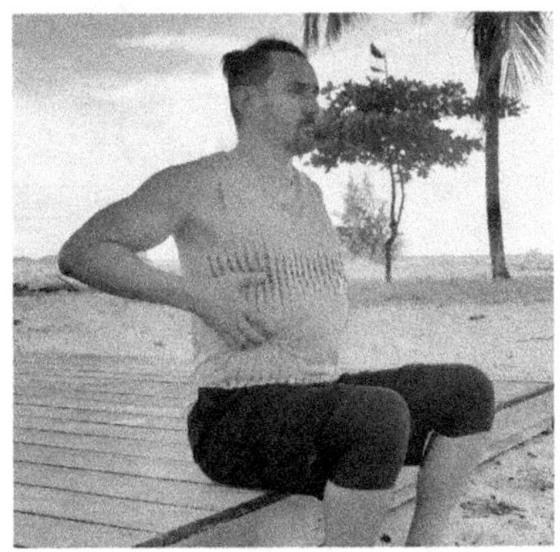
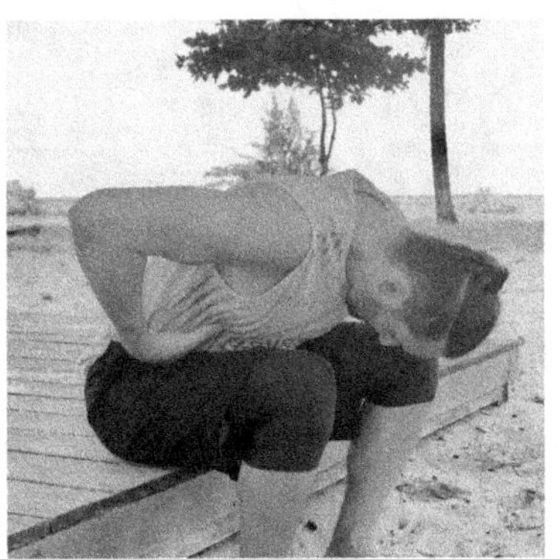

7- Effectuez 3 rotations : Encore assis, allongez votre dos sur l'inspir, faites la torsion tout le temps de l'expir. Maintenez, inspirez de nouveau en allongeant davantage votre colonne, puis accentuez votre torsion ; renouvelez une 3ème fois sauf si c'est douloureux. Environ 1 minute. Vous pouvez vous levez à présent.

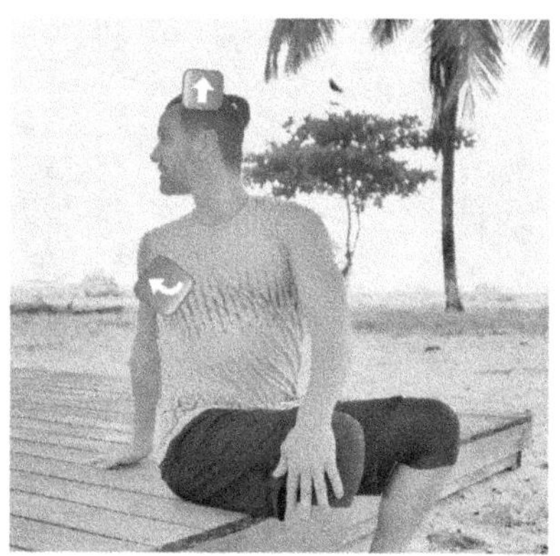

8- Dressez-vous, bras tendus au-dessus de votre tête sur une inspiration, montez un genou devant vous au maximum sur une expiration en poussant le talon d'appui sur le sol. Tendez la jambe que vous avez fléchie, à votre maximum, sur l'inspiration puis redescendez le talon lentement sur l'expiration en contrôlant le mouvement. Même chose de l'autre côté. Environ 1 minute.

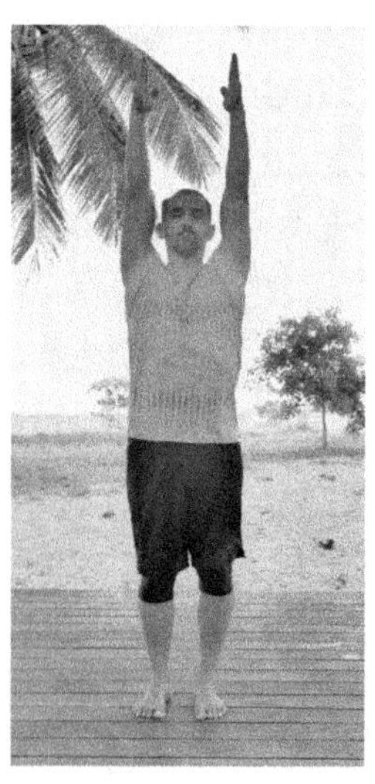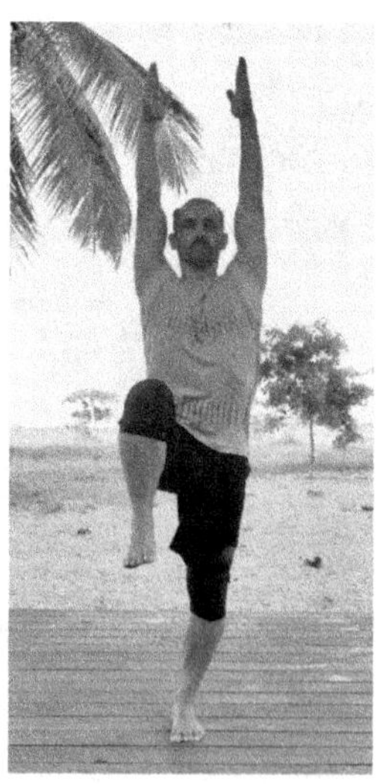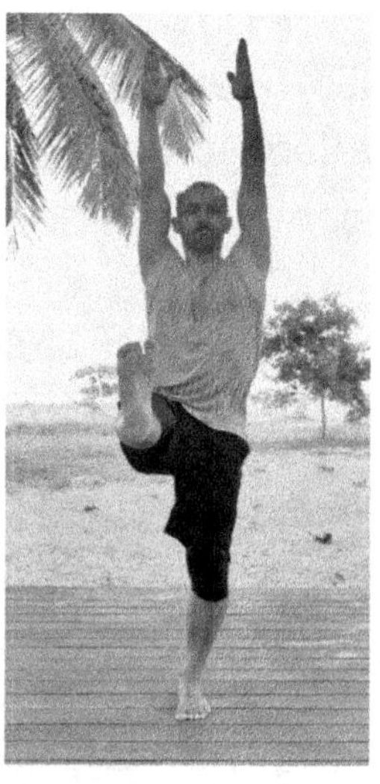

Tout cela vous aurez pris 10 à 12 minutes maximum. Lorsque le réveil sonne, je n'ai pas de temps à perdre me direz-vous. Prendre un moment pour soi est-il une perte temps ? Vous seul avez la réponse.

Vous pouvez ajouter tout exercice d'étirement ou de mobilisation qui vous convienne, du moment qu'il soit étroitement lié à votre rythme respiratoire. Cette petite routine vous apportera un réveil progressif et stimulera votre corps ; une bonne journée s'annonce alors !

Si vous avez plus de temps…
Massez, pressez, étirez vos doigts, vos mains et vos poignets, en partant du coude vers l'extrémité des doigts.

En journée, repérez les temps exploitables ; prenez ce temps pour vous. Une minute de respiration profonde, par-ci par-là, lente et de grande amplitude (reportez vous au chapitre « Respiration… »), est le moyen le moins coûteux de vous protéger contre le stress négatif. Il est aussi le meilleur moyen d'améliorer la qualité de vos divers systèmes et de prévenir les problèmes de santé.


## A LA SAISON, SA ROUTINE

Référez-vous aux chapitres correspondants pour retrouver les spécificités énoncées dans les « StM et  mobilisations » ci-après.

<u>Printemps</u>
Méridiens à privilégier : Foie / Vésicule biliaire.
StM* et mobilisation particulières : Anté-version/rétro-version du bassin ; adduction/abduction, abduction/adduction version jambes tendues, rotation interne/externe des hanches ; abduction-pronation/adduction-suppination, rotation interne/externe des chevilles ; inclinaison latérale, rotation thoracique et lombaire ; abduction/adduction et sonnette externe/interne des épaules ; flexion/extension des poignets.

<u>Eté</u>
Méridiens à privilégier : Coeur/Intestin Grêle, Maitre Coeur/Triple Réchauffeur.
StM* et mobilisation particulières : Abduction/adduction  version jambes fléchies, flexion/extension des hanches ; flexion/extension des genoux ; extension du rachis thoracique ; abduction/adduction et sonnette externe/interne des épaules ; abduction/adduction et flexion/extension des poignets ; inclinaison latérale de la tête.

<u>Automne</u>
Méridiens à privilégier : Poumon/Gros Intestin
StM* et mobilisation particulières : Anté-version/rétro-version du bassin ; extension des genoux ; rotation lombaire et thoracique ; inclinaison latérale et rotation du rachis cervical ; rétro-plusion, rotation interne/externe, élévation/abaissement des épaules ; extension des coudes ; extension, rotation interne/externe et abduction des poignets ; abduction/adduction, flexion/extension des pouces ; flexion/extension des doigts.

<u>Hiver</u>
Méridiens à privilégier : Rein/Vessie
StM* et mobilisation particulières : Anté-version/rétro-version, inclinaison latérale et rotation du bassin ; flexion des hanches ; extension des genoux ; flexion/extension des chevilles ; flexion/extension des orteils ; flexion/extension du rachis lombaire, thoracique et cervical ; élévation/abaissement des épaules ; flexion/extension, rotation interne/externe et abduction/adduction des poignets.

Les inter-saisons sont régulées par les méridiens Estomac/Rate-Pancréas. Ils chevauchent la fin d'une saison et l'amorcent de la suivante. Son élément est terre, aussi il convient de faire des promenades au grand air, durant ces périodes. Le corps captera les fluctuations diverses du climat et les changements qui s'opèrent dans l'environnement ; il génèrera l'adaptation adéquate de lui-même, ce qui peut parfois provoquer certains désagréments mécaniques ou dysfonctionnement musculo-squelettiques.
Etirement des méridiens à privilégier : Rate-Pancréas / Estomac
StM* et mobilisation particulières : Anté-version/rétro-version, inclinaison latérale et rotation du bassin ; flexion /extension des hanches ; flexion des genoux ; extension des chevilles ; flexion des orteils ; extension du rachis lombaire, thoracique et cervical ; élévation des épaules ; flexion/extension, inclinaison latérale et rotation de la tête ; flexion/extension et rotation interne/externe des poignets.


* Méthode Sôtaï toi-Même

# REFERENCES

Dans la logique des choses, je signale ici les références d'où certains termes ont été utilisés dans le déroulement de cet ouvrage.

Le terme Myo-Energétique est tiré de l'oeuvre qui porte son nom :
*Myo-Energétique*
Auteur : Iwaoka Hiroshi - Editeur : Trédaniel

Les 2 autres oeuvres du même auteur :
*La Force de l'Equilibre Corporel*
Auteur : Iwaoka Hiroshi - Editeur : Trédaniel

*Sôtaï Thérapie*
Auteur : Iwaoka Hiroshi - Editeur : Trédaniel


Keizo Hashimoto : Fondateur du Sôtai dans les années 1970.

Pour plus de détails sur les muscles qui composent les chaînes musculaires, référez-vous au site www.proformed.fr. Cet ouvrage étant un niveau basique, le but est de citer les liens avec la méthode, pas de faire un cours spécifique sur les chaînes musculaires à proprement parler.

Certaines formulations, en ce qui concerne les auteurs, maîtres et experts cités, relatent leurs propres formulations. Je les reprends pour exemple et support de mes recherches et non pour mes écrits personnels. J'en profite pour remercier Hiroshi Iwaoka pour m'avoir autorisé l'utilisation des termes de la Myo-Energétique. Sensei, domo Arigatou gozaimasu !

Dans ma quête de développement personnel, je profite de faire la promotion de leurs pratiques propres, espérant ainsi que certains d'entre vous souhaiterez accéder aux supports ci-dessus cités, pour comprendre davantage mon processus. « Plus le chemin est long, plus il offre de surprises, plus il est passionnant. »

* * *

www.ingramcontent.com/pod-product-compliance
Lightning Source LLC
LaVergne TN
LVHW080423200726
843507LV00004B/704